MES REPAS ET GOÛTERS SUPER HEALTHY

MES REPAS ET GOÛTERS SUPER HEALTHY

Marcello Rocco

Photographies et stylisme
Amandine Honegger et Sylvie Rost
Valéry et Elisabeth Guedes

SOLAR
EDITIONS

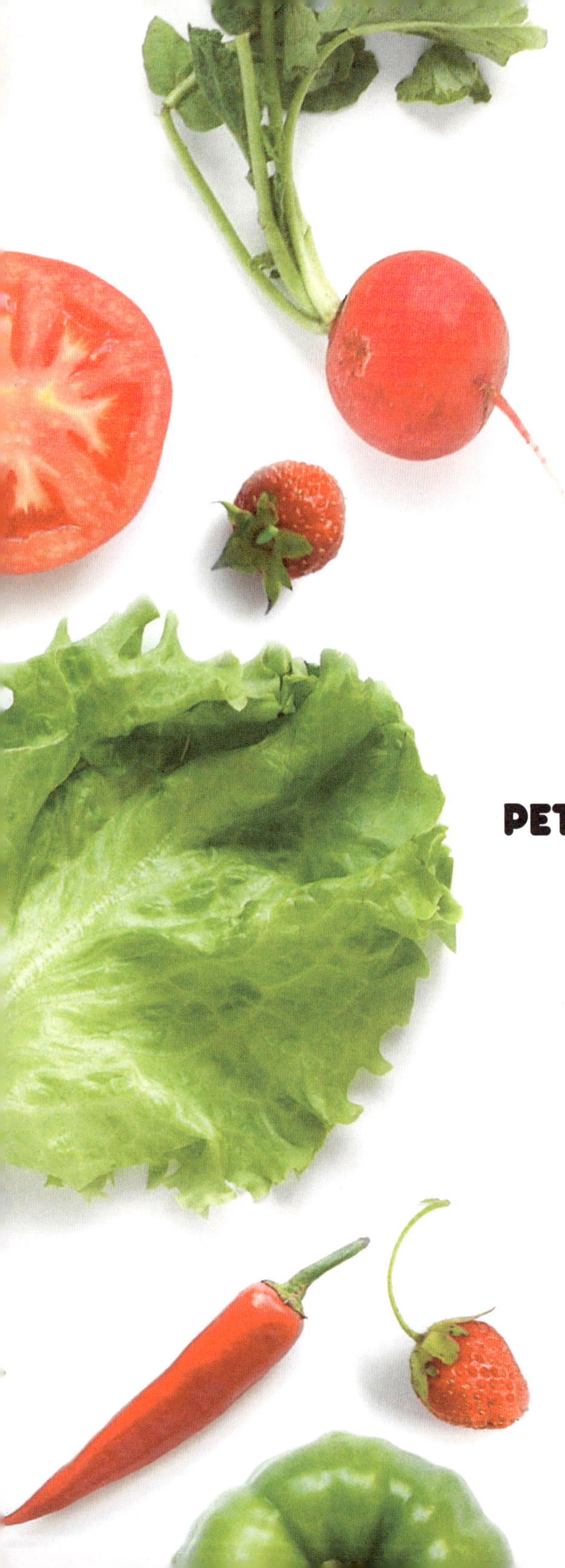

SOMMAIRE

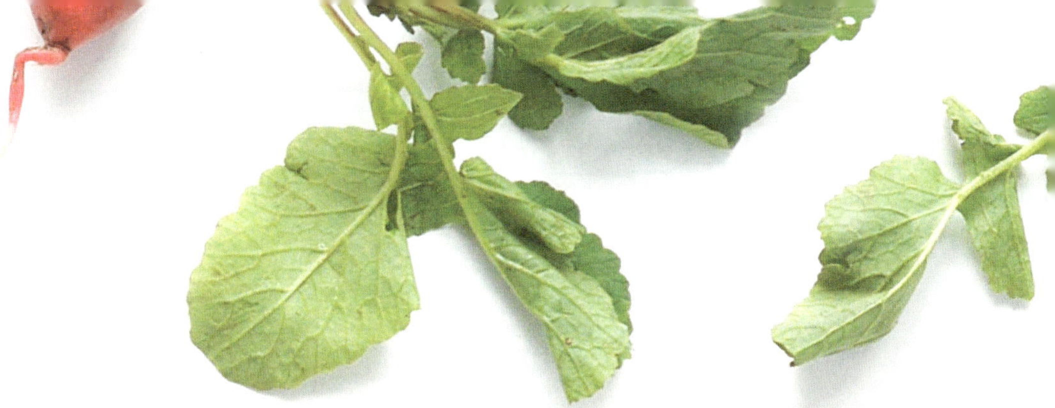

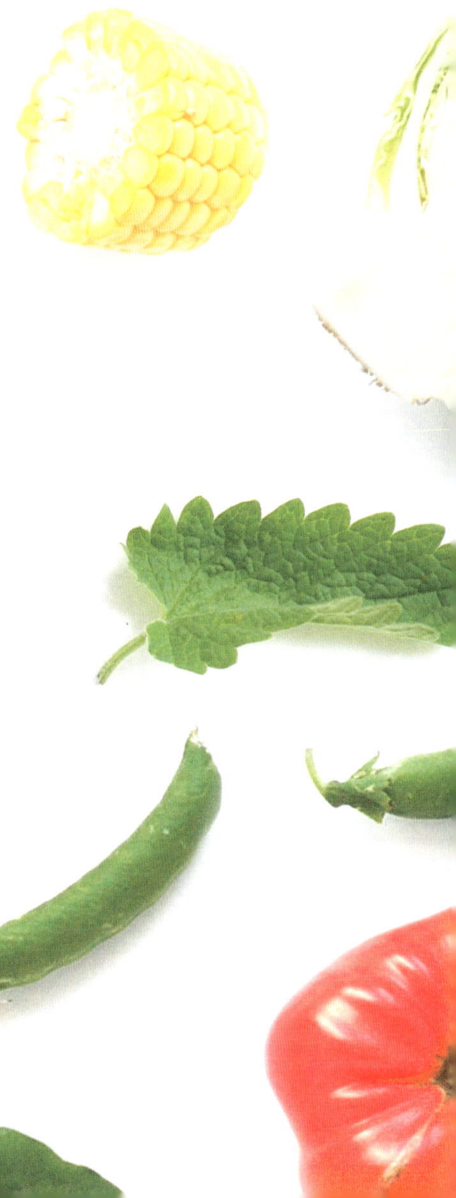

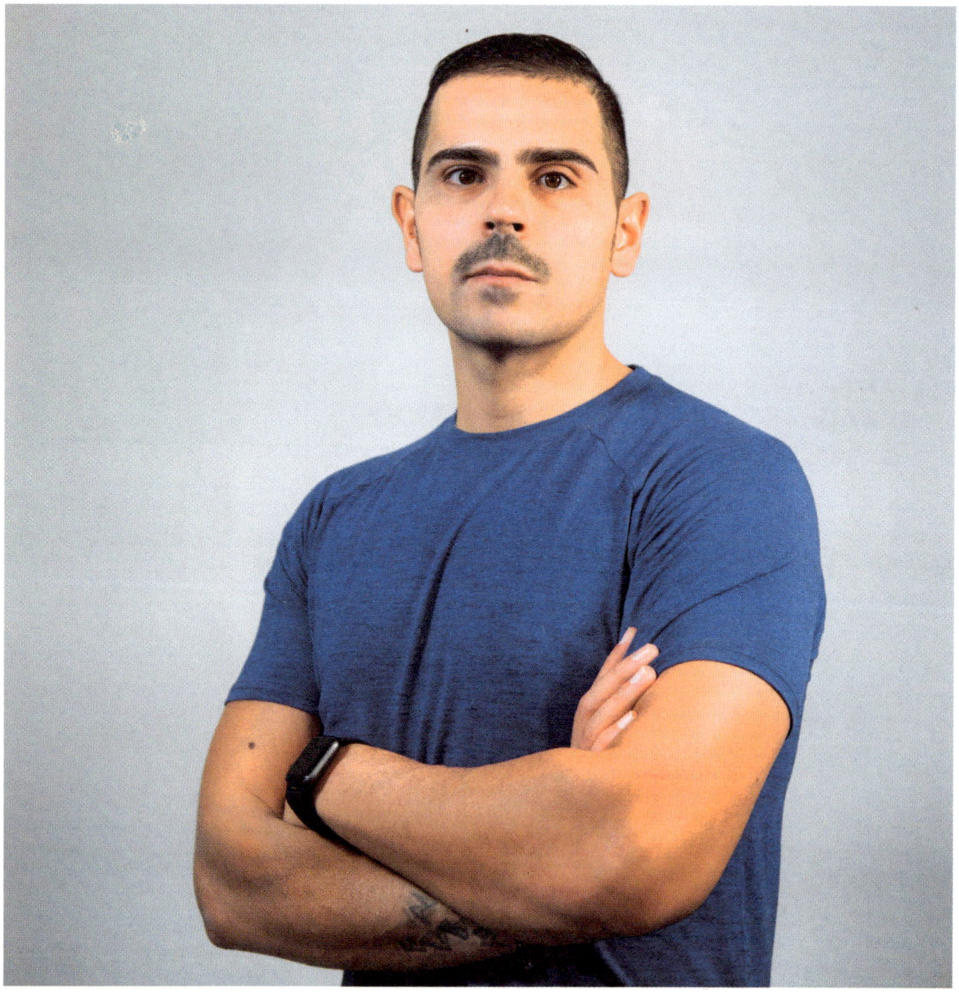

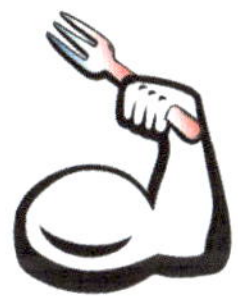

Cher lecteur, chère lectrice, je suis heureux de vous retrouver avec cette nouvelle aventure culinaire dans ma cuisine « healhty » !

Si vous me suivez sur les réseaux sociaux ou si vous avez acheté mon premier livre, vous connaissez déjà mon histoire et mon parcours professionnel. Mais si vous n'étiez pas là pour le premier tome, bienvenue dans mon univers !

Je suis Marcello, **@fatsecretfrance** sur les réseaux sociaux, grâce à mon compte Instragram sur lequel je partage mes infographies de recettes et conseils mais aussi mes programmes et la nouvelle technologie Wawefood. J'essaie d'aider chaque jour les milliers de personnes qui me suivent et qui souhaitent changer leur vie en adoptant des habitudes alimentaires plus saines.

J'ai eu toujours (depuis mon enfance) des problèmes de surpoids et d'acceptation de mon corps. J'ai pendant longtemps été jugé sur mon aspect physique, je ne sais même pas combien de fois, j'ai claqué la porte de ma chambre pour pleurer ou réfléchir à la façon dont je pourrais changer ma vie…

J'ai changé plusieurs fois de régime alimentaire, consulté des spécialistes de la nutrition, pratiqué des dizaines de sports, consommé dans l'ignorance la plus totale des substituts de repas et (malheureusement), malgré tout, je n'ai jamais réussi à trouver un équilibre alimentaire durable. La conséquence ? La reprise du poids perdu, et même plus !

J'ai commencé mon vrai changement physique et alimentaire quand, en 2013, je suis arrivé en France avec ma femme depuis l'Italie. À l'époque, je parlais à peine trois mots de français, mais ça ne m'a empêché de faire le maximum pour réaliser mes rêves : trouver un travail et fonder une famille !

Changer de pays fut la meilleure décision de ma vie !

En moins de deux mois, j'avais déjà trouvé un travail, un appartement et surtout une stabilité mentale qui me manquait depuis des années. Deux ans après, j'étais déjà chef d'équipe pour une société informatique ! Mon premier challenge était accompli ! Mon nouveau challenge ? Trouver un équilibre alimentaire et résoudre mes problèmes de poids... Je pesais à l'époque 104 kilos... Inscription à la salle de sport, reprise des études, diplôme... J'ai réussi finalement à trouver un équilibre mental et alimentaire ! Le résultat ? Des dizaines et des dizaines de centimètres de tour de taille perdus, et près de 26 kilos en moins sur la balance.

Voici comment est né @fatsecretfrance, l'idée étant de partager mon expérience, de partager avec vous les secrets qui m'ont aidé à réussir mon changement physique ! Et cela bien évidemment en langue française, la langue du pays qui m'a accueilli et qui m'a permis de devenir qui je suis.

Le succès de mon compte Instagram m'a permis de quitter mon travail et de vivre uniquement de mes coachings et de mes choix entrepreneuriaux. Je ne me considère pas comme un « Fitness-influencer » et/ou « un chef », je suis quelqu'un comme vous, une personne humble et discrète qui grâce à son changement physique, culturel, mental et intellectuel (mais surtout grâce à beaucoup de persévérance) a réussi à faire de sa nouvelle passion son métier.

Inutile de vous dire que le plus grand changement que j'ai dû faire, c'est de passer dans la cuisine ! Tout ce que je réalise, tout ce que j'apprends (et que je continue à apprendre), je le partage avec vous quotidiennement. Ce que je fais dans ma cuisine ? Je SIMPLIFIE ! Je m'inspire des recettes classiques et je les rends plus simples, plus healthy et plus gourmandes.

Je suis super heureux que ce tome 2 puisse voir le jour, car j'ai l'occasion de partager avec vous encore plus d'idées et de recettes, celles que vous avez le plus aimées ainsi que d'autres plus secrètes et gourmandes !

J'espère que ce livre vous permettra de varier le plus possible vos repas tout en vous faisant plaisir (peu importe votre objectif physique), toujours sans culpabilité !

Allez, hop, direction la cuisine !

Marcello

Les points fondamentaux de ma réussite

Comme je le dis souvent, il faut choisir les changements nécessaires en les adaptant à VOTRE style de vie (jamais le contraire) ! Je vous ai expliqué tout simplement mon histoire et mes changements, à vous de les adapter à votre vie.

Choisissez vos changements et intégrez-les dans votre routine, graduellement. Chaque point intégré = une réussite, l'ensemble des points intégrés = objectif atteint.

Soyez patient, ne vous attendez pas à changer de style de vie radicalement en 1 ou 2 mois. Pour impacter réellement votre santé et obtenir des résultats durables, il faut viser sur le long terme (par exemple 2 ans dans mon cas).

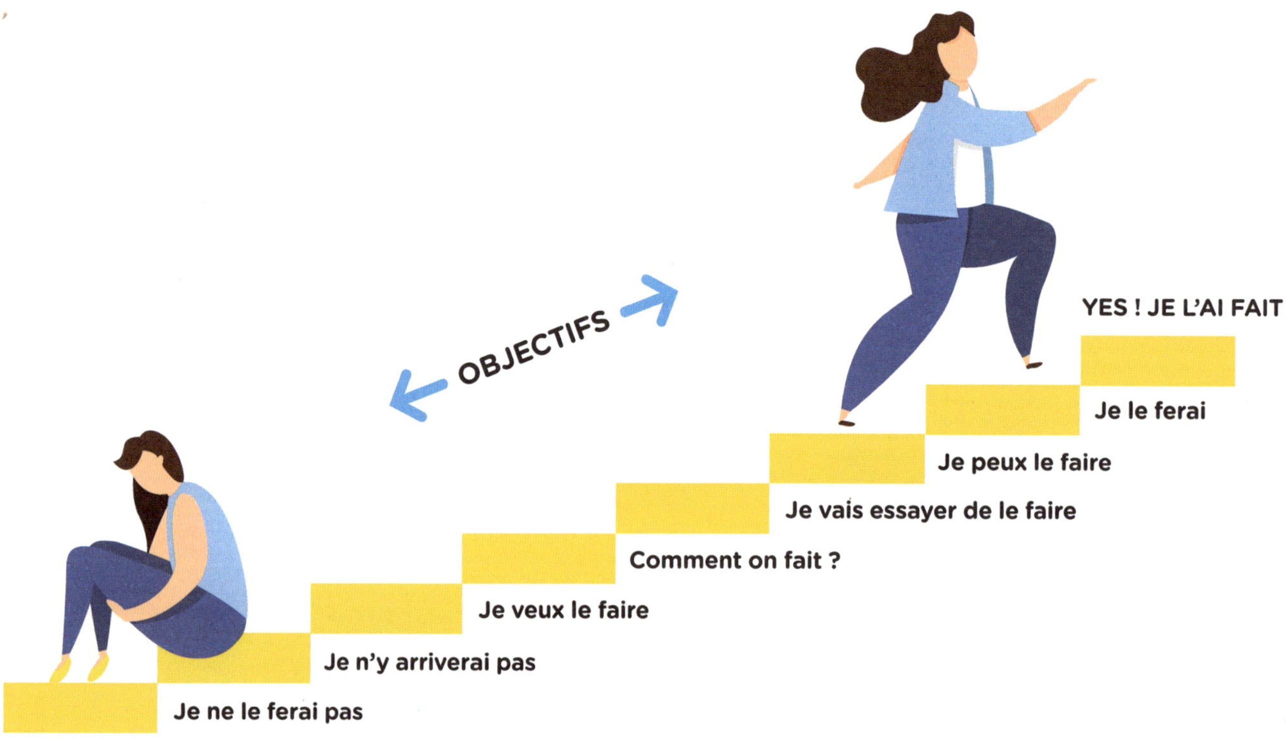

Comment j'ai perdu mes 26 kilos durablement

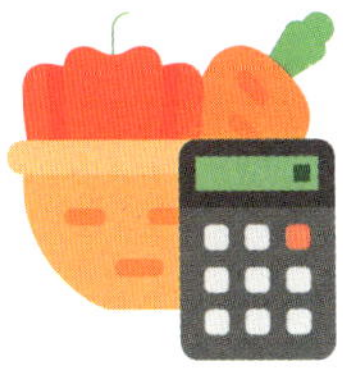

J'ai alterné des phases de déficit calorique et des phases d'équilibre énergétique.

J'ai mangé un maximum d'aliments non transformés et j'ai privilégié le fait maison.

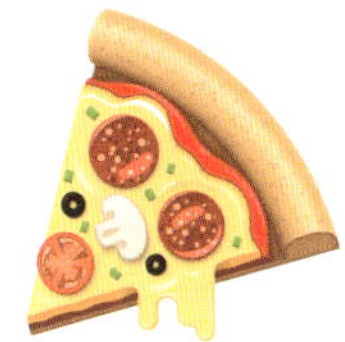

Je ne me suis pas privé de mes plats préférés, j'ai seulement compris comment les intégrer à mon alimentation.

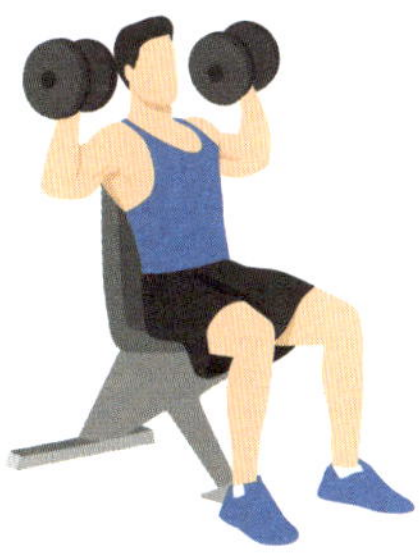

J'ai fait du sport régulièrement 3-5 fois par semaine (muscu et cardio) et je suis resté actif quotidiennement.

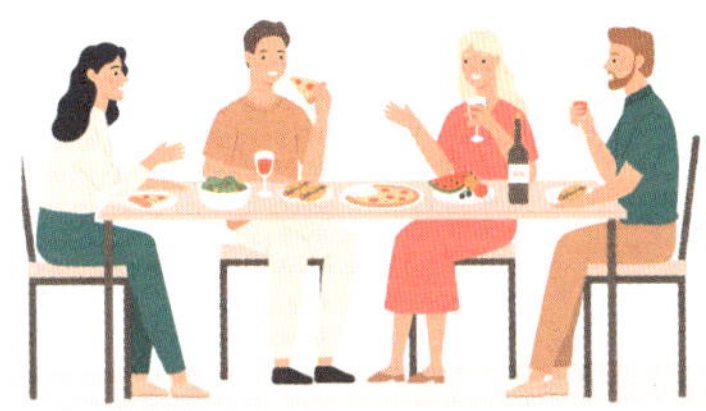

Je n'ai pas évité les sorties pour aller au resto avec des amis à cause de mon alimentation/de mes objectifs !

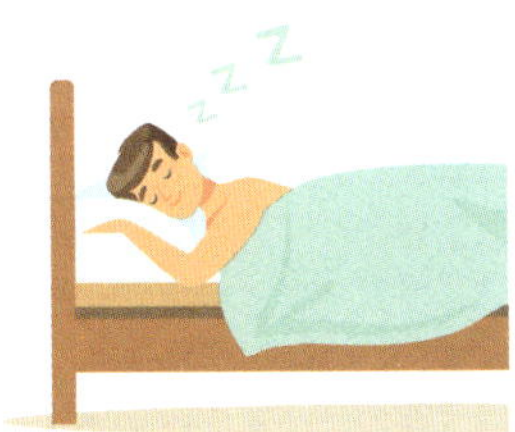

J'ai établi une routine fixe pour avoir un sommeil régulier : entre 7 et 8 heures par nuit.

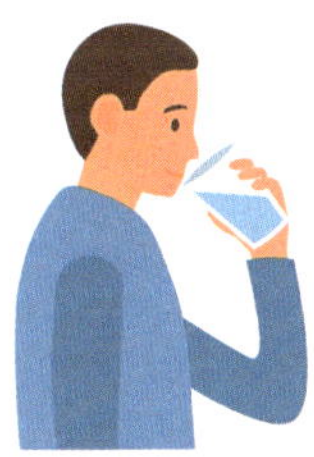

J'ai fait attention à m'hydrater suffisament selon mes besoins.

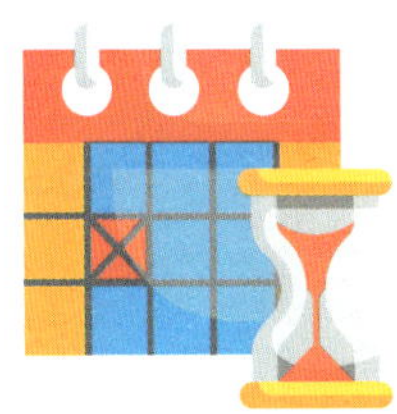

J'ai été patient et régulier dans mes efforts. Pas de course aux kilos mais l'installation d'un nouveau style de vie durable.

ASTUCES

Peser les aliments crus ou cuits ?

Les valeurs nutritionnelles sur le paquet sont données pour un produit cru (sauf s'il est spécifiquement indiqué « cuit »). Donc si vous voulez savoir combien de calories vous consommez, il faut peser les aliments crus.

Il est impossible de maîtriser les apports des aliments après cuisson pour une même quantité d'aliment (100 g d'aliments crus comparés à 100 g de ce même aliment après cuisson). Il faudrait pour cela prendre en compte le mode de cuisson (vapeur, micro-ondes, au four, bouilli), le temps de cuisson et la température de cuisson, ce qui est impossible.

Cette règle de la pesée crue, parce que c'est plus simple et plus pratique, est la même pour tous les aliments, quels qu'ils soient.

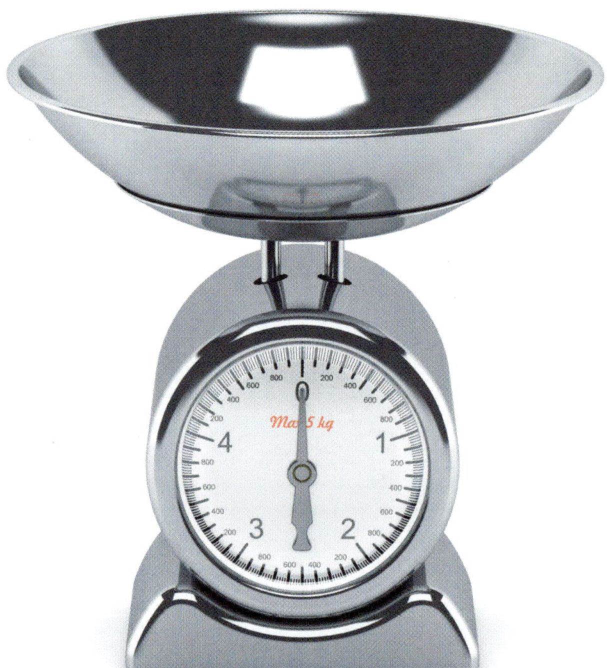

Équivalences cru / cuit

En g

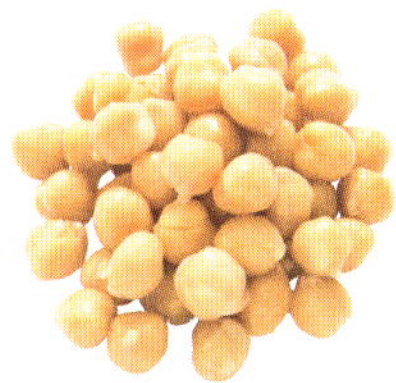

POIS CHICHES (secs)
100 cru = 290 cuit

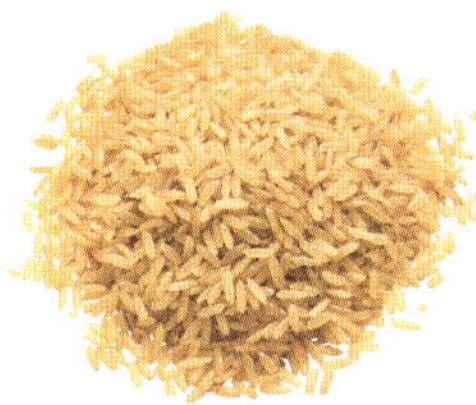

RIZ PARBOILED
100 cru = 236 cuit

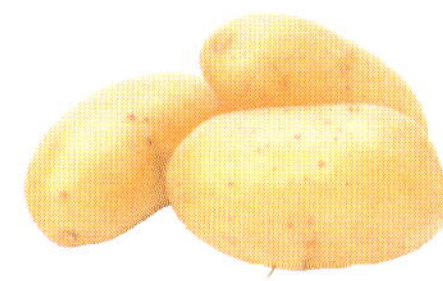

POMMES DE TERRE
100 cru = 100 cuit

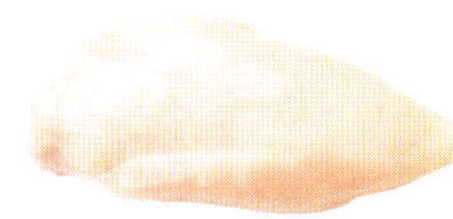

POULET (poitrine)
100 cru = 90 cuit

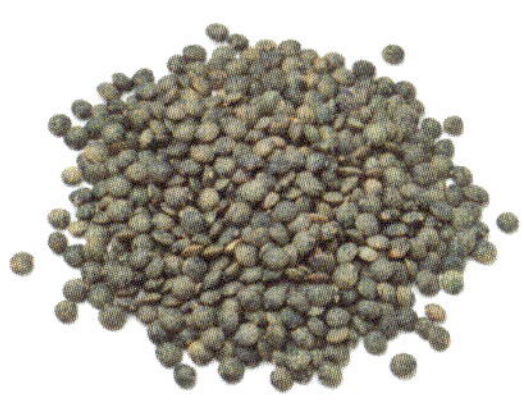

LENTILLES VERTES (sèches)
100 cru = 247 cuit

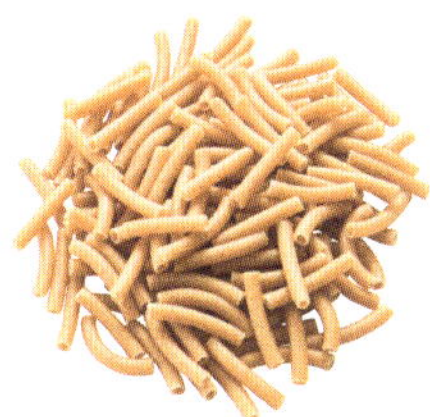

PÂTES COURTES
100 cru = 200 cuit

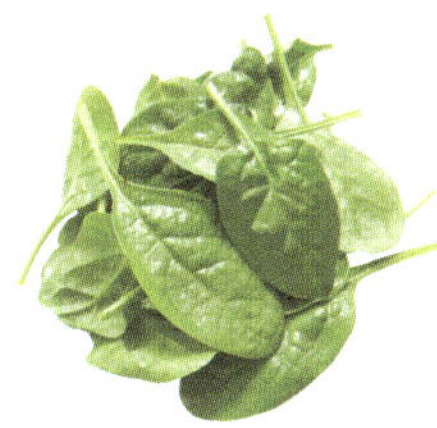

ÉPINARDS
48 cru = 84 cuit

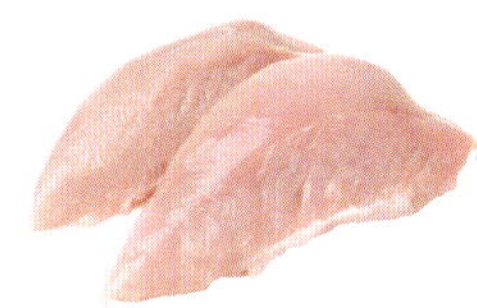

DINDE (poitrine)
100 cru = 98 cuit

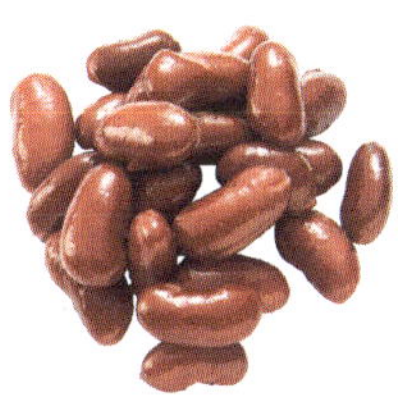

HARICOTS ROUGES (secs)
100 cru = 240 cuit

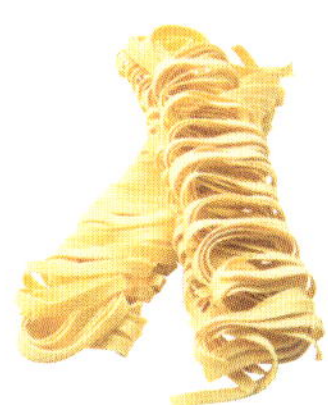

PÂTES LONGUES
100 cru = 244 cuit

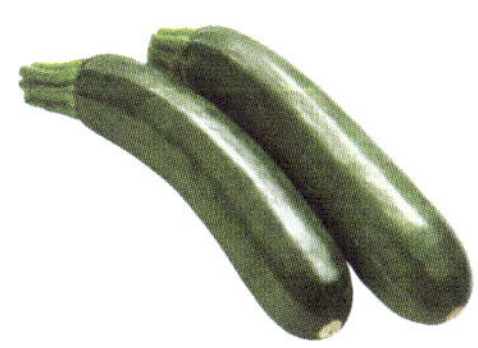

COURGETTES
100 cru = 90 cuit

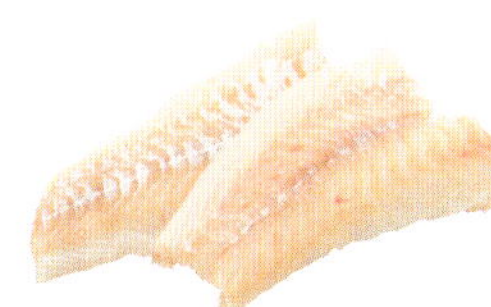

MERLU BLANC (surgelé)
100 cru = 83 cuit

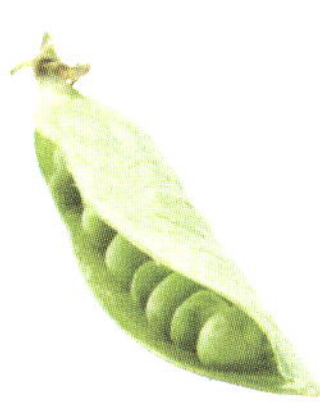

PETITS POIS (frais)
100 cru = 87 cuit

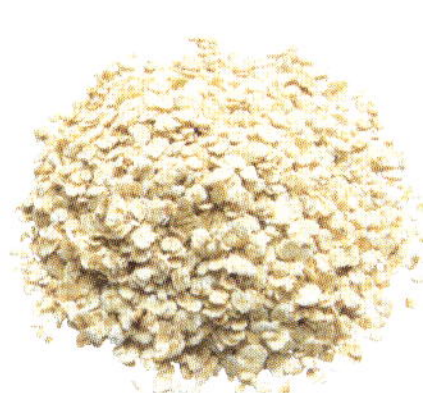

AVOINE
100 cru = 202 cuit

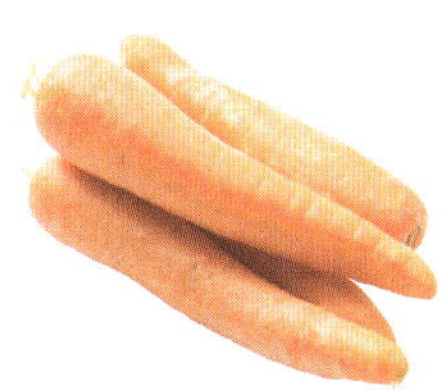

CAROTTES
100 cru = 87 cuit

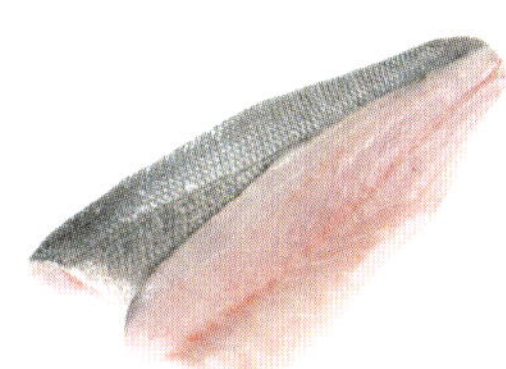

FILET DE BAR
100 cru = 86 cuit

Peser sans balance

Envie de réaliser une recette mais impossible de mettre la main sur une balance de cuisine ou un verre doseur ? Voici le mémo Fatsecretfrance pour vous aider à doser farine, sucre et liquides avec les ustensiles du quotidien.

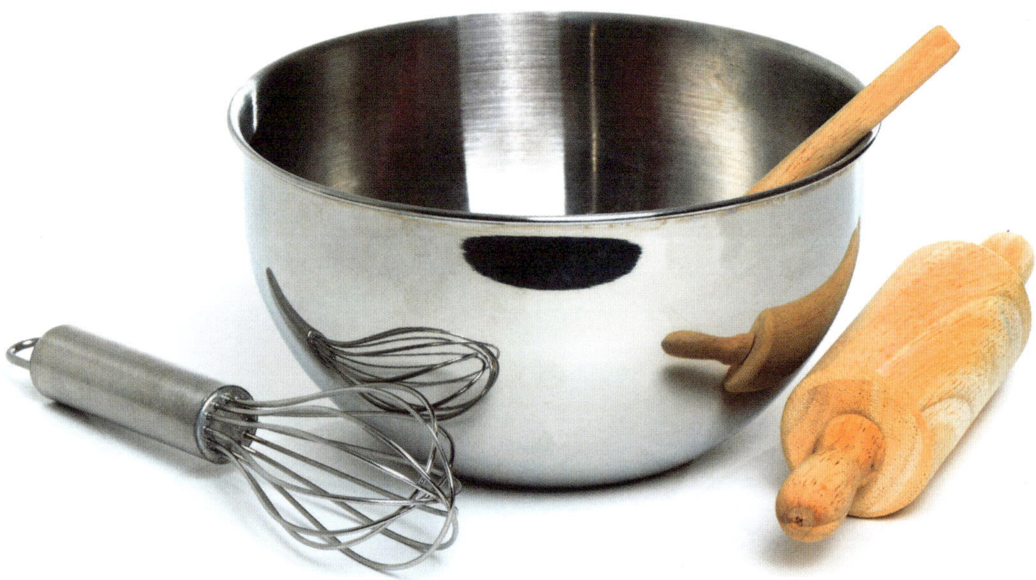

Astuces pour peser sans balance

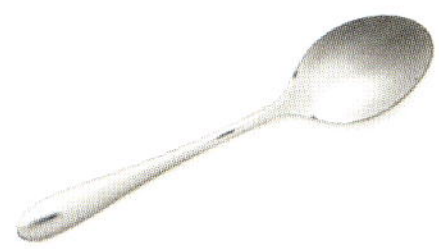

CUILLÈRE À CAFÉ (rase)
Farine 3 g
Sucre 5 g
Liquide 0,5 cl

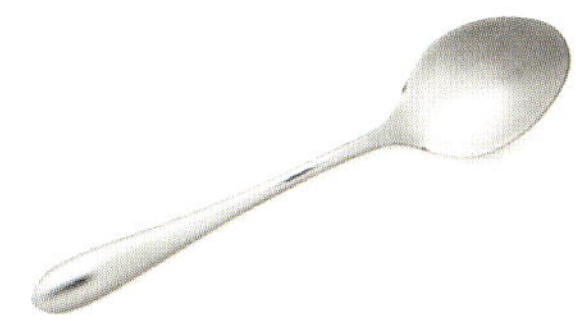

CUILLÈRE À SOUPE (rase)
Farine 9 g
Sucre 13 g
Liquide 1,5 cl

TASSE DE CAFÉ
Farine 60 g
Sucre 9 g
Liquide 10 cl

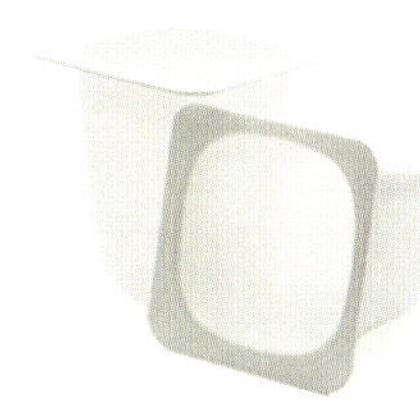

POT DE YAOURT
Farine 90 g
Sucre 130 g
Liquide 13 cl

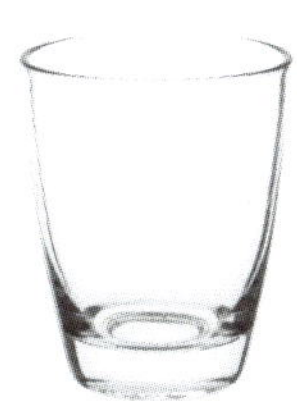

VERRE À EAU
Farine 120 g
Sucre 175 g
Liquide 22 cl

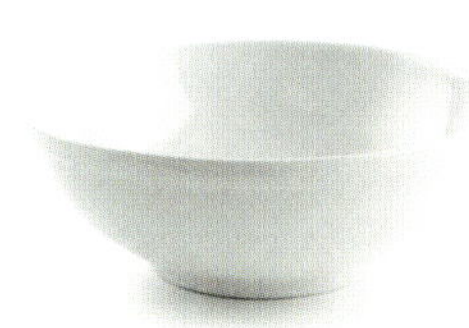

BOL
Farine 210 g
Sucre 330 g
Liquide 35 cl

Peser sans balance

1 cuillère à soupe

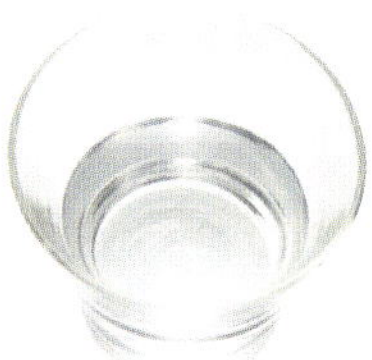

= 15 g d'eau

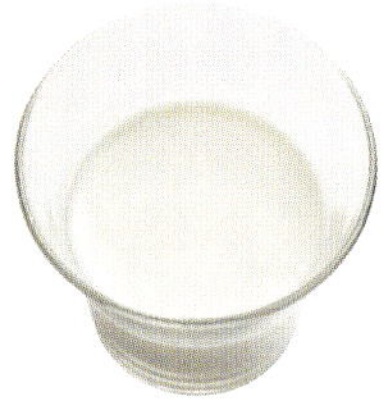

= 15 g de lait

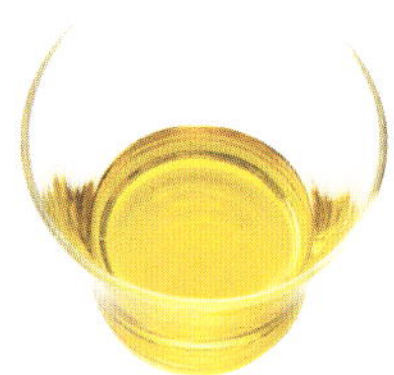

= 14 g d'huile

= 9 g de farine

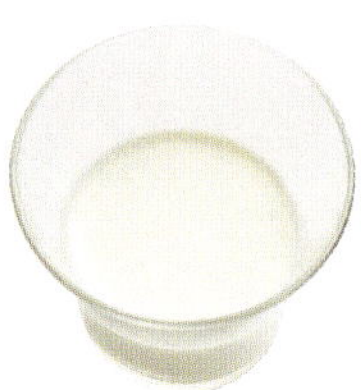

= 13 g de crème fraîche

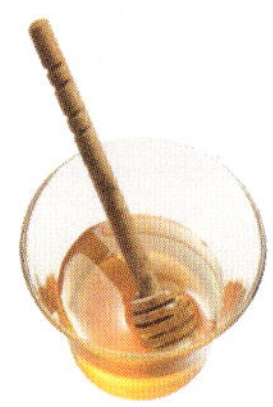

= 30 g de miel liquide

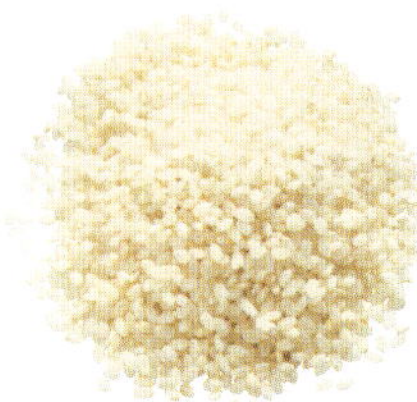

= 18 g de riz cru

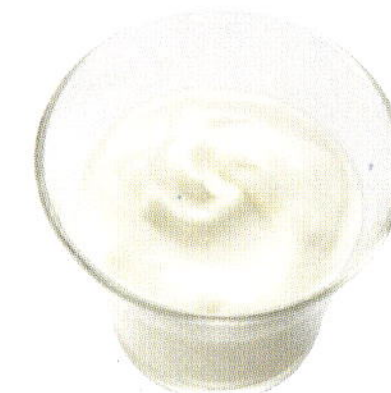

= 35 g de fromage blanc

= 13 g de beurre dur

= 13 g de sucre

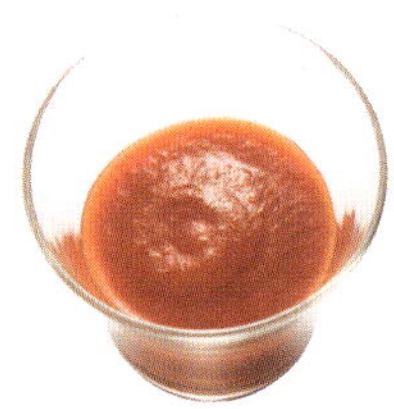

= 25 g de coulis de tomates

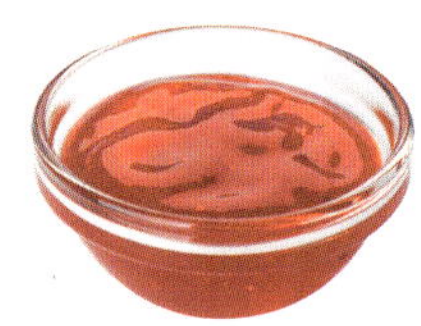

= 30 g de confiture

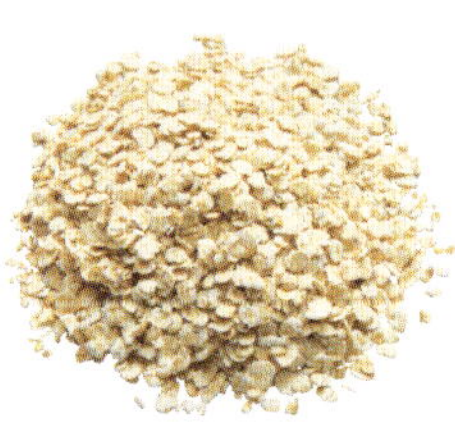

= 7 g de flocons d'avoine

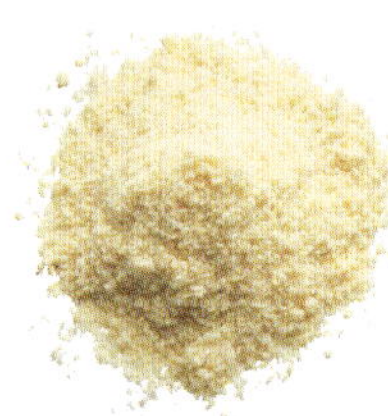

= 10 g d'amandes en poudre

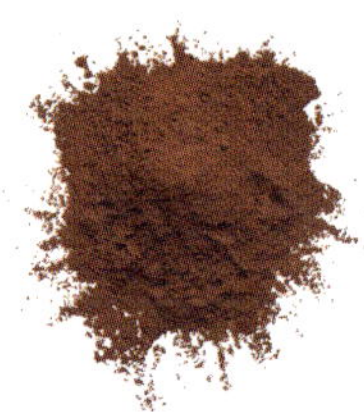

= 8 g de cacao

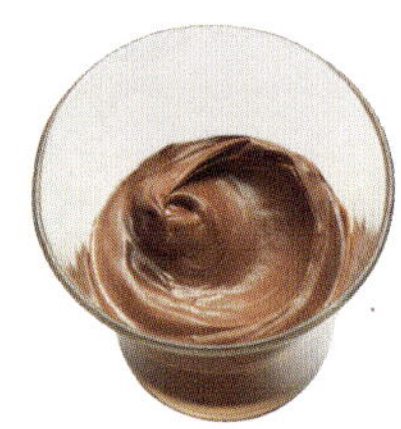

= 30 g de pâte à tartiner

Classement de la teneur en sucres totaux des fruits

VN × 100 g*

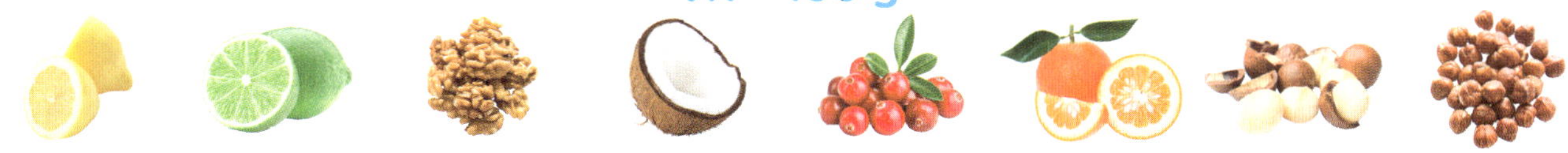

CITRON	CITRON VERT	NOIX	NOIX DE COCO	CANNEBERGE	BIGARADE	NOIX DE MACADAMIA	NOISETTE
Sucres totaux (en g) : 2,1	Sucres totaux (en g) : 2,1	Sucres totaux (en g) : 3	Sucres totaux (en g) : 6	Sucres totaux (en g) : 6	Sucres totaux (en g) : 4	Sucres totaux (en g) : 4,2	Sucres totaux (en g) : 4,9

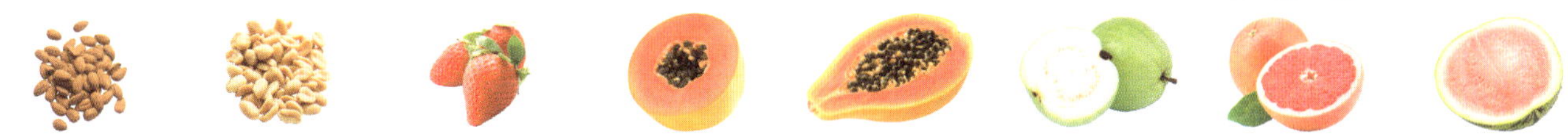

AMANDE	CACAHUÈTE	FRAISE	PAPAYE DES M.	PAPAYE	GOYAVE	POMELO	PASTÈQUE
Sucres totaux (en g) : 4,2	Sucres totaux (en g) : 5,9	Sucres totaux (en g) : 5,6	Sucres totaux (en g) : 8,1	Sucres totaux (en g) : 8,1	Sucres totaux (en g) : 8,9	Sucres totaux (en g) : 6,6	Sucres totaux (en g) : 7,9

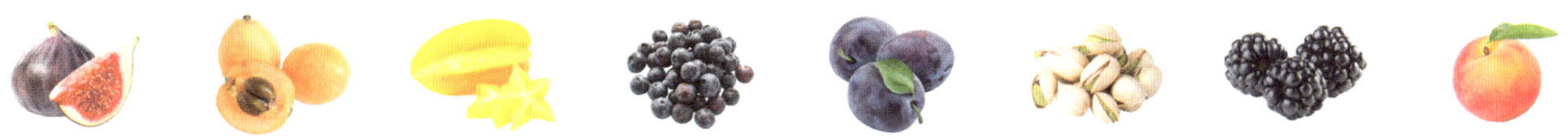

FIGUE	NÈFLE	CARAMBOLE	MYRTILLE	PRUNE	PISTACHE	MÛRE	PÊCHE
Sucres totaux (en g) : 12,2	Sucres totaux (en g) : 7,2	Sucres totaux (en g) : 3,9	Sucres totaux (en g) : 9,9	Sucres totaux (en g) : 9,9	Sucres totaux (en g) : 7,8	Sucres totaux (en g) : 8,1	Sucres totaux (en g) : 8,1

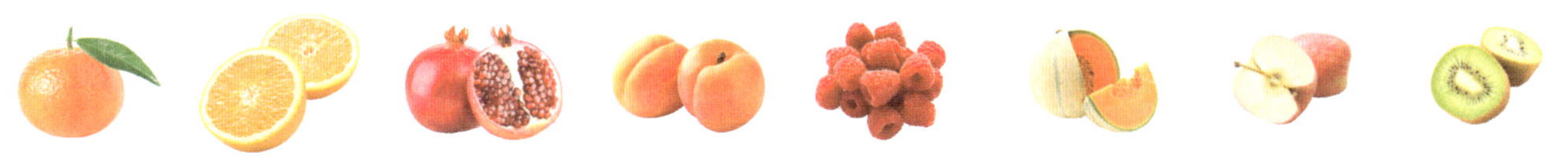

TANGERINE	ORANGE	GRENADE	ABRICOT	FRAMBOISE	MELON	POMME	KIWI
Sucres totaux (en g) : 8,8	Sucres totaux (en g) : 7,6	Sucres totaux (en g) : 13,3	Sucres totaux (en g) : 6,7	Sucres totaux (en g) : 5,4	Sucres totaux (en g) : 10,6	Sucres totaux (en g) : 10,3	Sucres totaux (en g) : 8,9

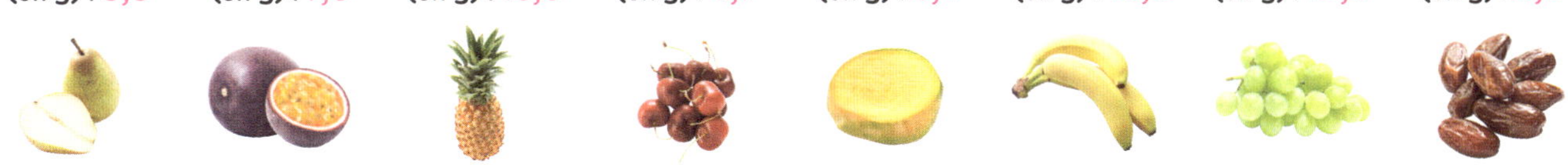

POIRE	FRUIT DE LA PASSION	ANANAS	CERISE	MANGUE	BANANE	RAISIN	DATTE
Sucres totaux (en g) : 9	Sucres totaux (en g) : 8,5	Sucres totaux (en g) : 10,5	Sucres totaux (en g) : 10	Sucres totaux (en g) : 12,9	Sucres totaux (en g) : 15,6	Sucres totaux (en g) : 15,5	Sucres totaux (en g) : 64,7

* Valeurs nutritionnelles moyennes pour 100 g.
* Liste non exhaustive.
* Source : Anses - Table de composition nutritionnelle des aliments Ciqual 2020.

Substituer des ingrédients

Que ce soit à cause d'une pénurie de beurre dans votre frigo, ou simplement parce que vous souhaitez alléger vos recettes sucrées, voici une liste d'ingrédients pour remplacer le beurre, le sucre, les œufs ou encore la crème fraîche dans vos gâteaux ou tartes salées.

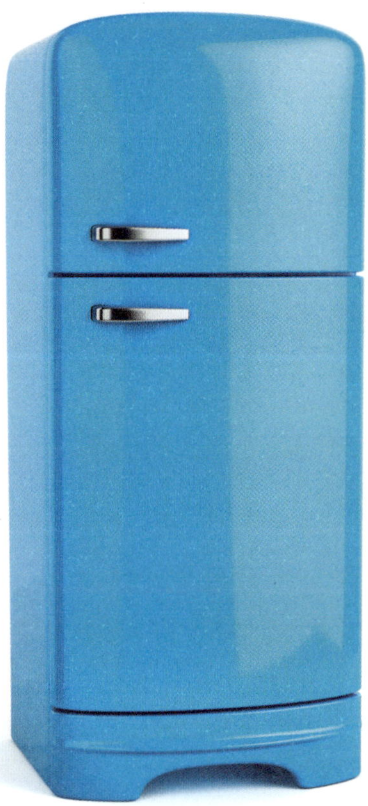

Comment remplacer le beurre dans vos recettes ?

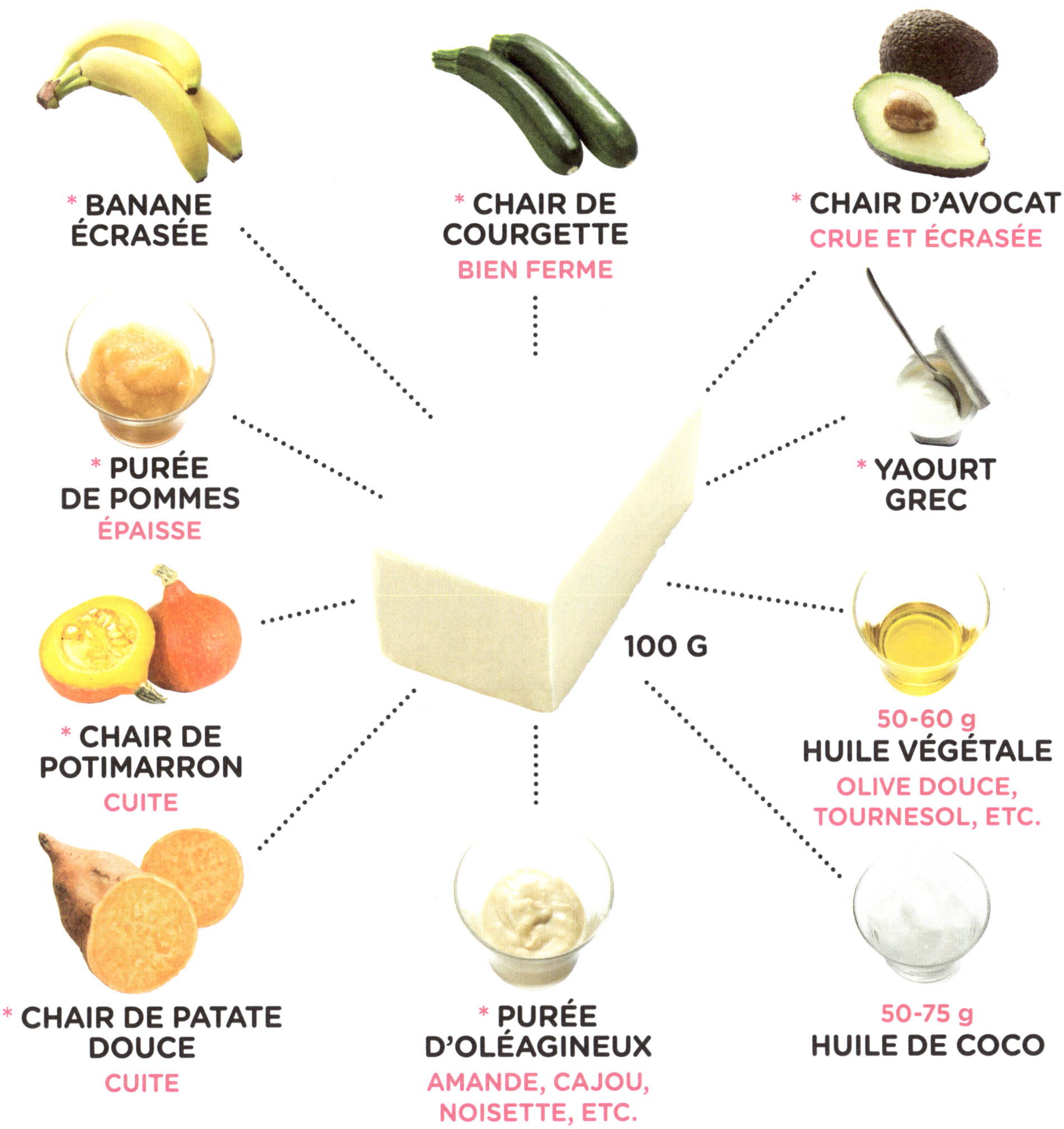
* BANANE ÉCRASÉE
* CHAIR DE COURGETTE
BIEN FERME
* CHAIR D'AVOCAT
CRUE ET ÉCRASÉE
* PURÉE DE POMMES
ÉPAISSE
* YAOURT GREC
100 G
* CHAIR DE POTIMARRON
CUITE
50-60 g
HUILE VÉGÉTALE
OLIVE DOUCE, TOURNESOL, ETC.
* CHAIR DE PATATE DOUCE
CUITE
* PURÉE D'OLÉAGINEUX
AMANDE, CAJOU, NOISETTE, ETC.
50-75 g
HUILE DE COCO

* QUANTITÉ ÉGALE

Comment remplacer les œufs en pâtisserie ?

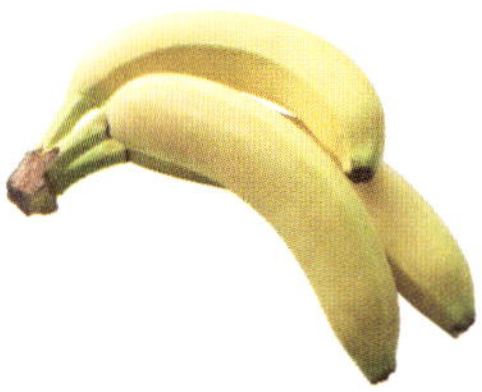

1/2
BANANE ÉCRASÉE

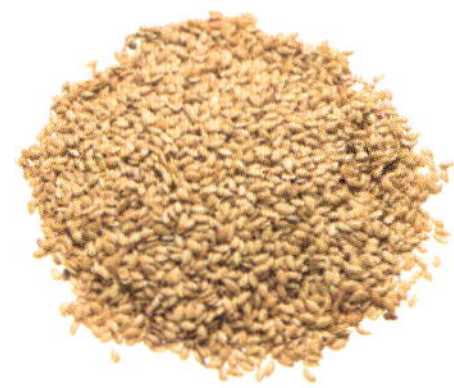

2 cuil. à soupe
GRAINES DE LIN
+ 1 cuil. à soupe **D'EAU**

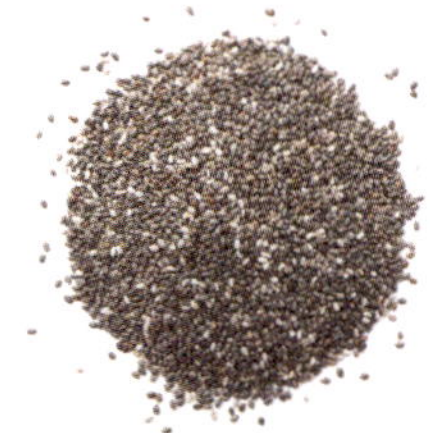

2 cuil. à soupe
GRAINES DE CHIA
+ 1 cuil. à soupe
D'EAU

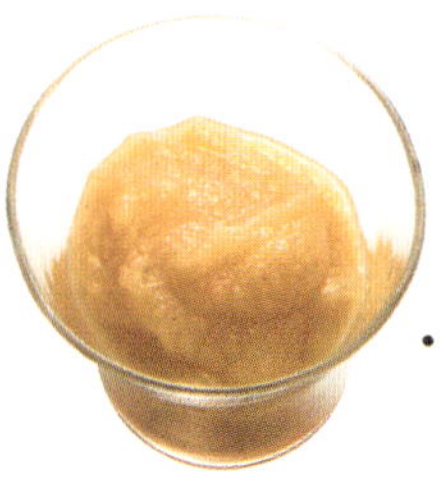

85 g
COMPOTE DE POMMES

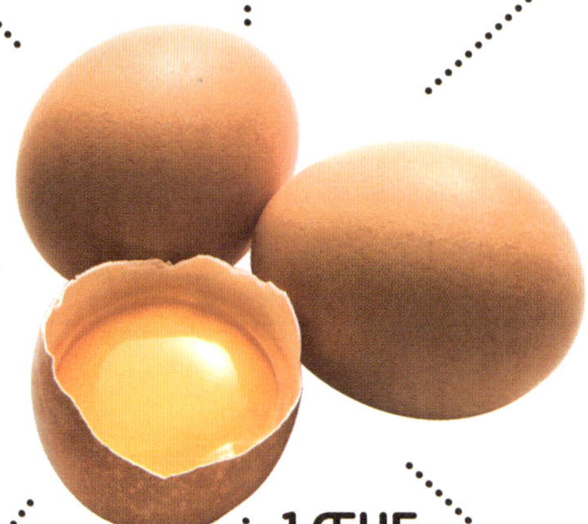

1 ŒUF

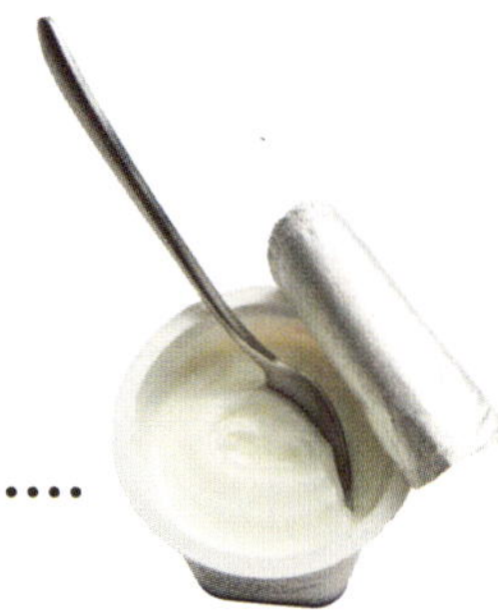

60 g
YAOURT

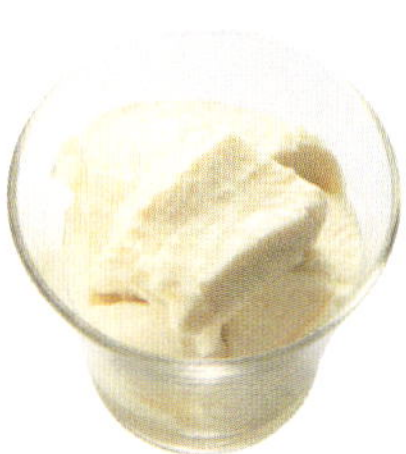

65 g
TOFU

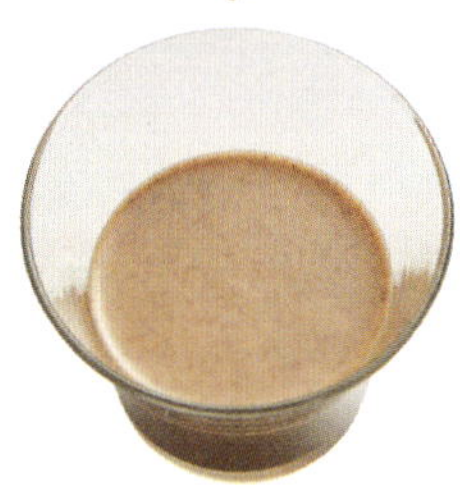

3 cuil. à soupe
PURÉE D'OLÉAGINEUX

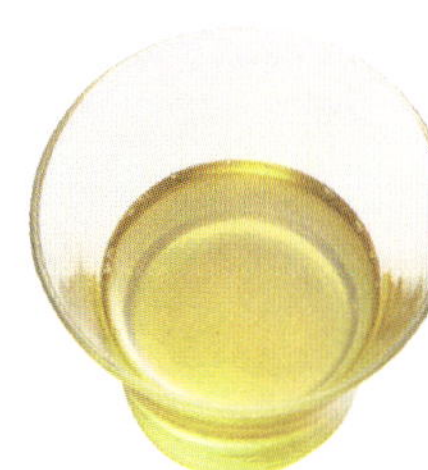

60 g
HUILE VÉGÉTALE

Comment remplacer la crème fraîche ?

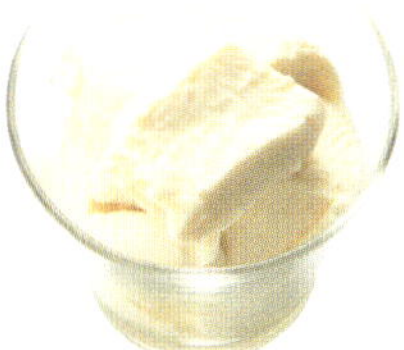

100 g
TOFU SOYEUX

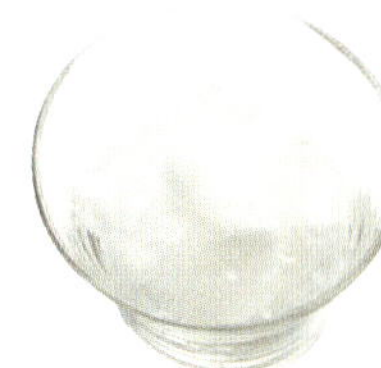

50-75 g
LAIT DE COCO

100 G

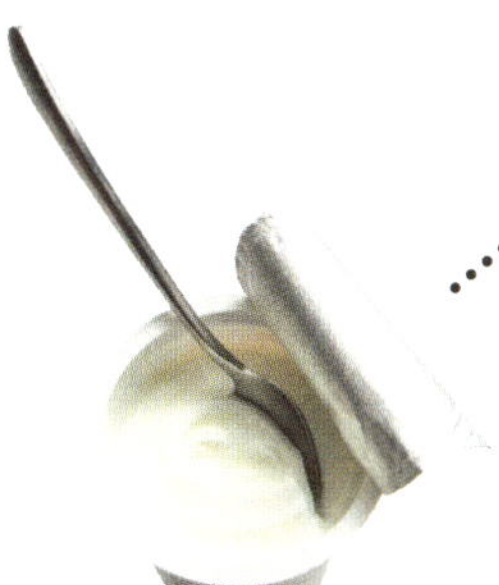

100 g
YAOURT
(pas à cuire)

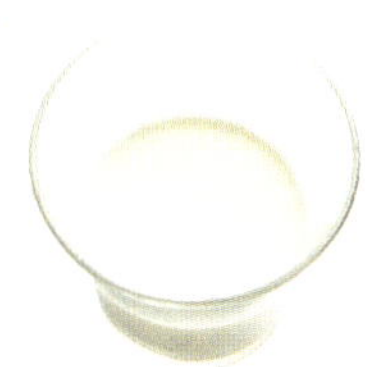

100 g
CRÈME VÉGÉTALE
(coco, amande, etc.)

9 alternatives au sucre blanc

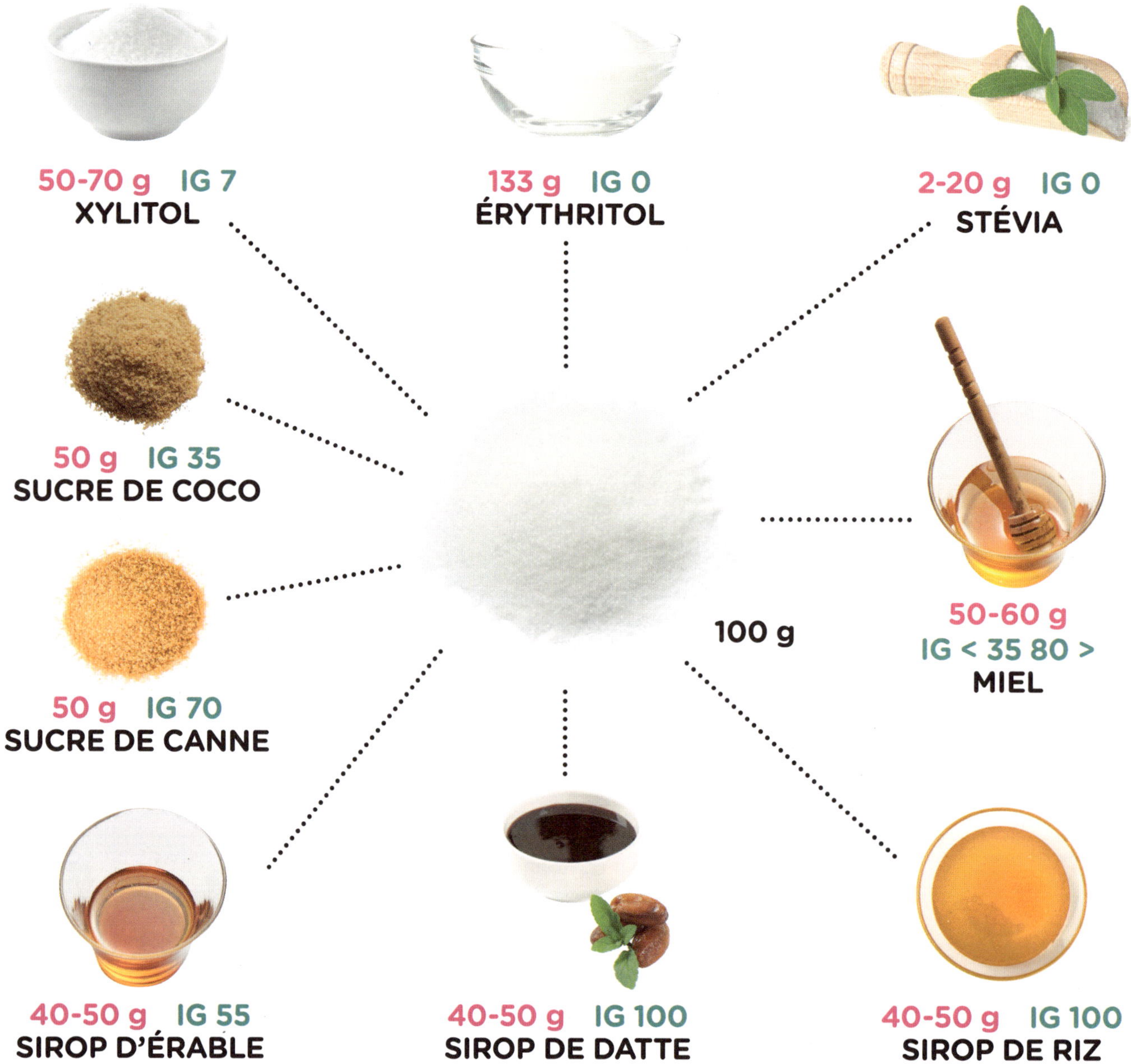
50-70 g IG 7
XYLITOL
133 g IG 0
ÉRYTHRITOL
2-20 g IG 0
STÉVIA
50 g IG 35
SUCRE DE COCO
50 g IG 70
SUCRE DE CANNE
100 g
50-60 g
IG < 35 80 >
MIEL
40-50 g IG 55
SIROP D'ÉRABLE
40-50 g IG 100
SIROP DE DATTE
40-50 g IG 100
SIROP DE RIZ

IG : indice glycémique

4 astuces anti-gaspillage

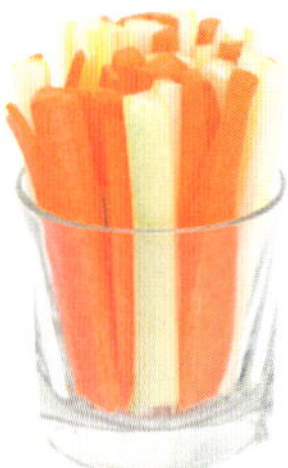

Au lieu de :
conserver carottes et céleris dans un simple Tupperware...

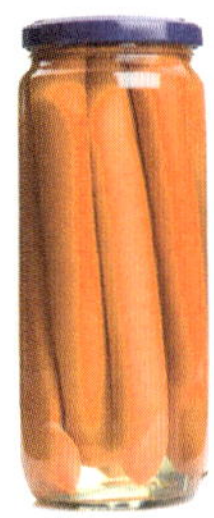

Les placer dans un récipient hermétique rempli d'eau.
Le céleri se conservera jusqu'à 2 semaines,
les carottes jusqu'à un mois.

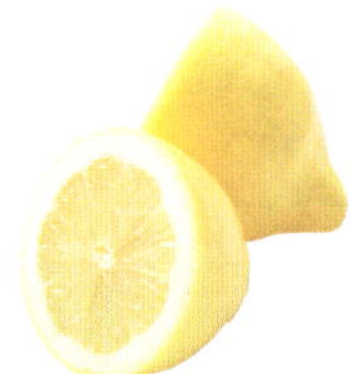

Au lieu de :
laisser les citrons non utilisés pourrir...

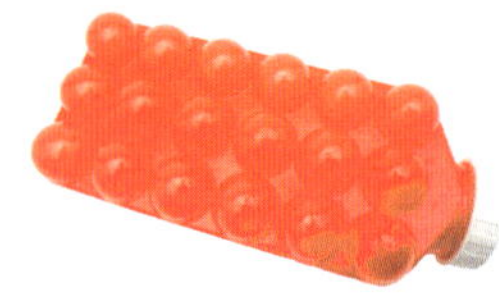

Les presser et garder le jus dans un bac à glaçons pour avoir du jus de citron toute l'année.

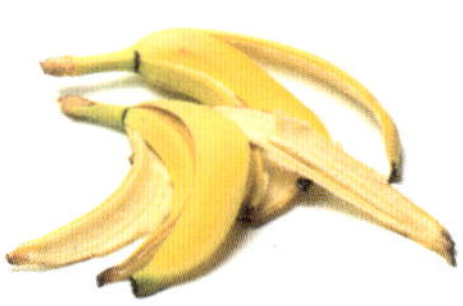

Au lieu de :
jeter au compost les peaux de banane...

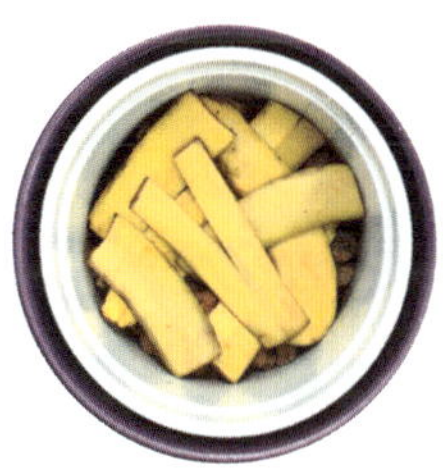

Mettre les peaux de bananes à macérer dans l'eau pendant 2 jours et utiliser cette eau comme engrais.

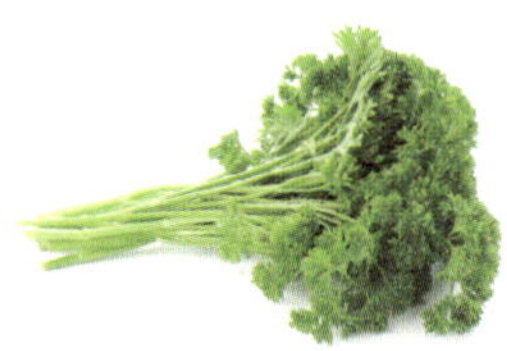

Au lieu de :
laisser les herbes aromatiques inutilisées flétrir...

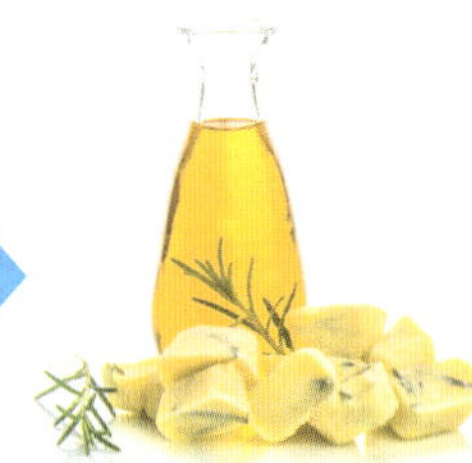

Les placer au congélateur avec de l'huile d'olive pour avoir un assaisonnement prêt en toutes saisons.

On remplace ?

De petits changements alimentaires peuvent faire une grosse différence au niveau nutritionnel. Nul besoin de s'affamer ou de se priver pour débuter un rééquilibrage alimentaire et manger sainement. Il suffit simplement de miser sur les aliments moins ou pas transformés et plus riches en nutriments ! Attention ! Bien évidemment, aucun de ces aliments n'est dangereux dans l'absolu, surtout s'ils sont consommés de temps en temps. Ces astuces permettent de réduire leur consommation quotidienne.

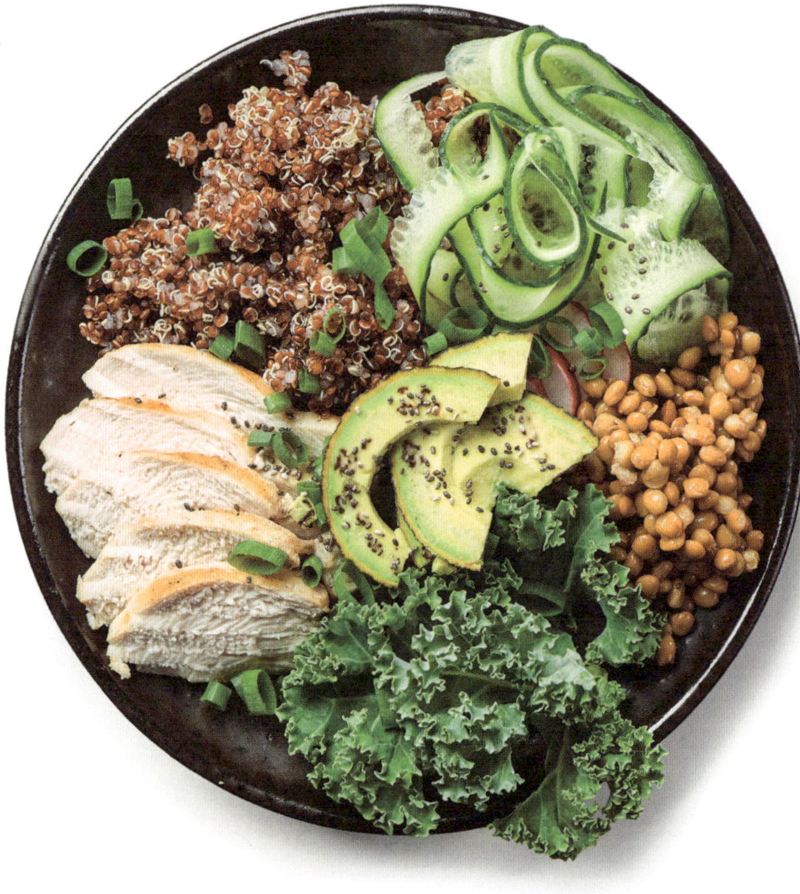

On remplace ?

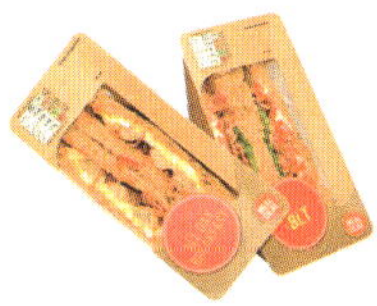

JE N'AI PAS LE TEMPS

→

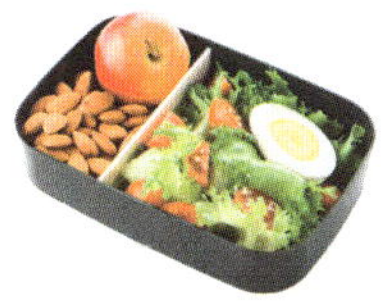

JE TROUVE LE TEMPS

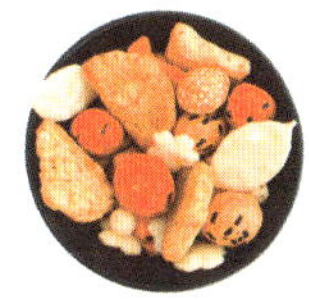

MIX APÉRO INDUSTRIEL

→

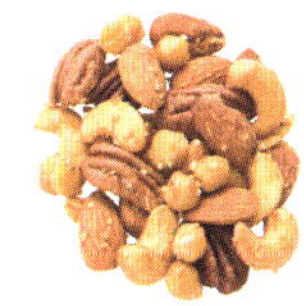

MIX OLÉAGINEUX

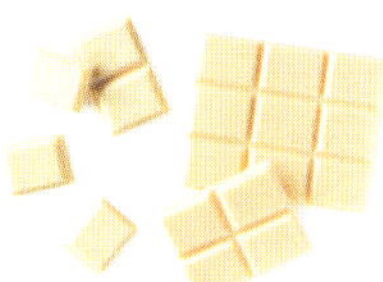

CHOCOLAT BLANC

→

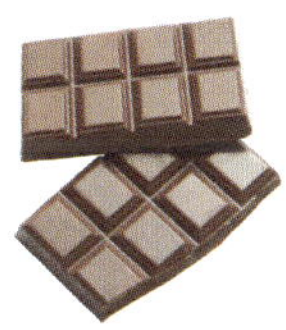

CHOCOLAT NOIR

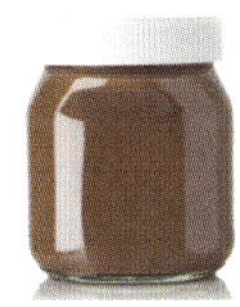

NUTCACA

→

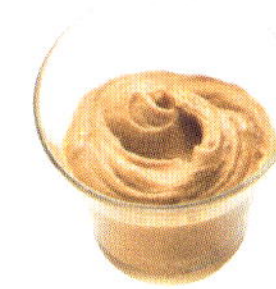

BEURRE DE CACAHUÈTE

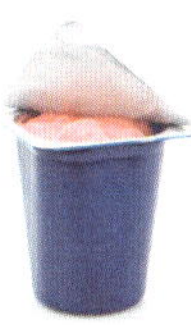

YAOURT AUX FRUITS

→

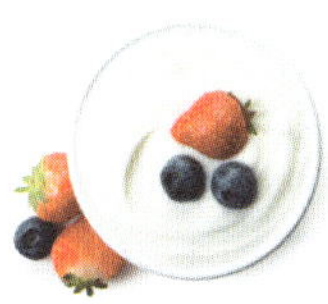

YAOURT ET FRUITS

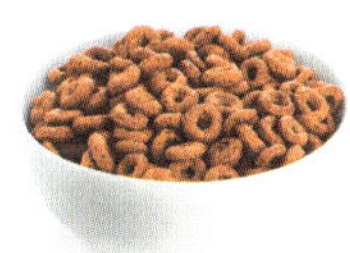

CÉRÉALES INDUSTRIELLES

→

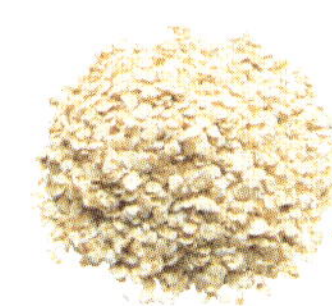

FLOCONS D'AVOINE

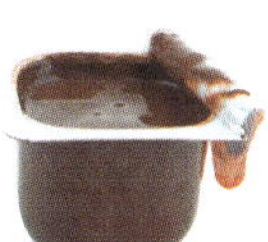

CRÈME AU CHOCOLAT

→

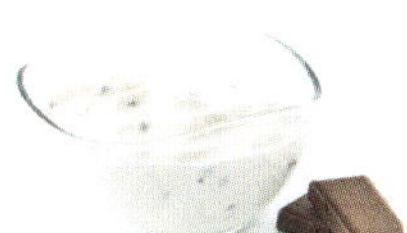

YAOURT ET CHOCOLAT

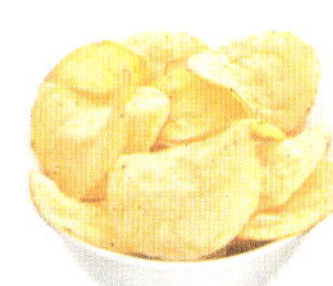

CHIPS

→

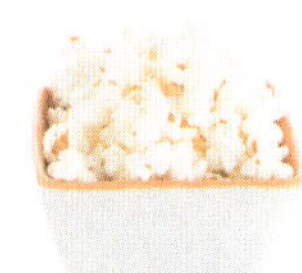

POP-CORN

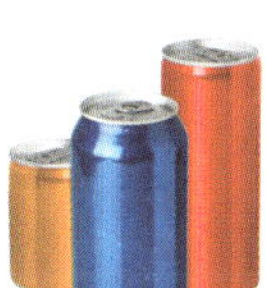

ENERGY DRINK

→

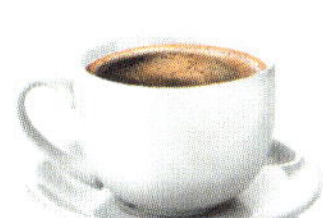

ESPRESSO

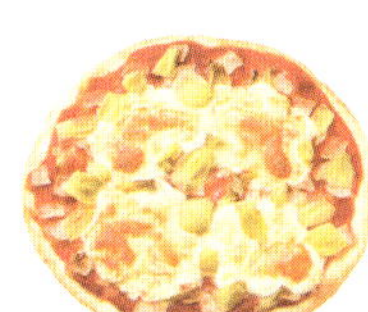

PIZZA

→

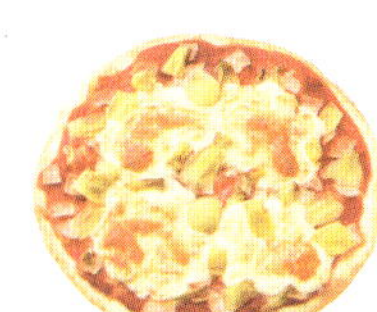

TOUCHE PAS À MA PIZZA

On remplace ?

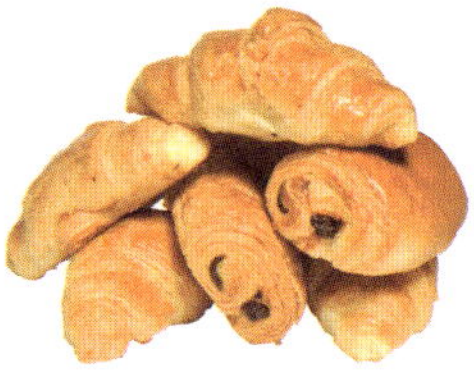

VIENNOISERIE

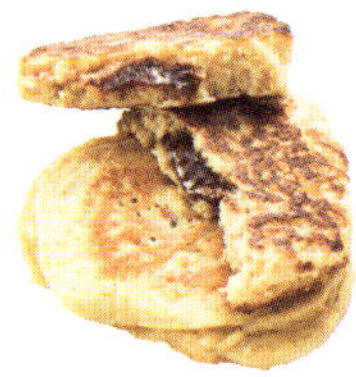

FAT-RECETTES

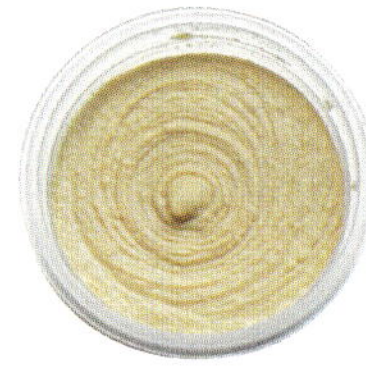

HOUMOUS INDUSTRIEL

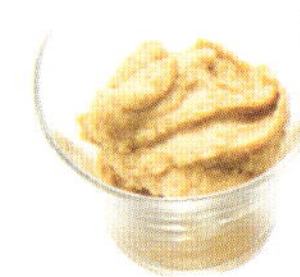

FAT-HOUMOUS

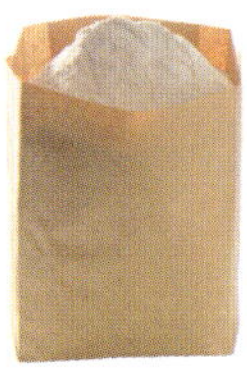

FARINE T45

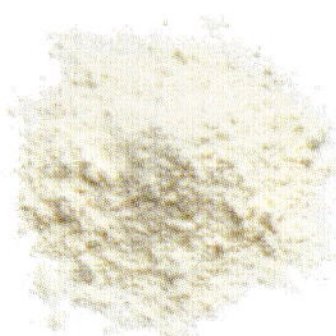

FARINE T80

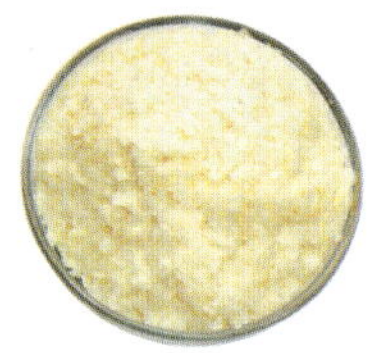

PURÉE INSTANTANÉE

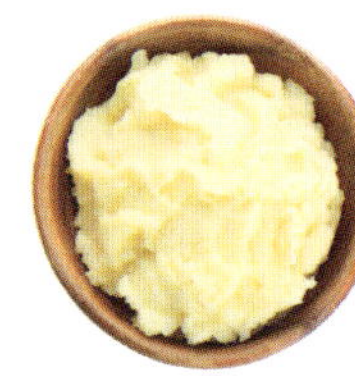

POMMES DE TERRE ÉCRASÉES

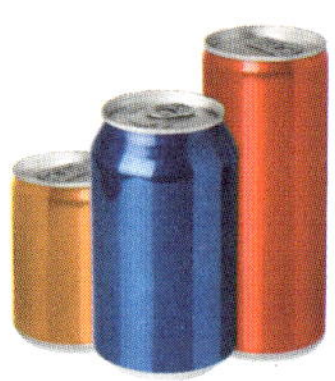

SODAS

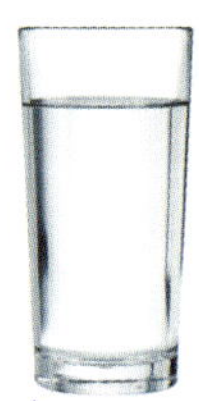

EAU

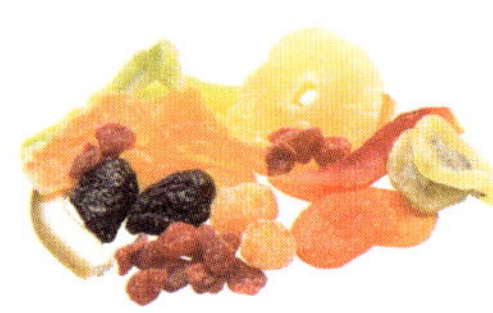

FRUITS DÉSHYDRATÉS

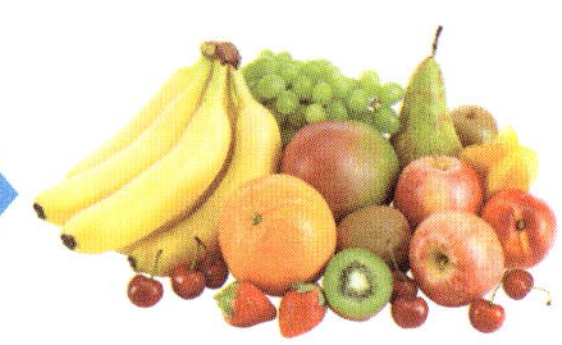

FRUITS FRAIS

BEURRE

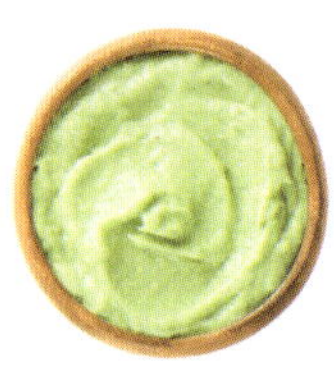

AVOCAT ÉCRASÉ

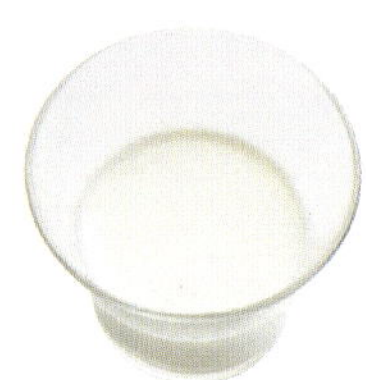

CRÈME FRAÎCHE

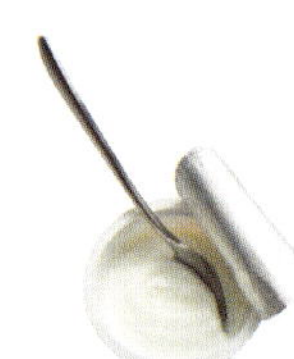

YAOURT GREC

On remplace ?

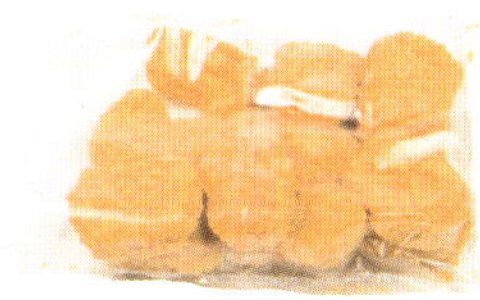
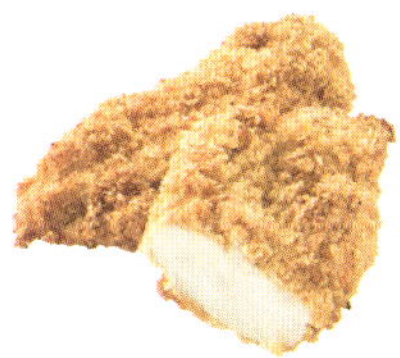
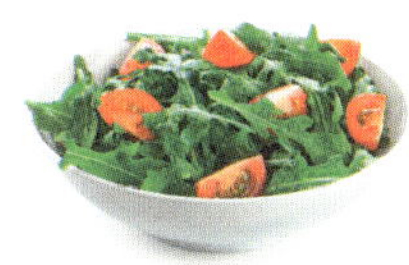
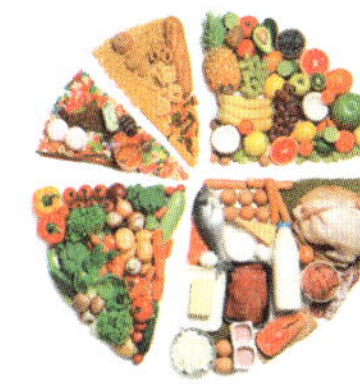

INDUSTRIEL → FAIT MAISON

RÉGIME DRACONIEN → RÉÉQUILIBRAGE ALIMENTAIRE

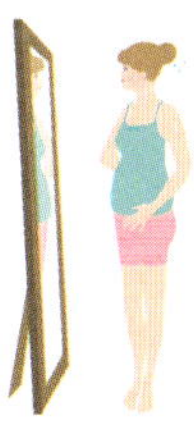
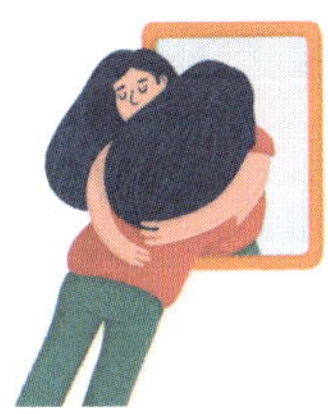
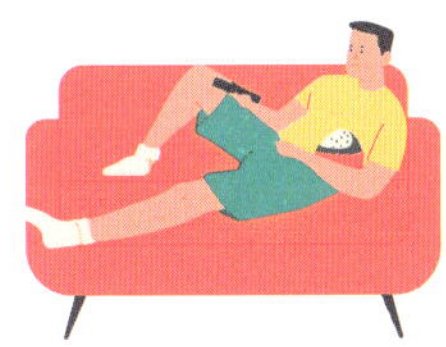
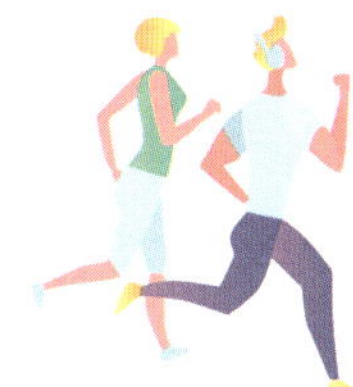

SE DÉTESTER → S'ACCEPTER

CANAPÉ → SPORT

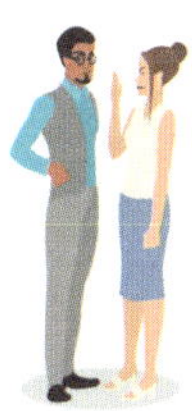
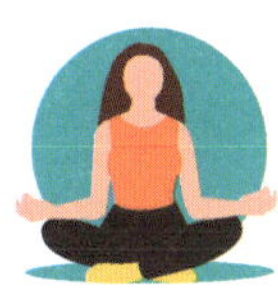
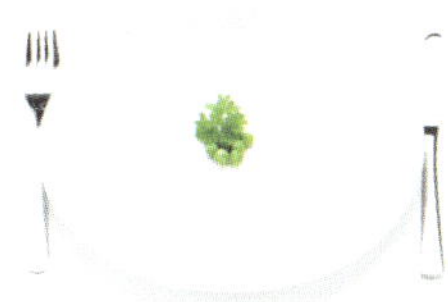
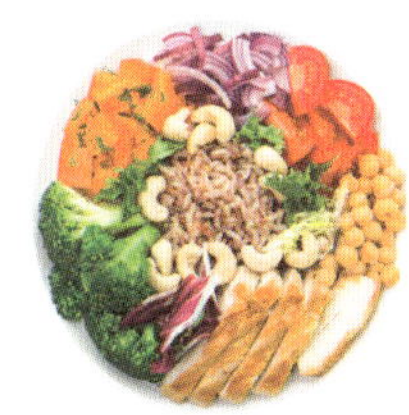

ÉCOUTER LES JUGEMENTS → S'EN FICHER

PRIVATION → FLEXIBILITÉ

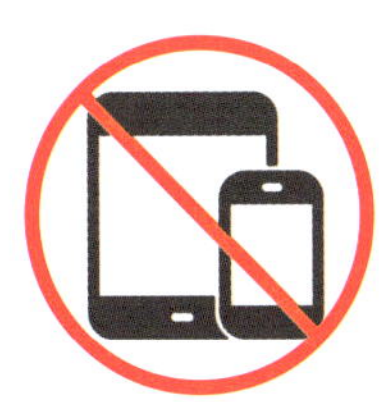
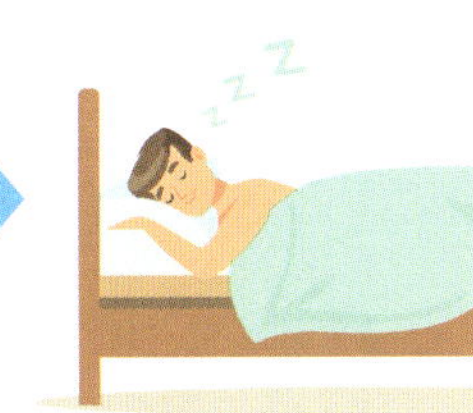

PERSONNES NÉGATIVES → PERSONNES POSITIVES

DISTRACTIONS → SOMMEIL

Alternatives aux pâtes à tarte industrielles

Que ce soit pour éviter des ingrédients bizarres ou des additifs chimiques, pour rendre votre recette plus saine, ou tout simplement parce que vous n'avez pas la bonne pâte à tarte toute faite sous la main, il arrive qu'on doive trouver des solutions maison (cela reste toujours la meilleure solution).
Voici 4 alternatives aux pâtes à tarte industrielles !

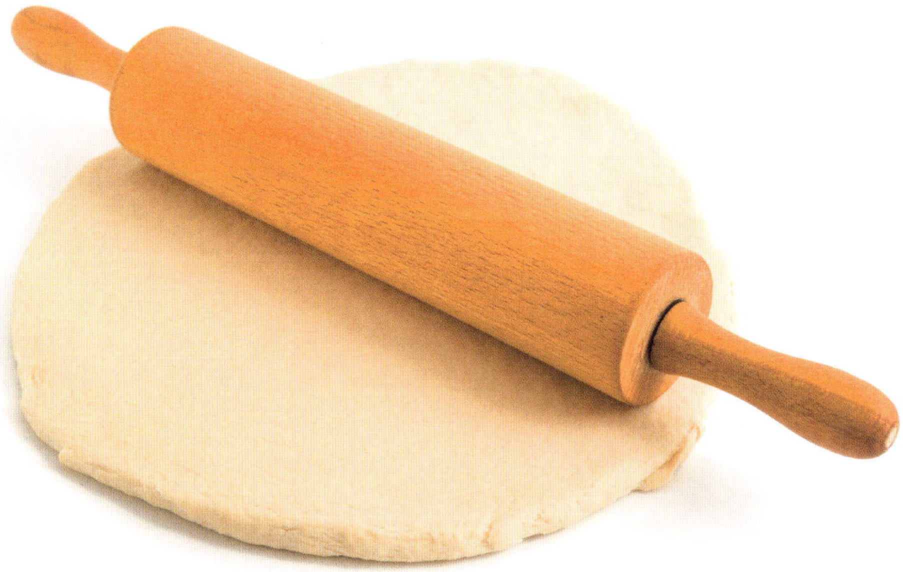

Comment faire sa pâte maison

Pâte à pizza

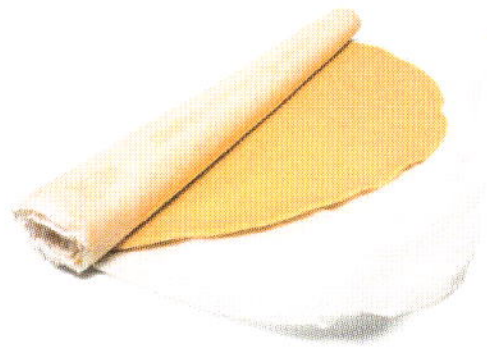

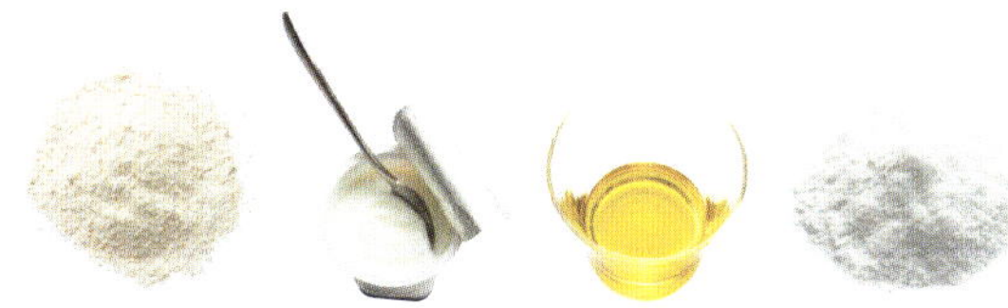

Farine de BLÉ, eau, huiles végétales (palme, colza), amidon de BLÉ, sel, GLUTEN de BLÉ, alcool, levure boulangère, poudres à lever : E450, E500.

100 g de farine T80 - 75 g yaourt
½ cuil. à soupe d'huile d'olive
½ sachet de levure chimique

Pâte brisée

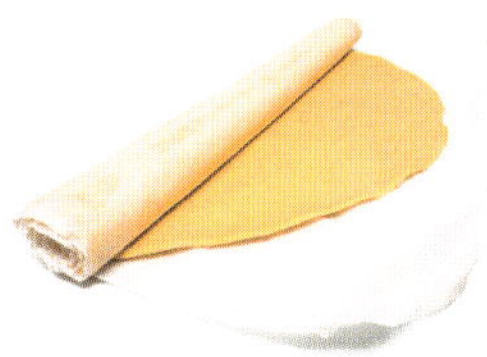

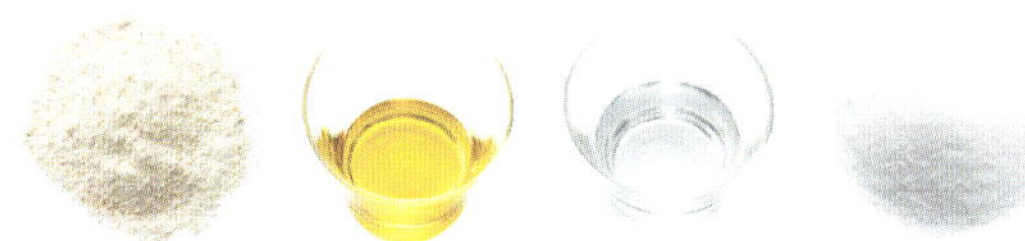

Farine de BLÉ, eau, huiles végétales (palme, colza), alcool, sel, jus de citron concentré.

250 g de farine - 30 g d'huile d'olive
120 ml d'eau - 1 cuil. à soupe de sel

Pâte sablée

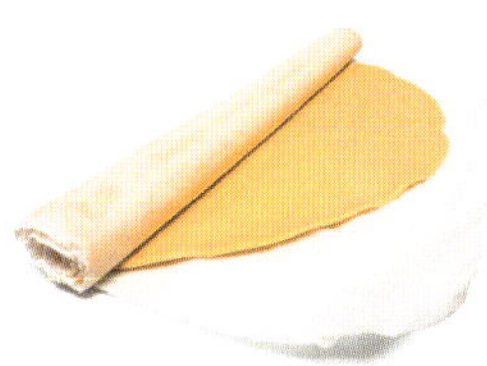

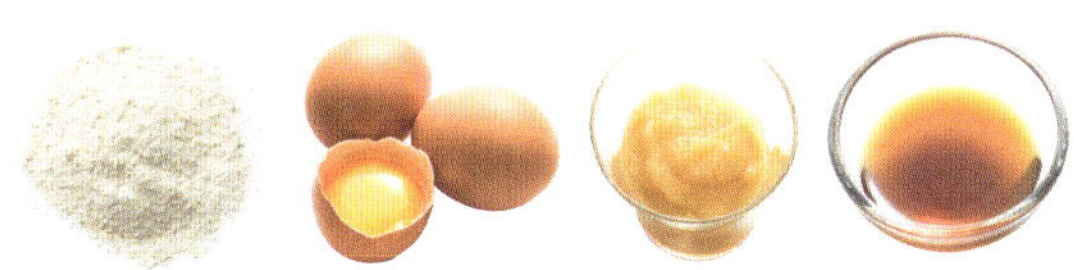

Farine de BLÉ, eau, huiles végétales (palme, colza, tournesol), sucre, eau, jus de citron concentré, alcool, fruits et légumes concentrés (citron, carotte, pomme), sel.

140 g de farine T150 - 1 œuf
30 g de compote de pommes
10 ml d'extrait de vanille

Pâte feuilletée

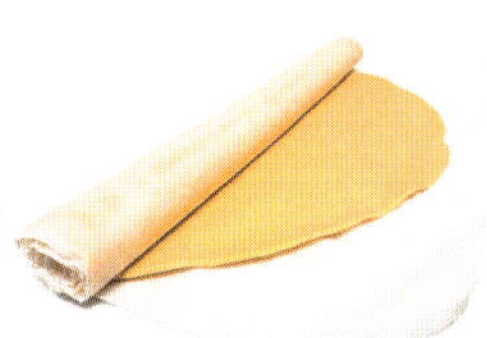

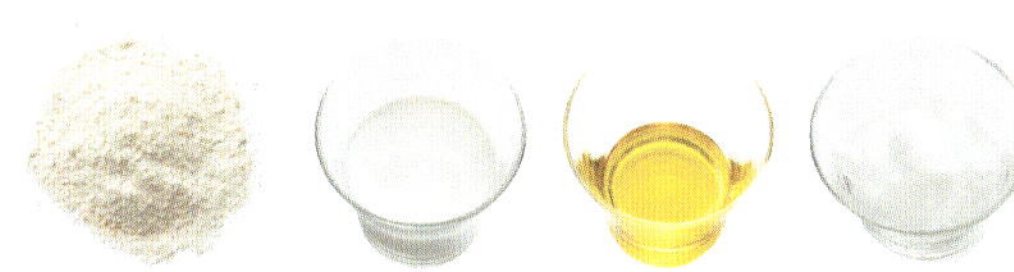

Farine de BLÉ, eau, huiles végétales (palme, colza), GLUTEN de BLÉ, sel, alcool, jus de citron concentré, levure, arôme naturel.

200 g de farine T70
100 ml de lait - 30 g d'huile d'olive
30 g d'huile de coco

MULTI-COMBINAISONS

L'OMELETTE

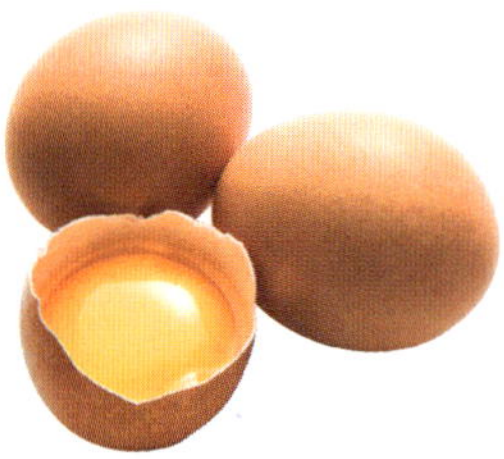

œufs

+

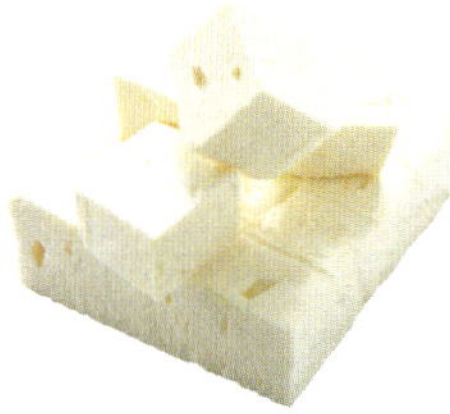

feta

+

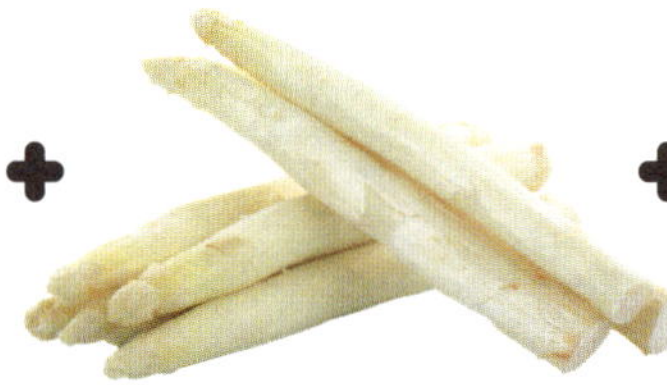

asperges

+

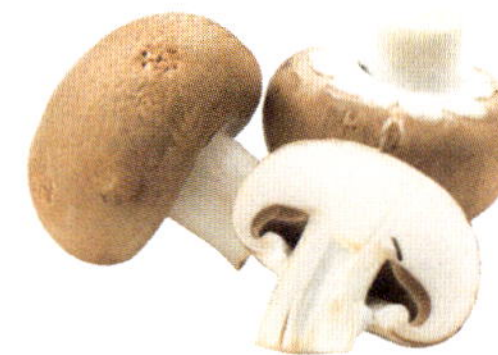

champignons

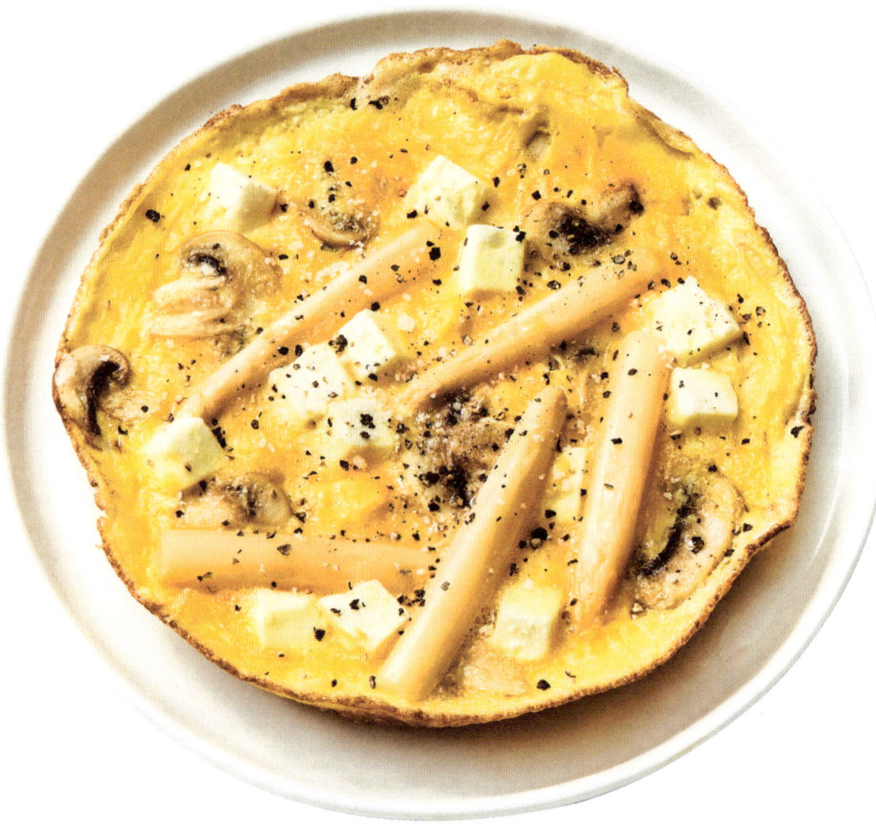

Omelette tomates-feta

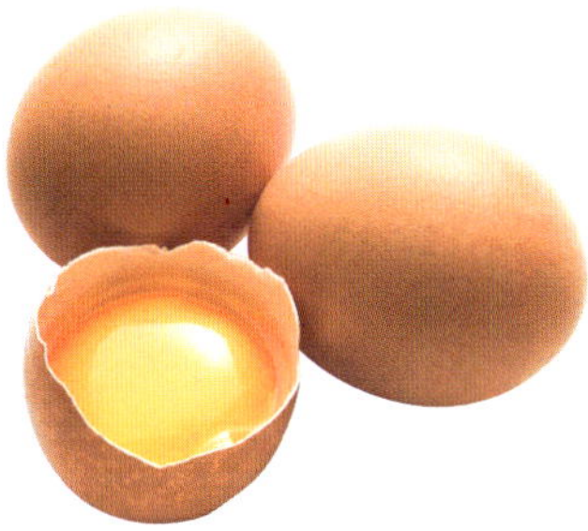

œufs

+

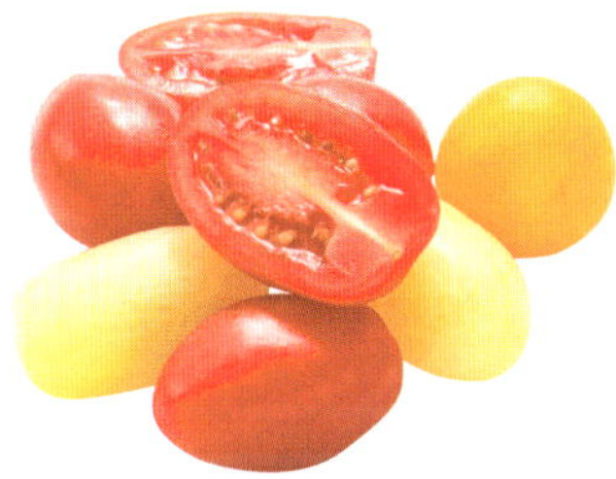

tomates cerises

+

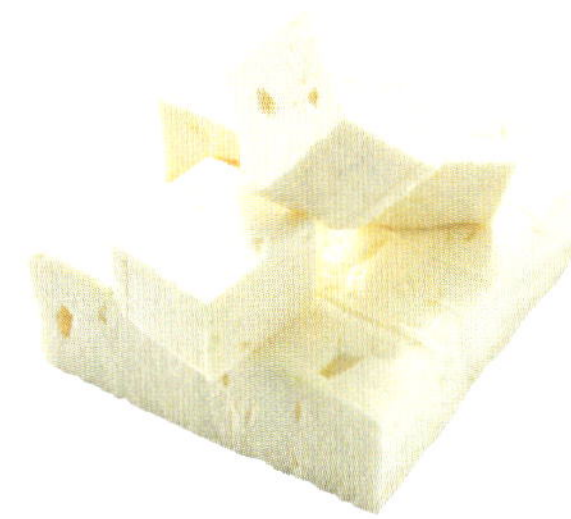

feta

Omelette jambon-emmental

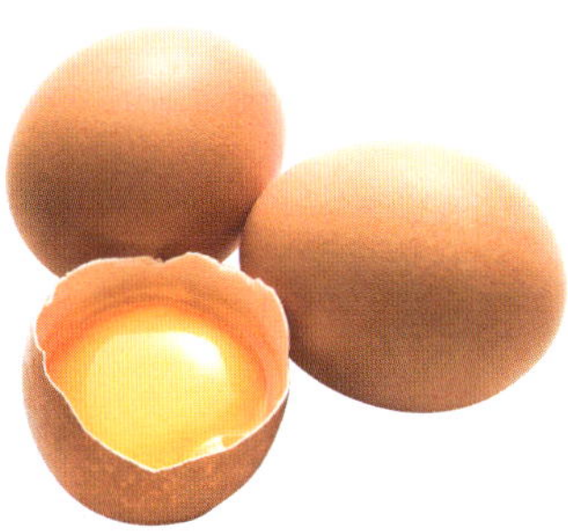

œufs

+

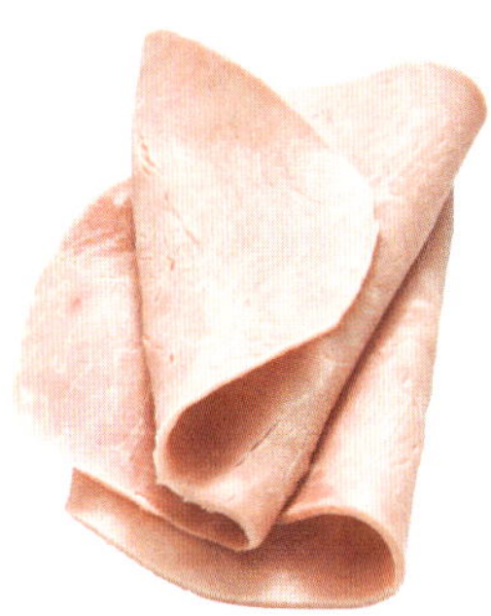

jambon

+

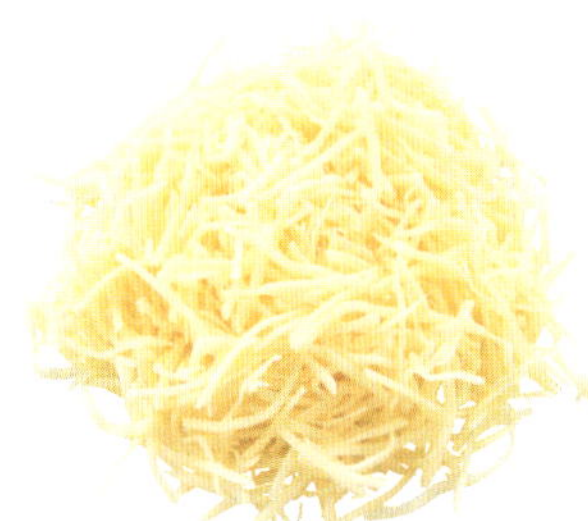

emmental râpé

Omelette jambon-épinards

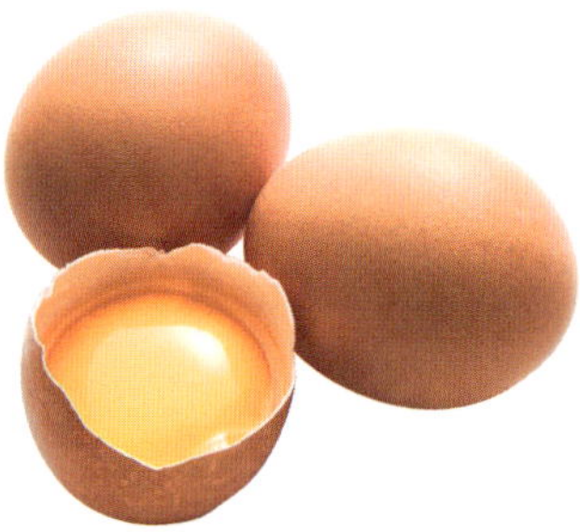

œufs

+

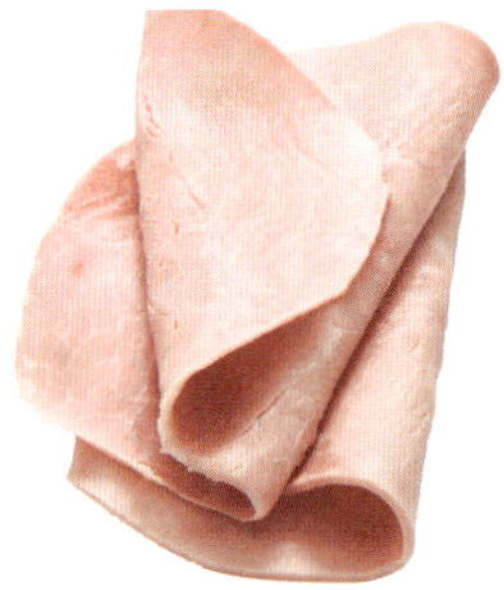

jambon

+

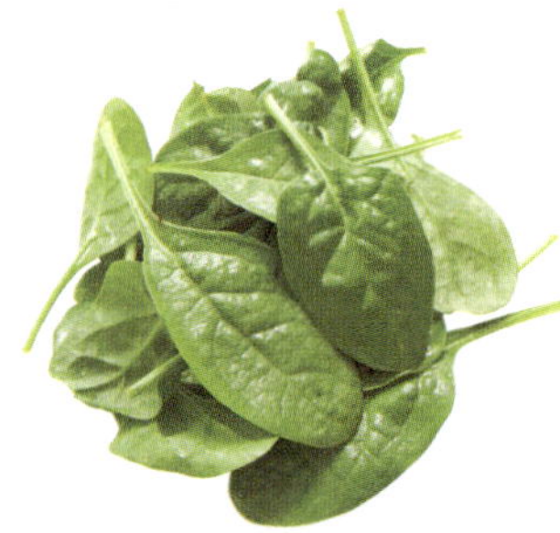

épinards

Omelette avocat-tomates

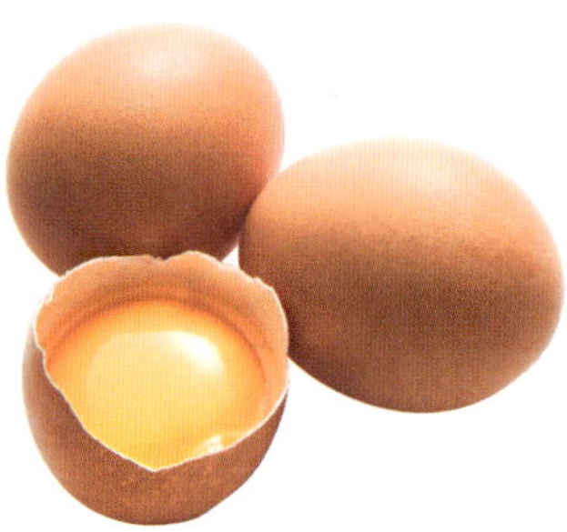

œufs

+

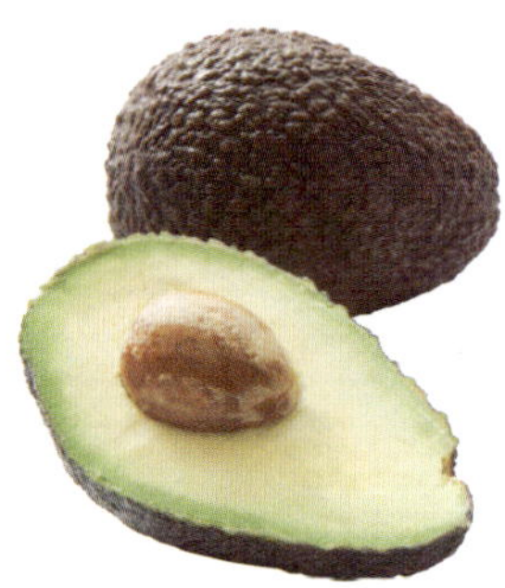

avocat

+

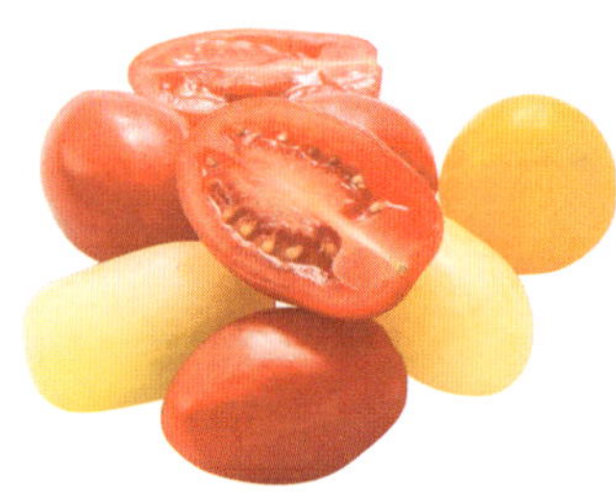

tomates cerises

LA TARTINE

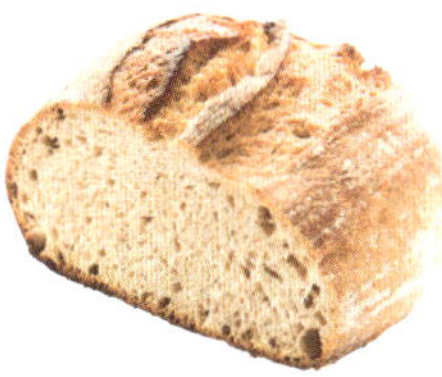

pain tradition

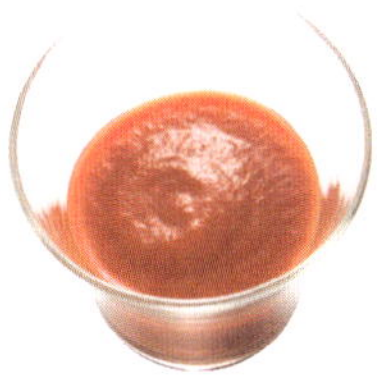

sauce tomate

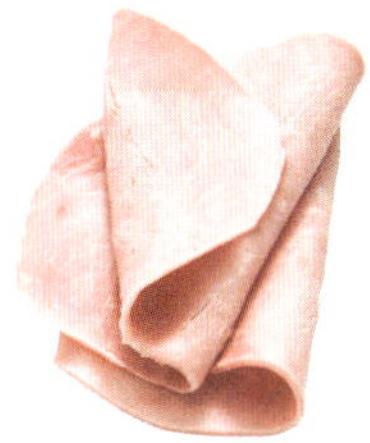

jambon

mozzarella

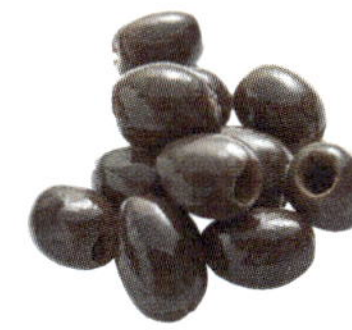

olives

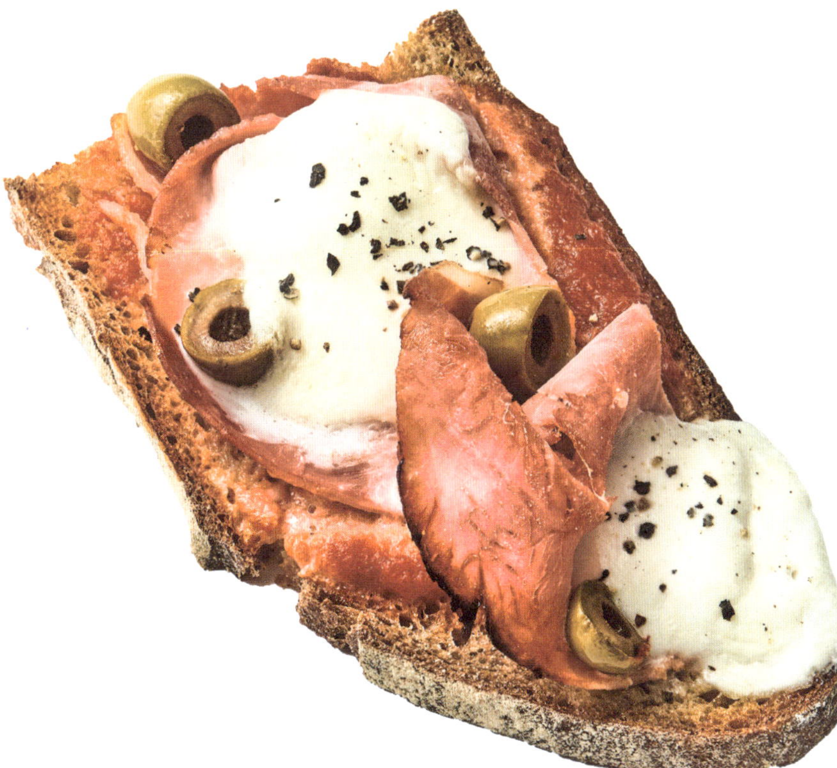

Tartine avocat-crevettes

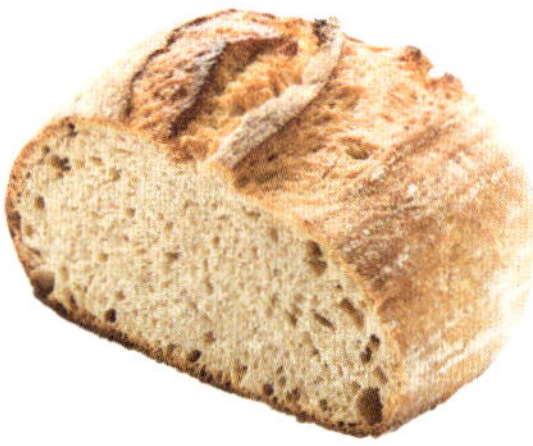

pain tradition

+

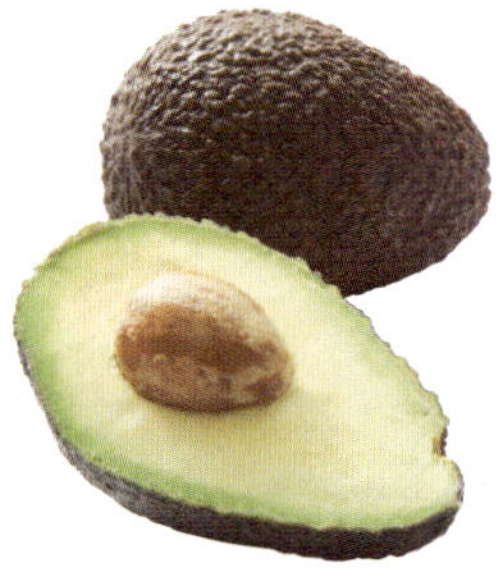

avocat

+

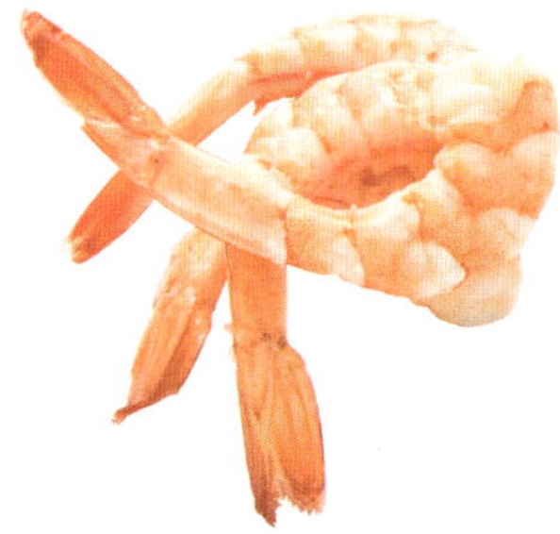

crevettes

+

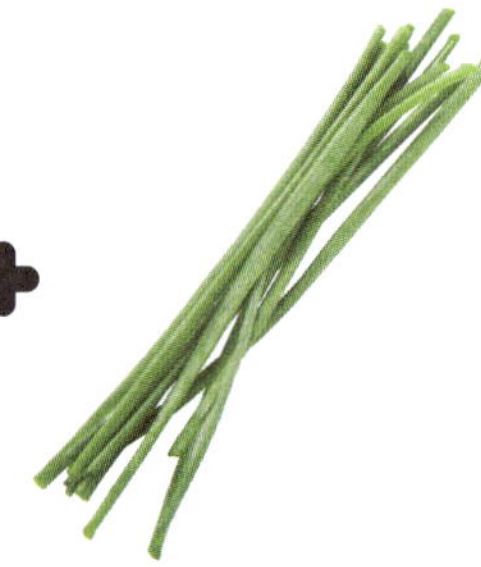

ciboulette

Tartine avocat-feta

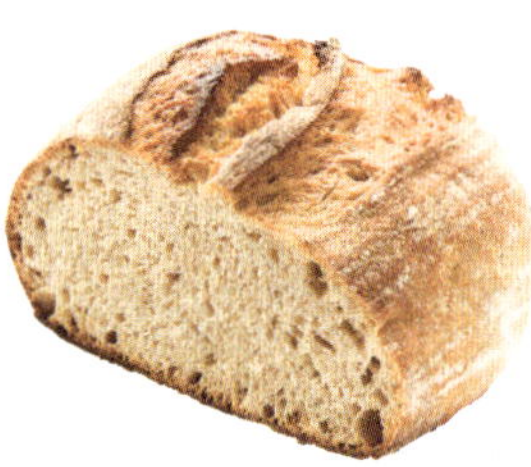

pain tradition

+

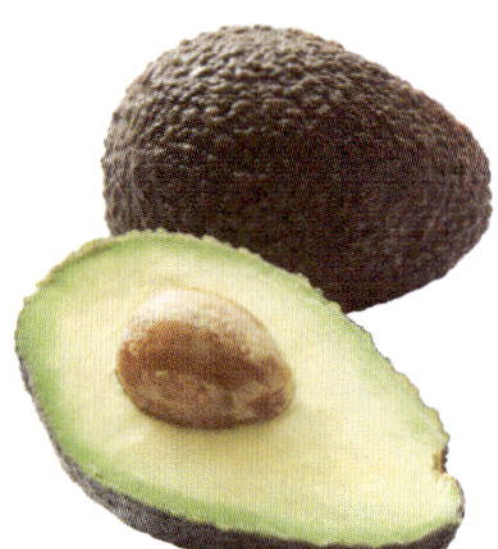

avocat

+

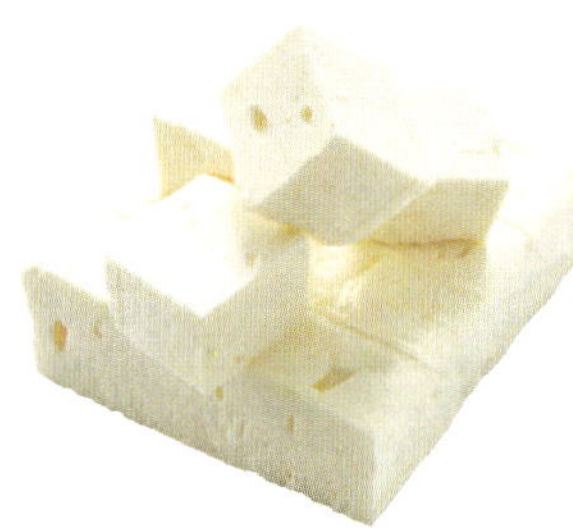

feta

+

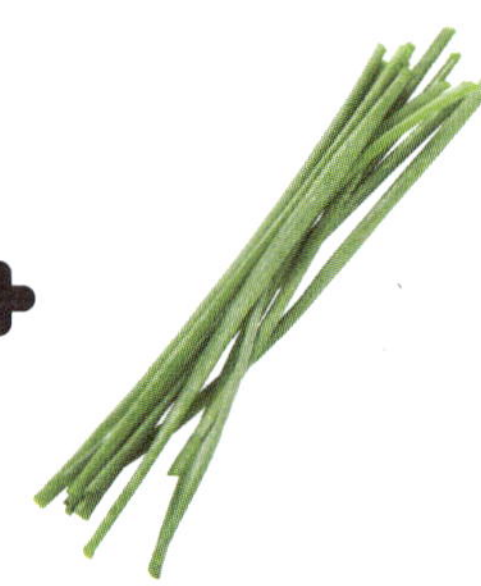

ciboulette

Tartine saumon-Carré Frais

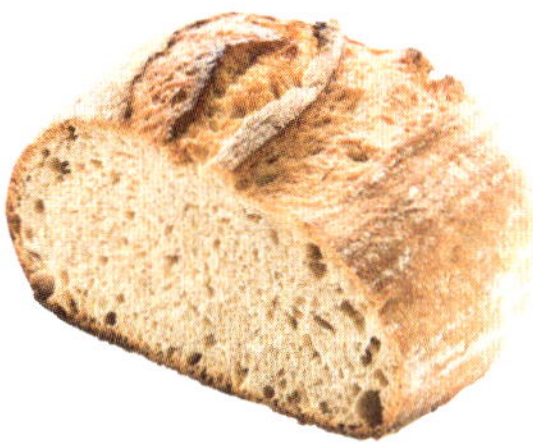

pain tradition

+

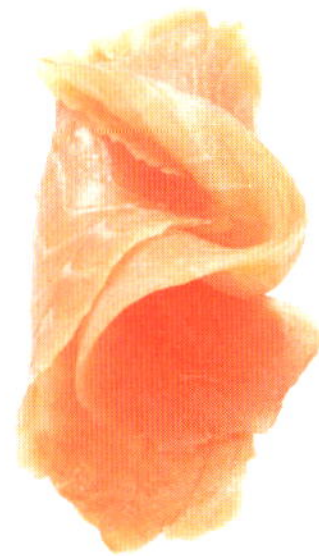

saumon fumé

+

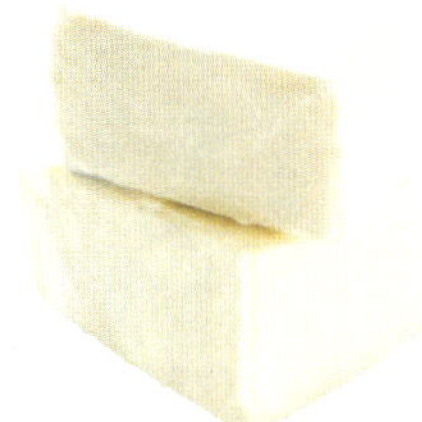

Carré Frais

+

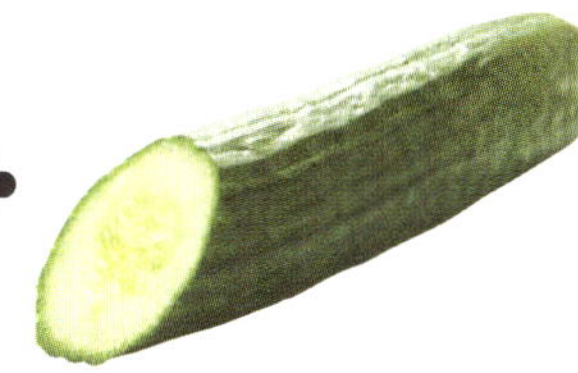

concombre

Tartine skyr-fraises

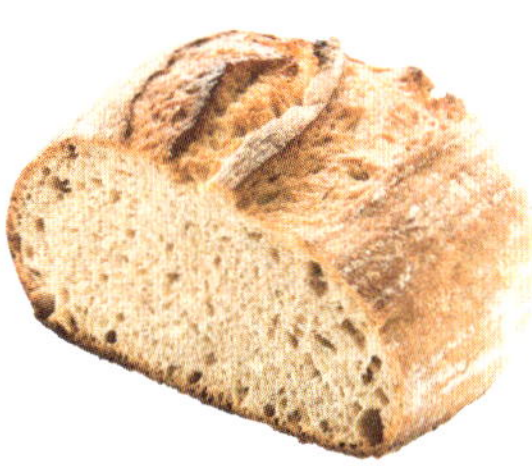

pain tradition

+

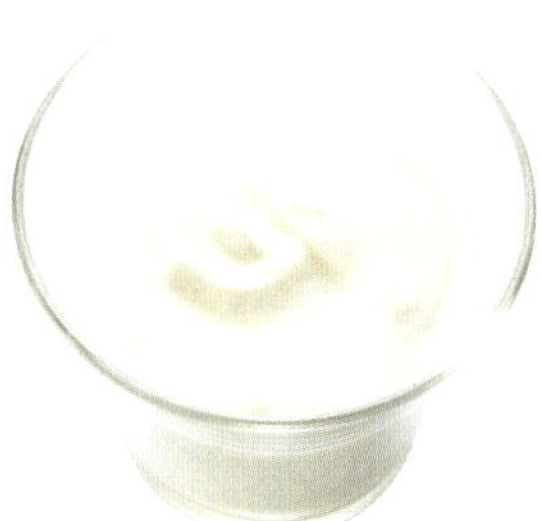

skyr

+

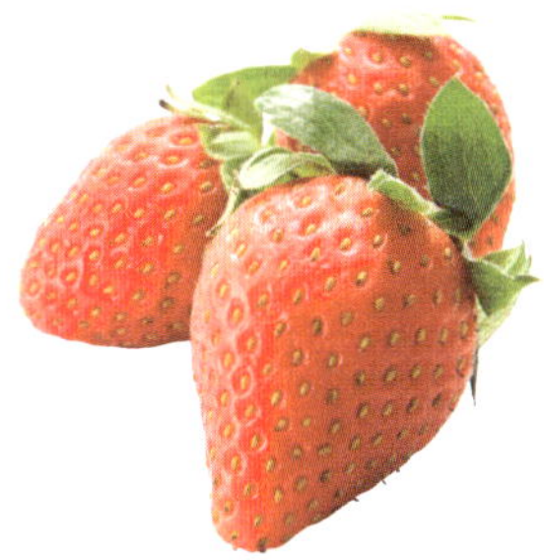

fraises

+

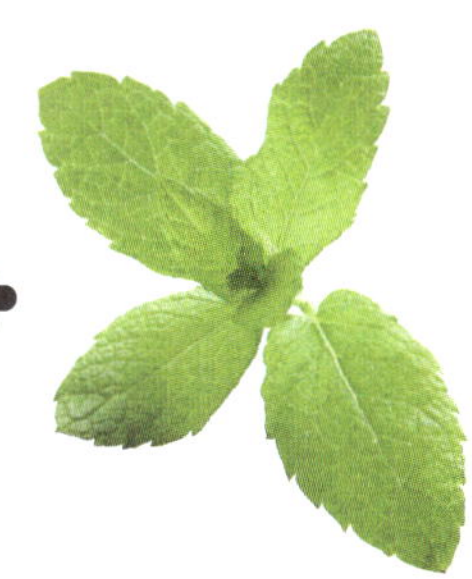

menthe

LE SMOOTHIE

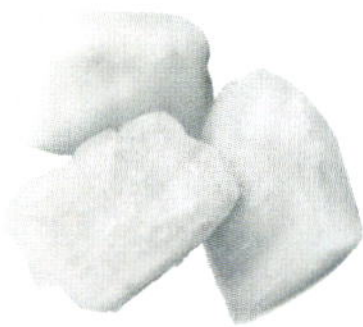

3 glaçons

+

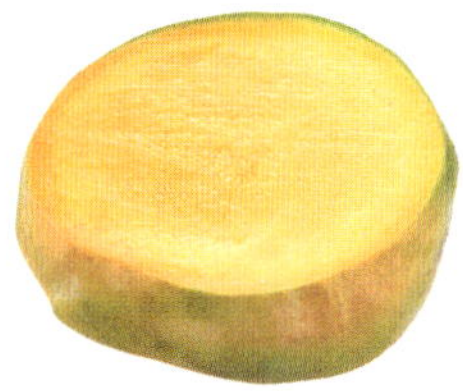

½ mangue

+

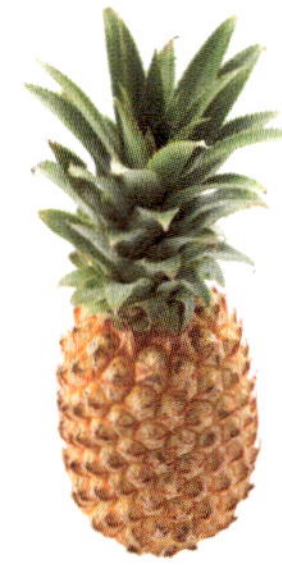

100 g d'ananas

+

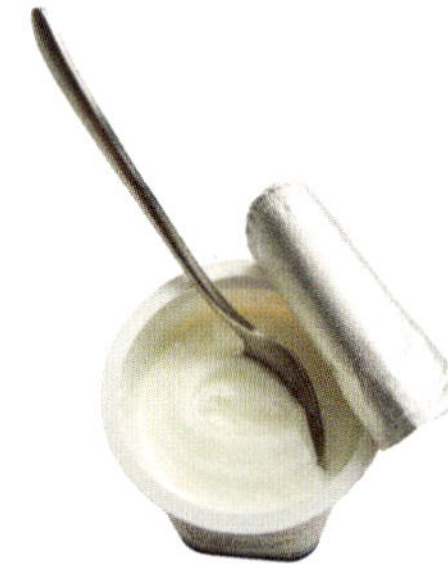

100 g de yaourt brassé

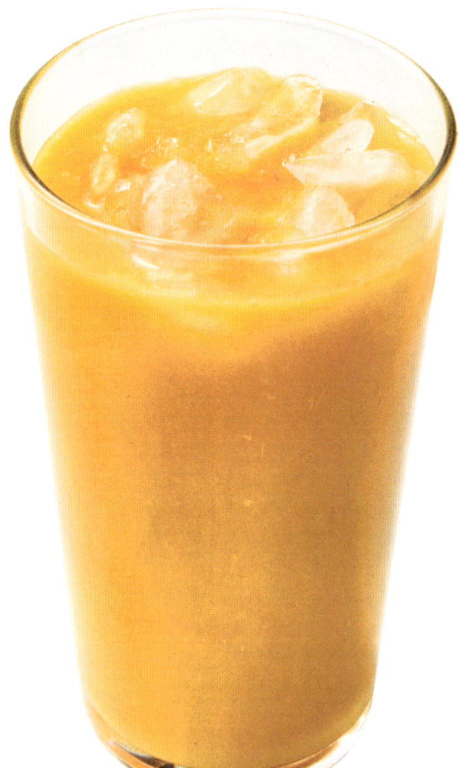

Smoothie cerise

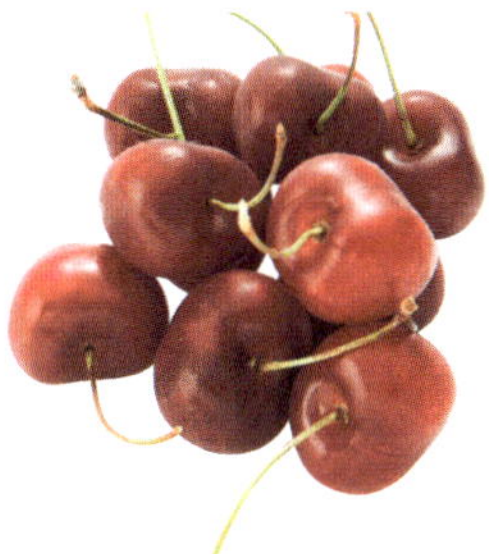

200 g de cerises surgelées

+

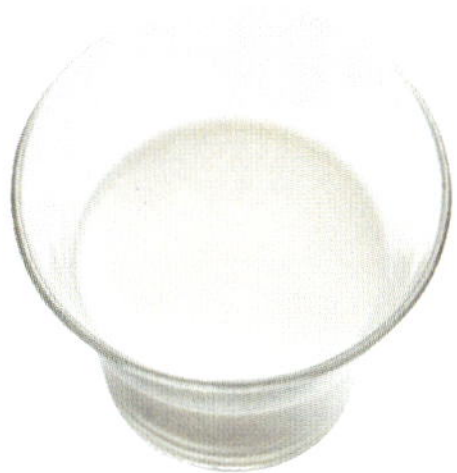

10 cl de lait végétal

+

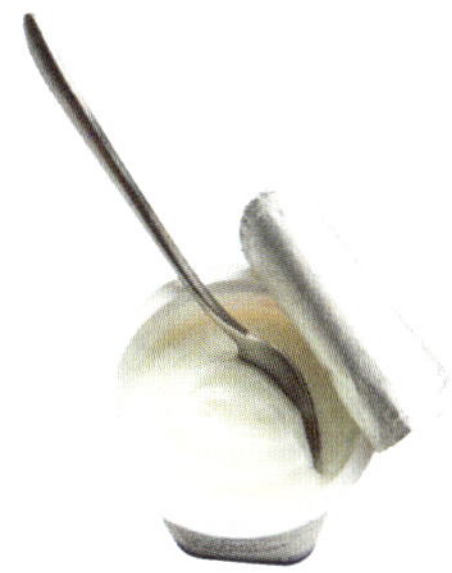

25 g de yaourt brassé

+

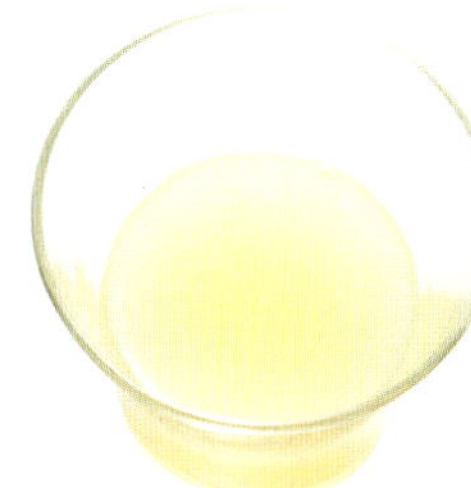

1 cuil. à café de jus de citron

Smoothie pastèque

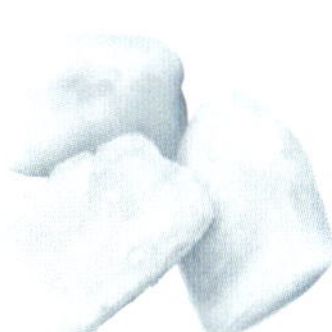

3 glaçons

+

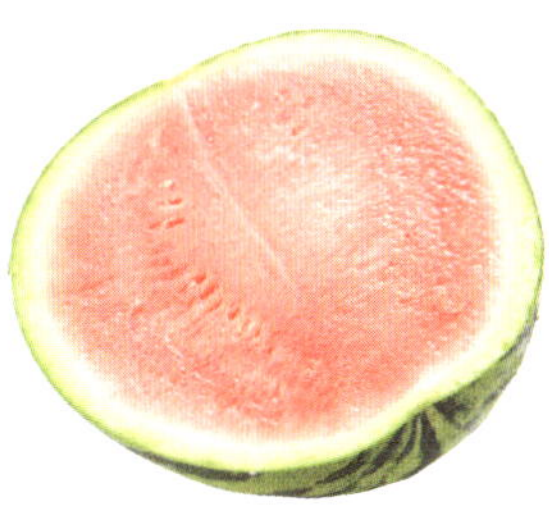

150 g de pastèque

+

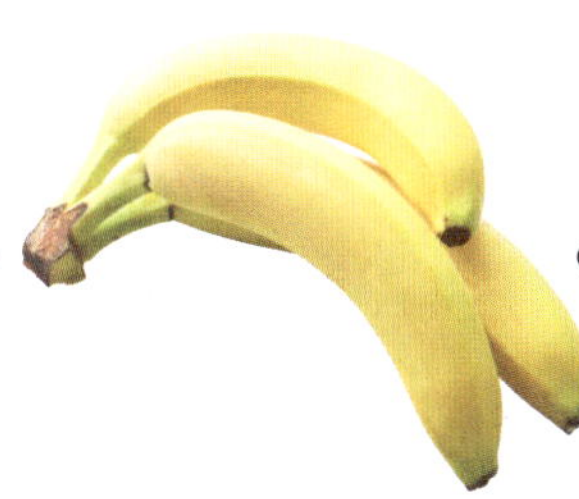

½ banane

+

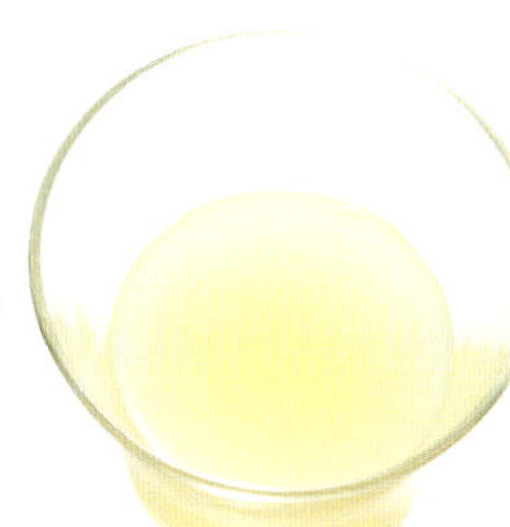

1 cuil. à café de jus de citron

Smoothie myrtille

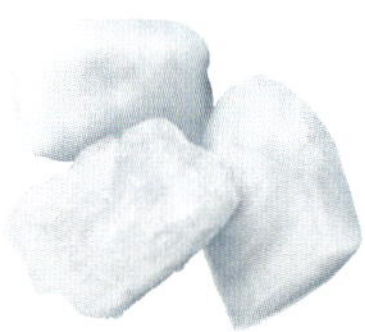

glaçons

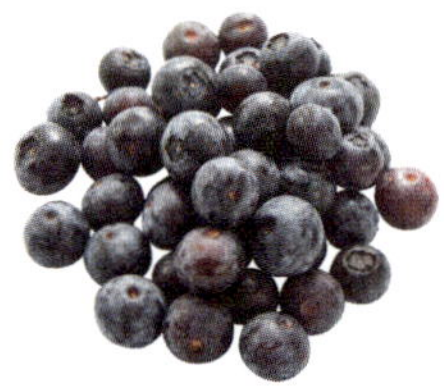

60 g de myrtilles

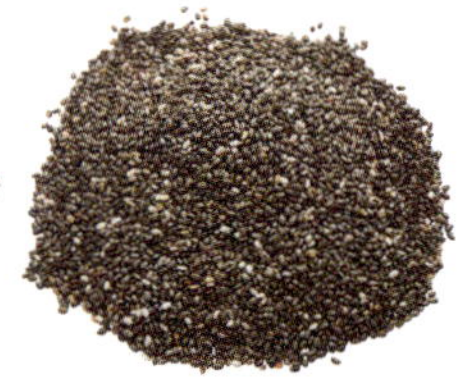

½ cuil. à café de graines de chia

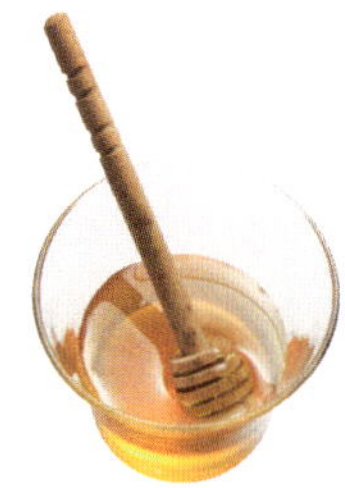

1 cuil. à café de miel

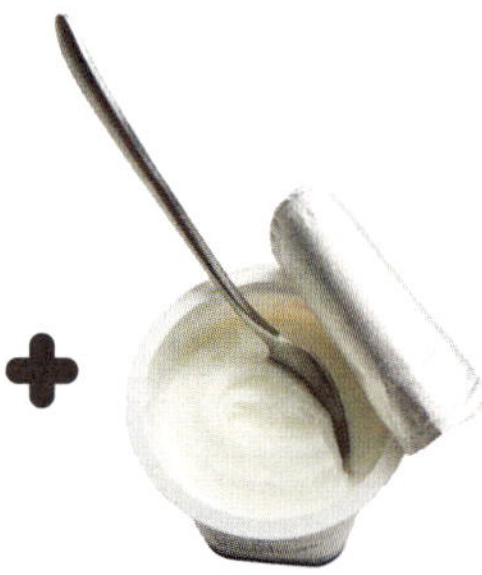

125 g de yaourt brassé

Smoothie abricot

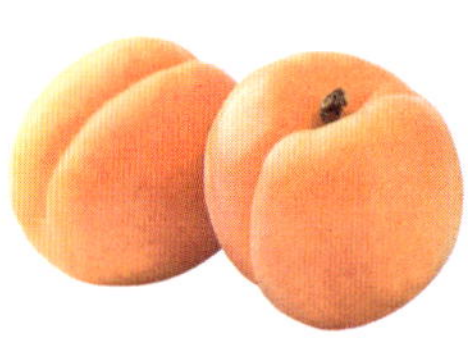

2 abricots surgelés

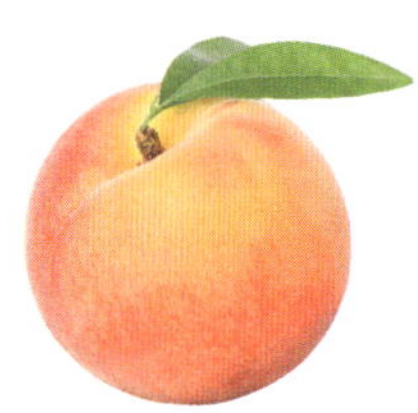

100 g de pêches fraîches

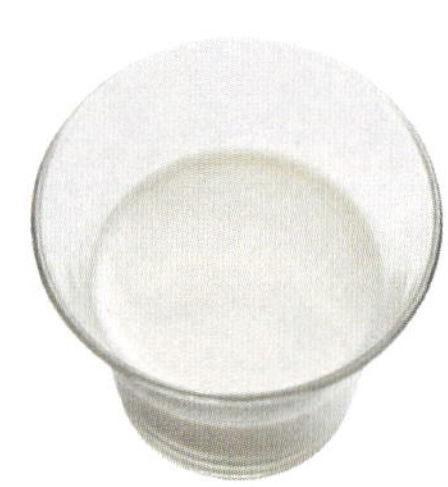

10 cl de lait végétal

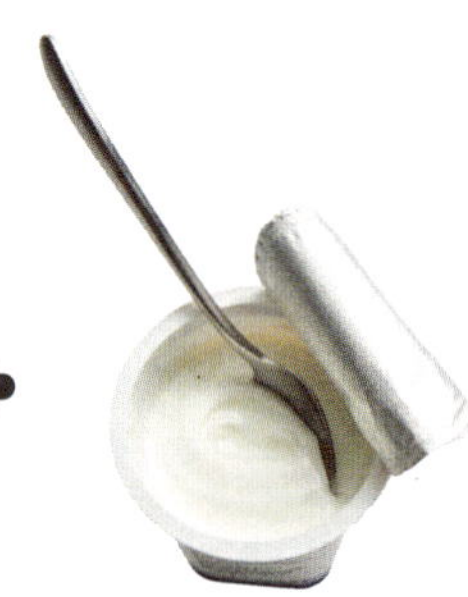

50 g de yaourt brassé

LE SANDWICH

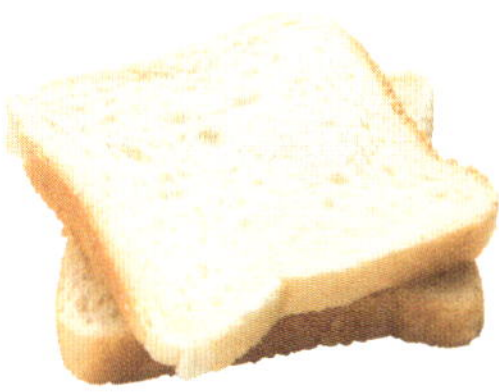

pain de mie

+

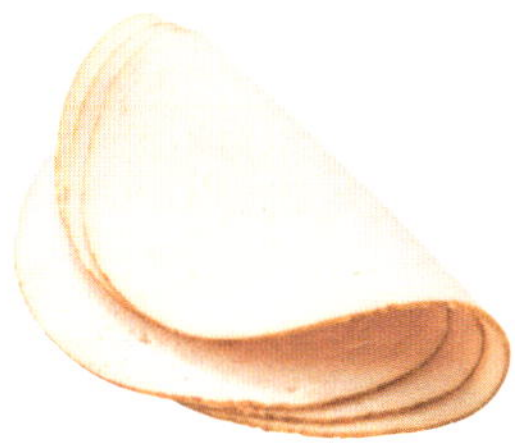

blanc de dinde

+

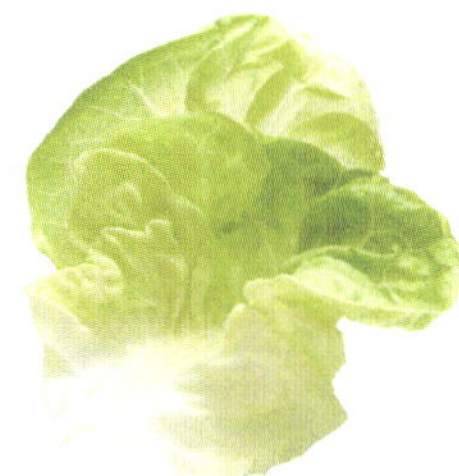

laitue

+

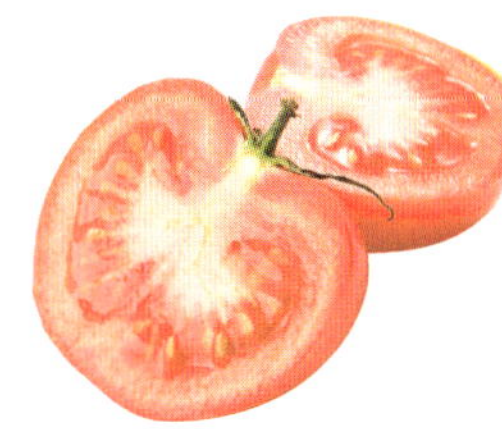

tomate

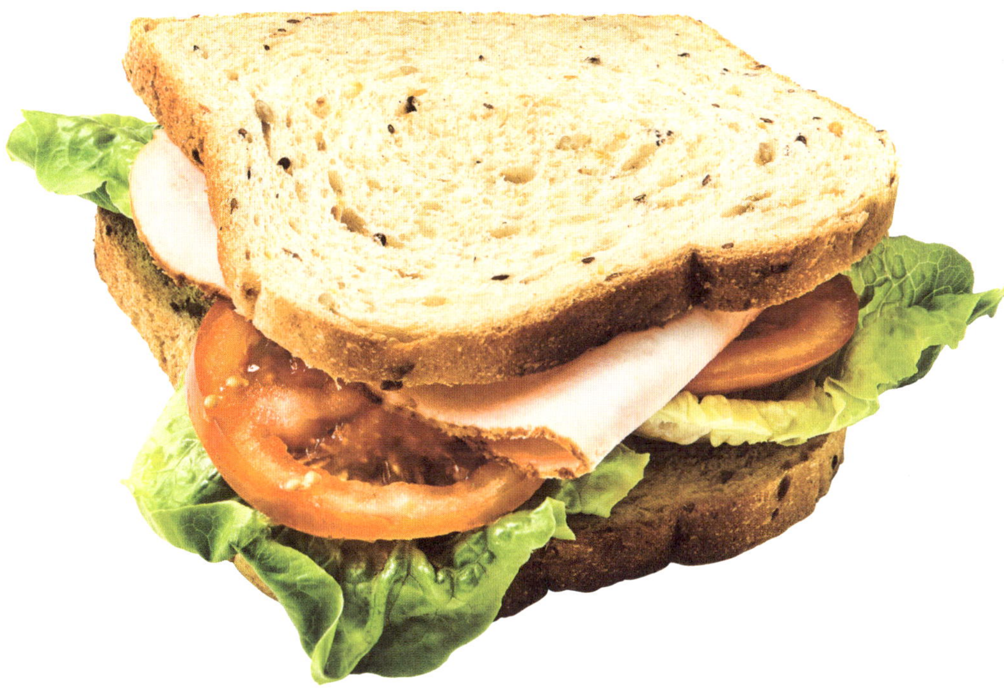

Sandwich nordique

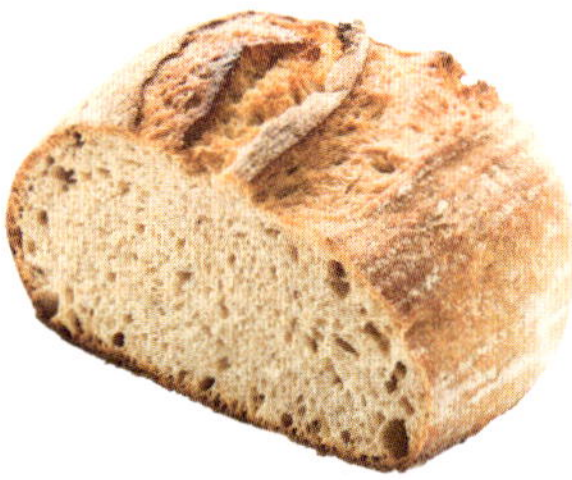

pain de seigle

+

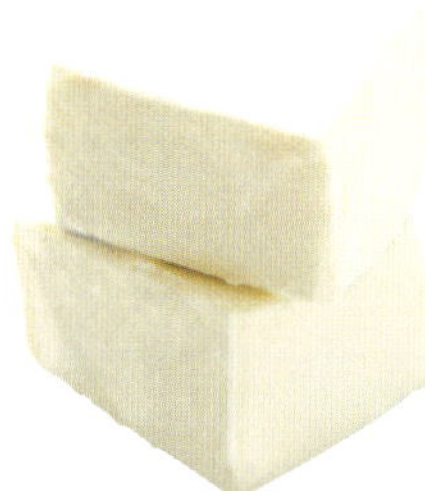

Carré Frais

+

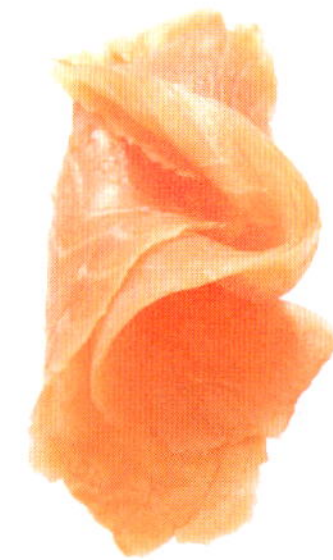

saumon fumé

+

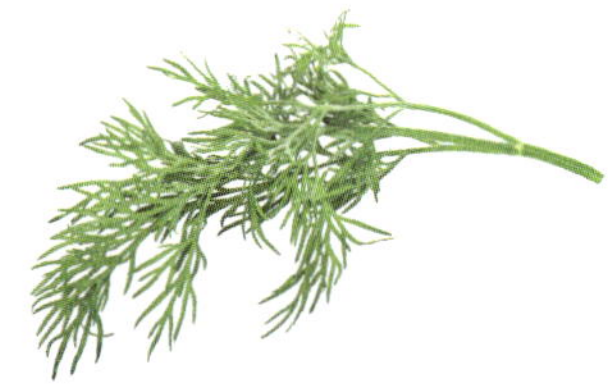

aneth

Sandwich thon

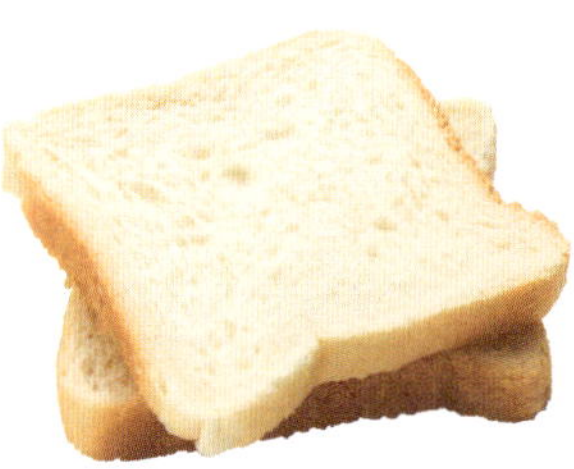

pain de mie

+

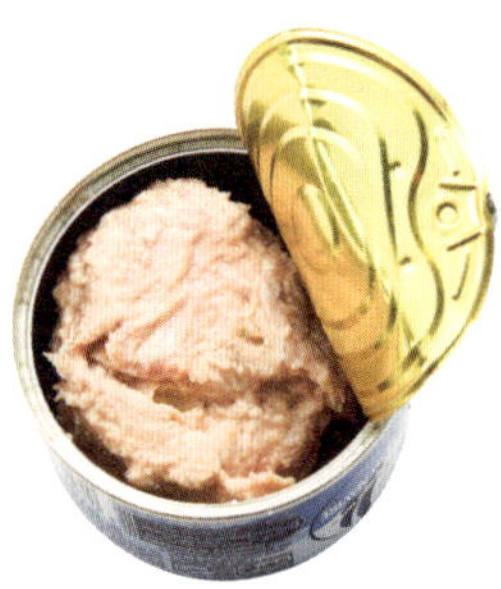

thon

+

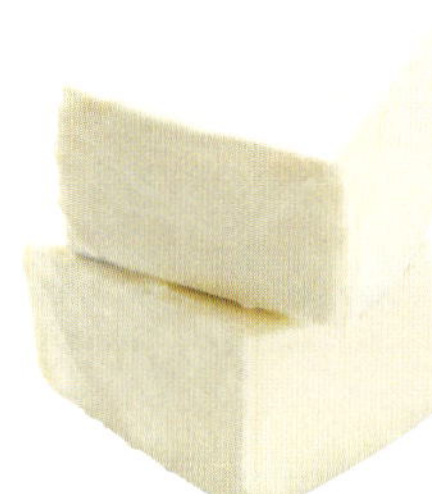

Carré Frais

+

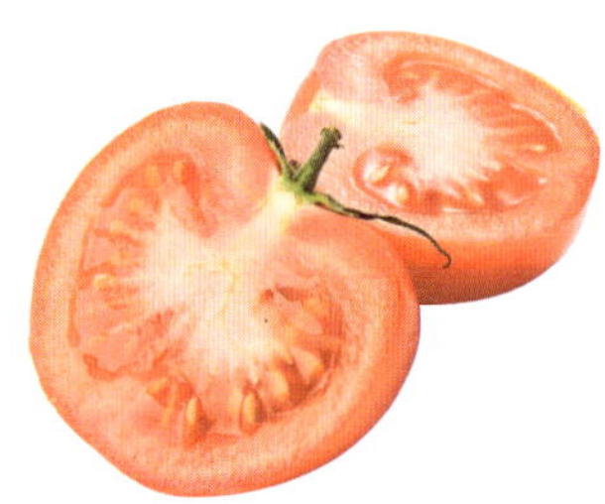

tomate

Sandwich veggie

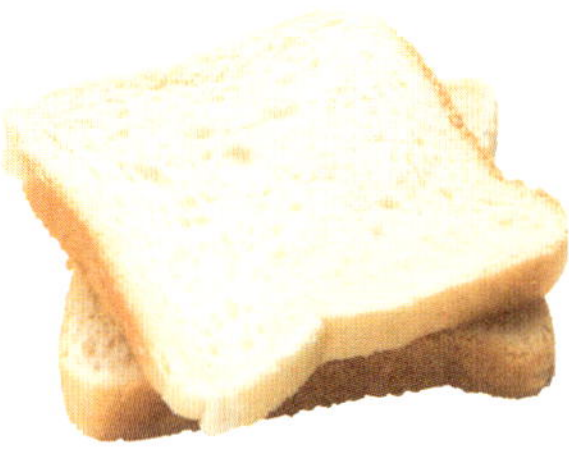 + 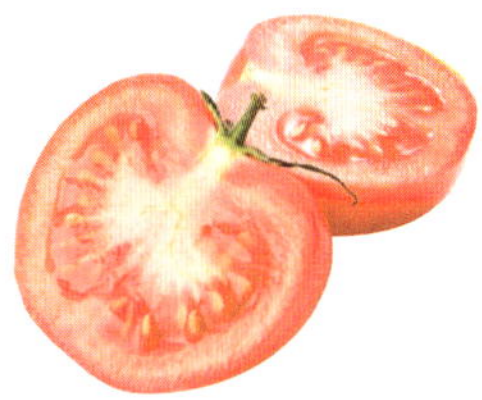 + 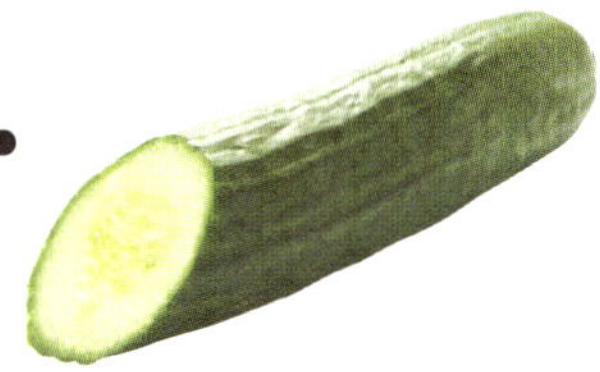 + 

pain de mie | tomate | concombre | chèvre

Sandwich fromage

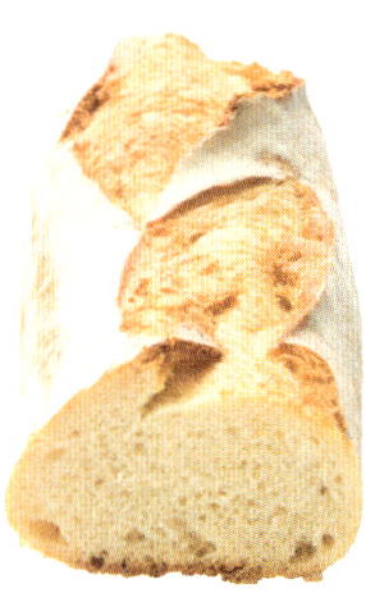 + 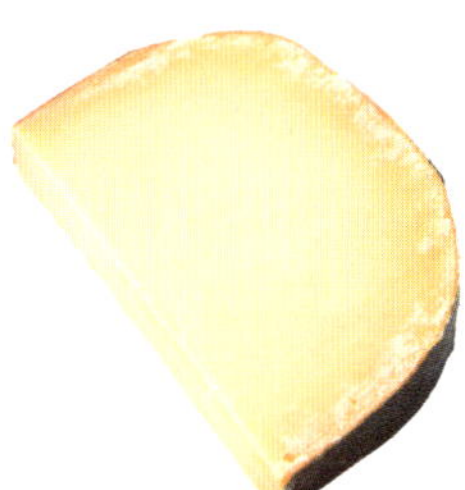 + 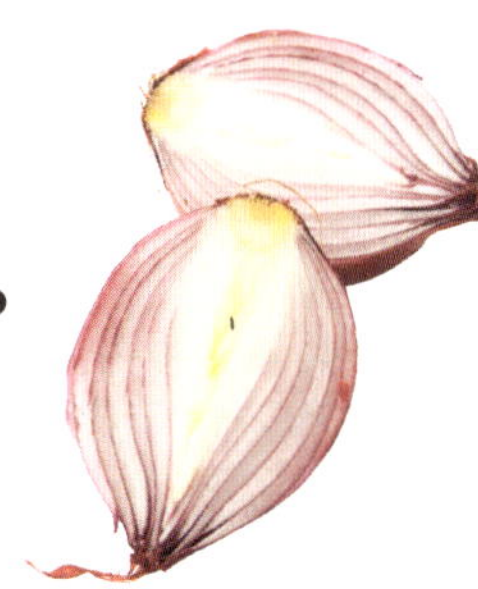 + 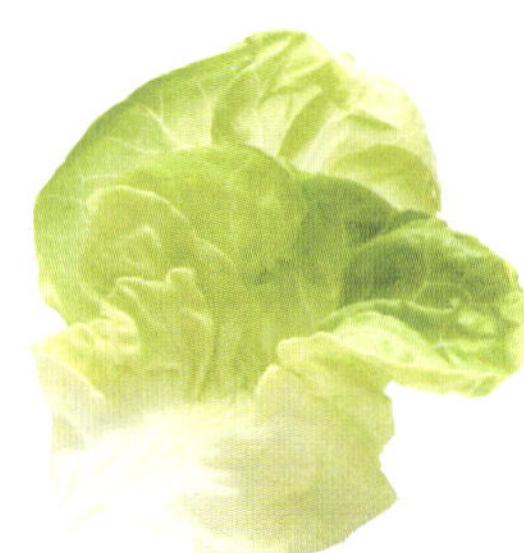

baguette tradition | gouda | oignon | laitue

LE WRAP

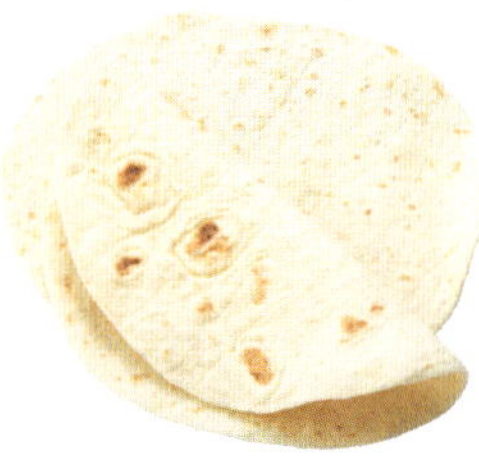

tortilla

+

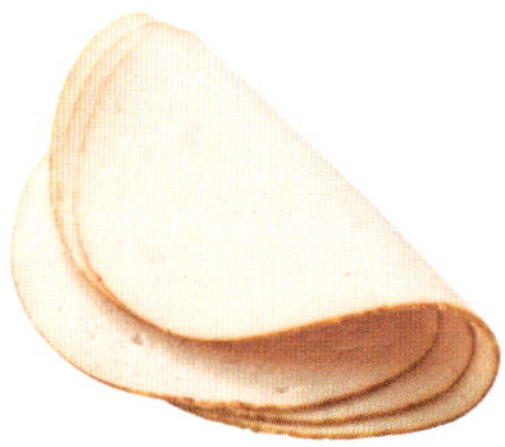

blanc de dinde

+

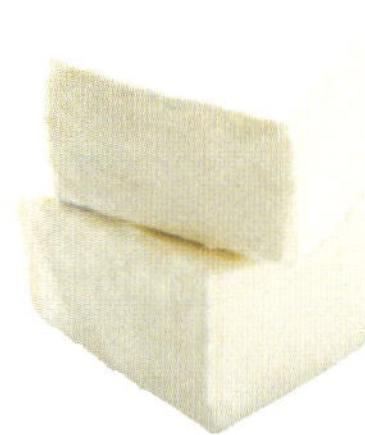

Carré Frais

+

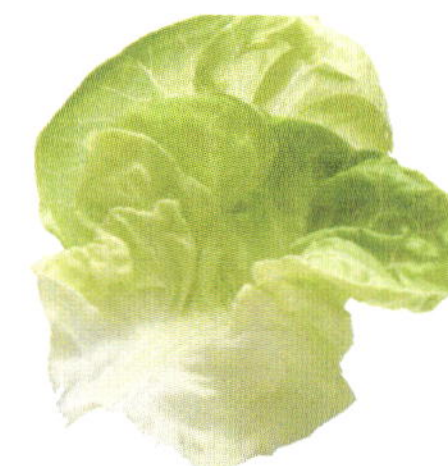

laitue

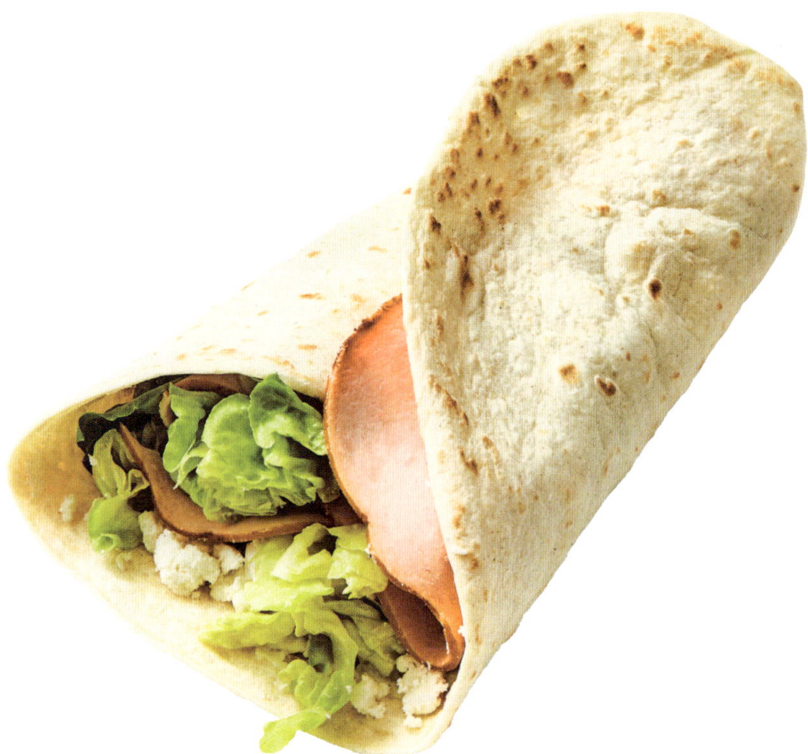

Wrap italien

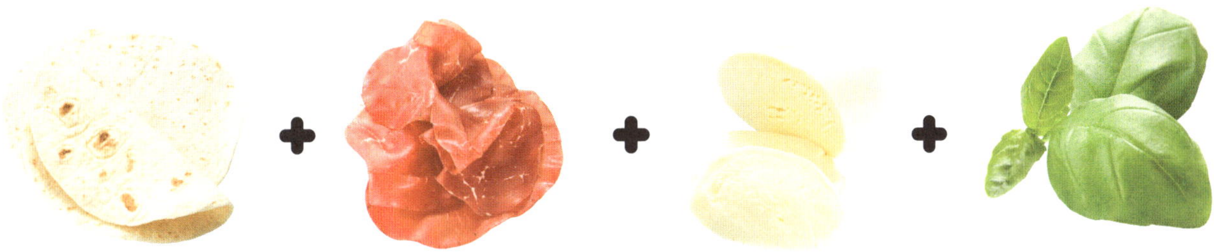

tortilla + bresaola + mozzarella + basilic

Wrap indien

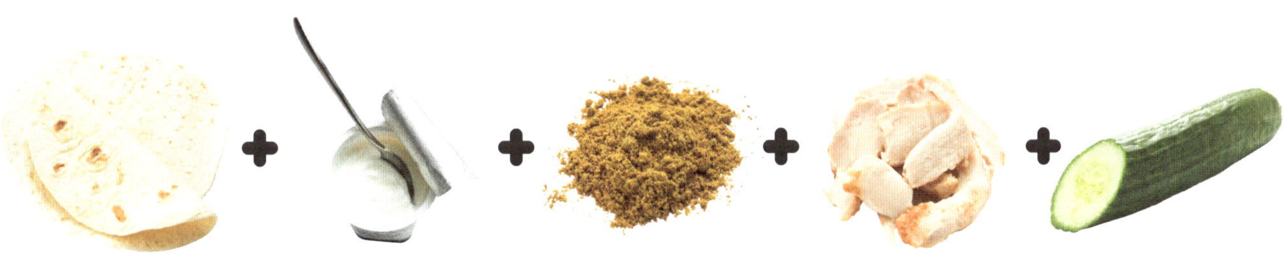

tortilla + yaourt brassé + curry + poulet grillé + concombre

Wrap veggie

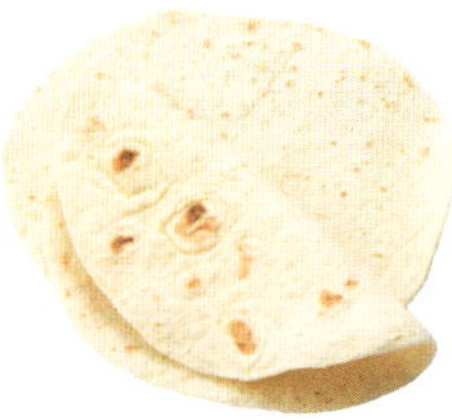
tortilla

+

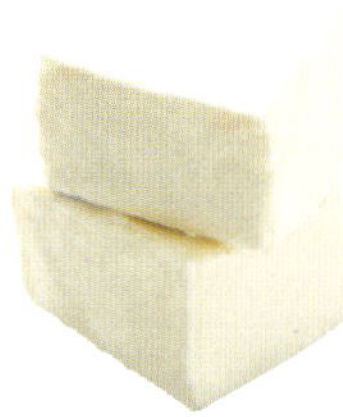
Carré Frais

+

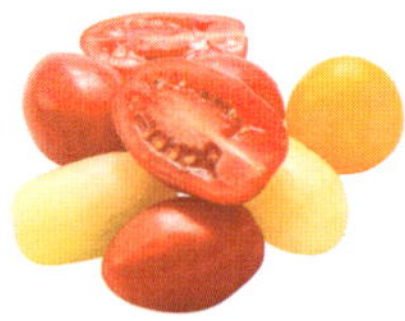
tomates cerises

+

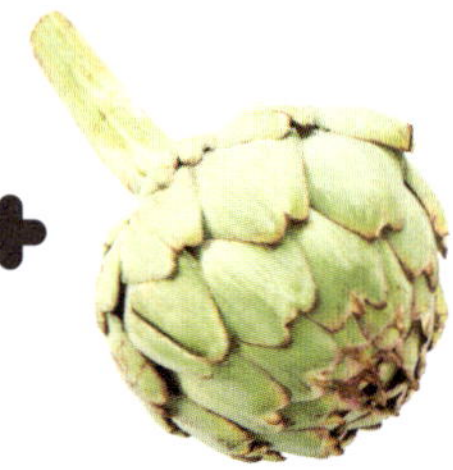
artichaut

+

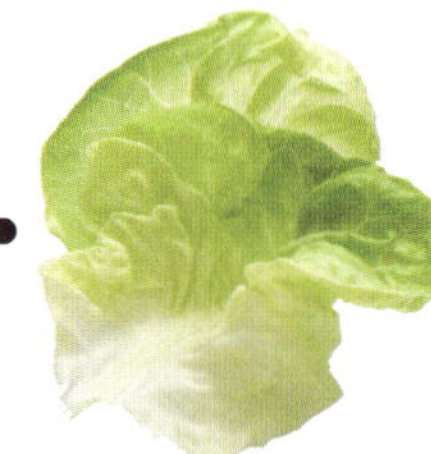
laitue

Wrap crevettes

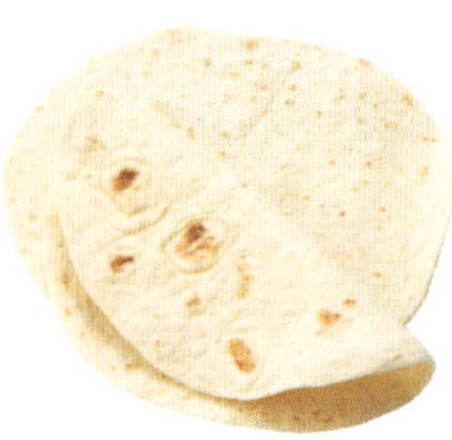
tortilla

+

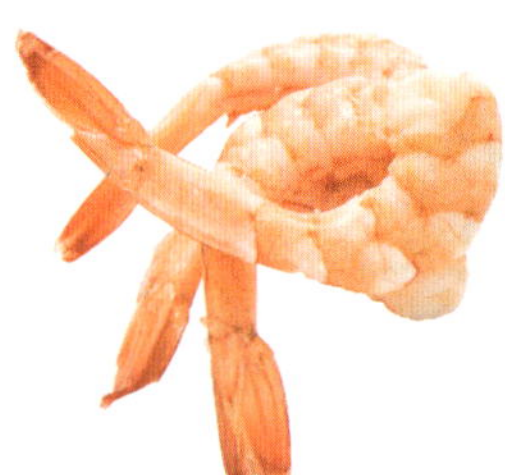
crevettes

+

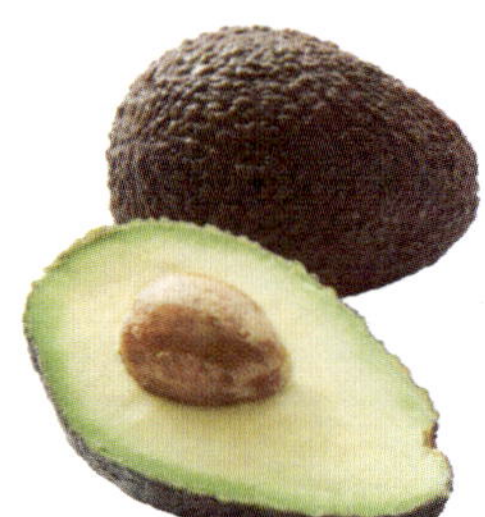
avocat

+

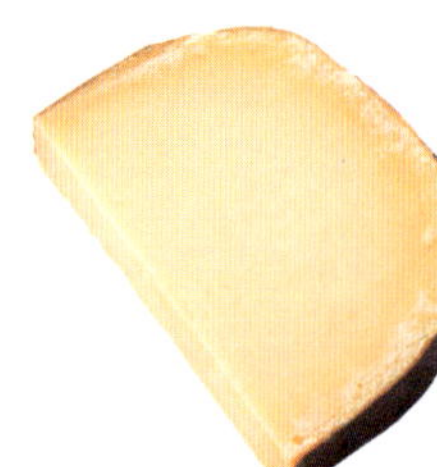
gouda

L'EAU INFUSÉE

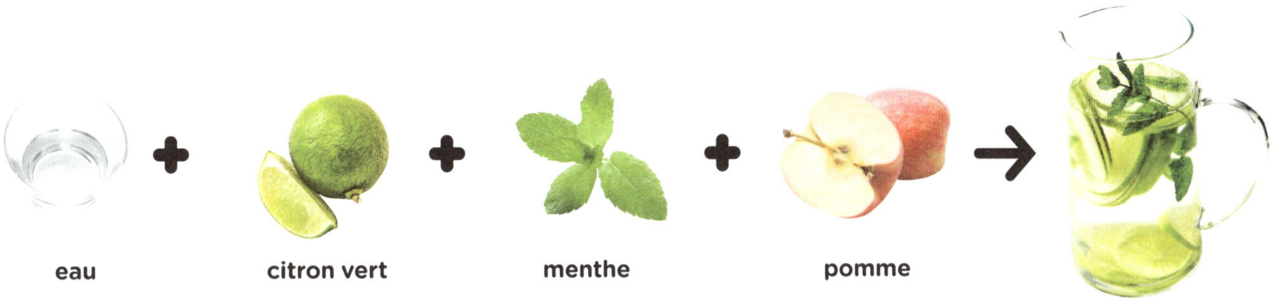
eau
citron vert
menthe
pomme

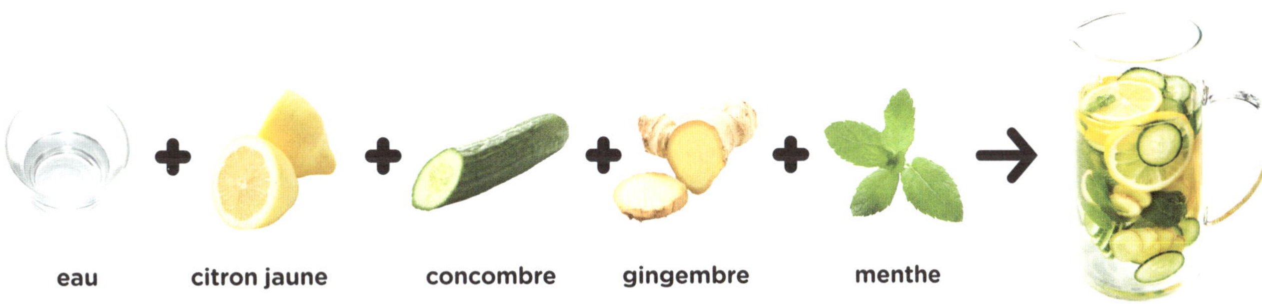
eau
citron jaune
concombre
gingembre
menthe

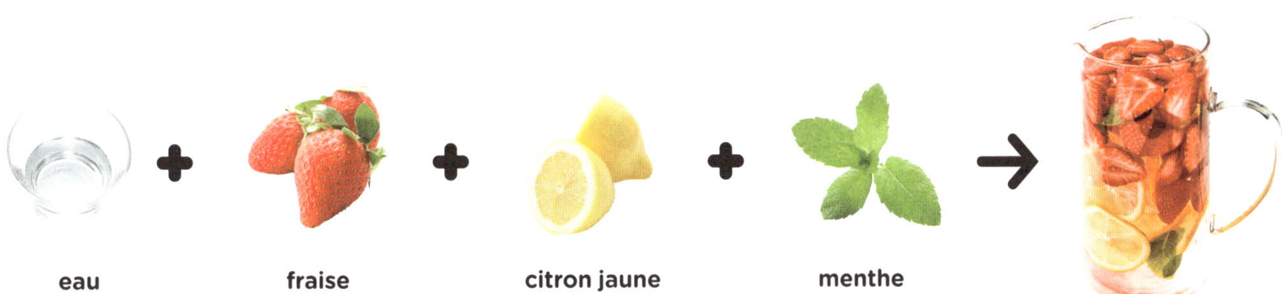
eau
fraise
citron jaune
menthe

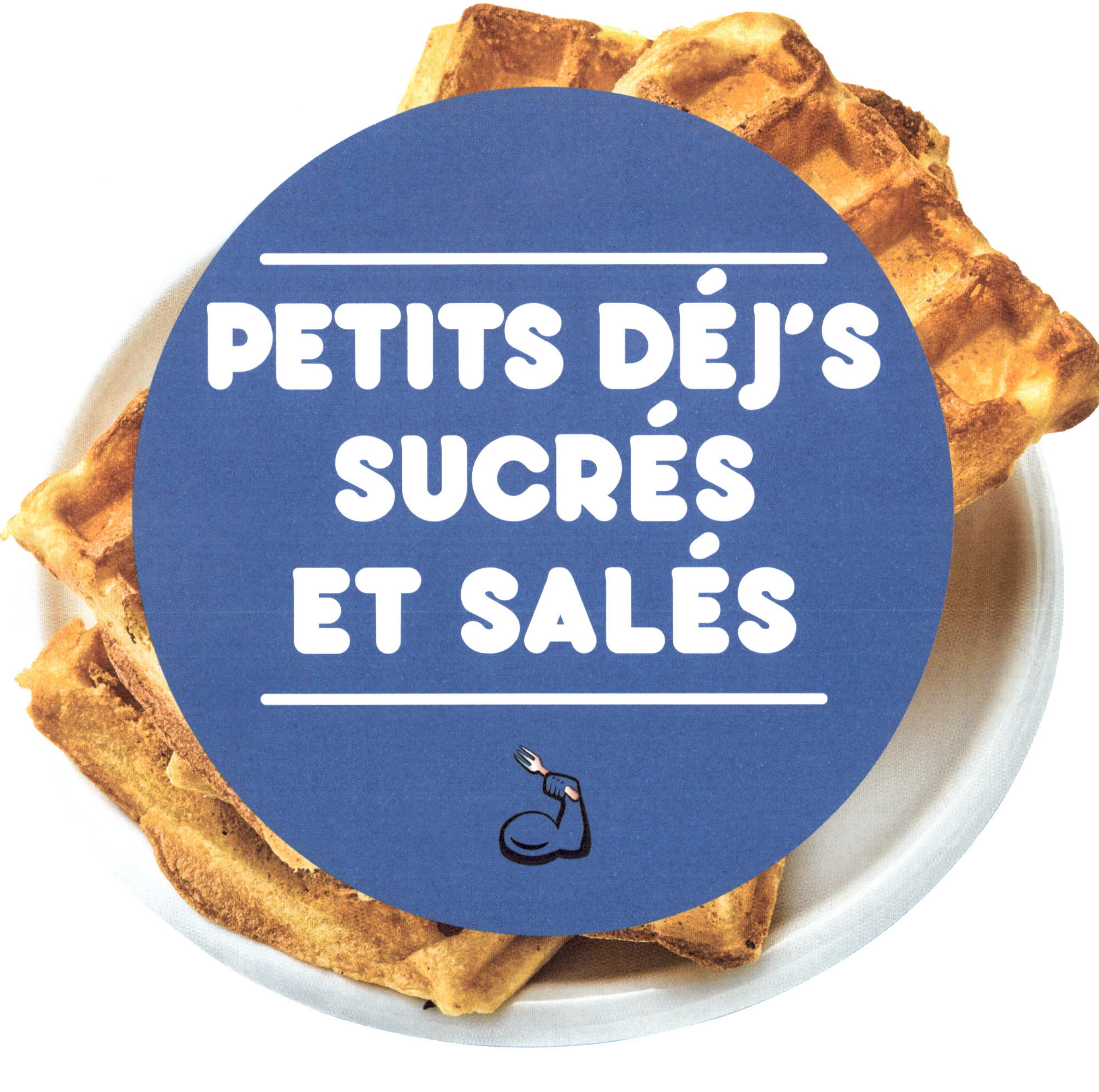

PETITS DÉJ'S SUCRÉS ET SALÉS

Pour : 1 bol
Préparation : 5 min
Cuisson : 2 min

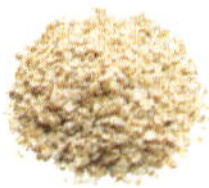

45-50 g
de flocons d'avoine

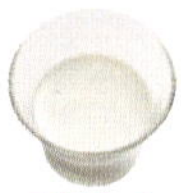

20-25 cl
de lait végétal
ou non,
de votre choix

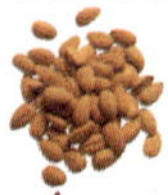

10 g d'amandes

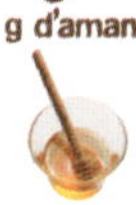

1 cuil. à soupe
de miel

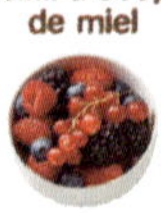

1 poignée
de fruits rouges

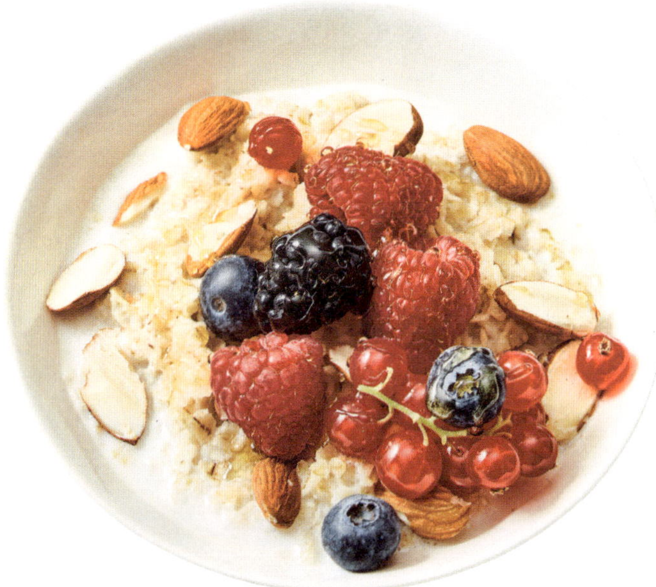

PORRIDGE

fruits rouges, miel et amandes

Concassez, coupez les amandes en deux,
ou laissez-les entières en fonction de vos goûts.
Versez les flocons d'avoine dans un bol.
Ajoutez le lait et mélangez.
Placez le bol au micro-ondes pendant 1 minute.
Sortez-le, mélangez et replacez-le dans le micro-ondes
pour 30 secondes supplémentaires.
Remuez, goûtez et poursuivez 30 secondes
si cela ne vous semble pas assez cuit.
Déposez les fruits sur le porridge, les amandes et terminez par le miel.

1 Bol

398 Calories par portion

47,5 g Glucides

14,4 g Lipides

10,9 g Protéines

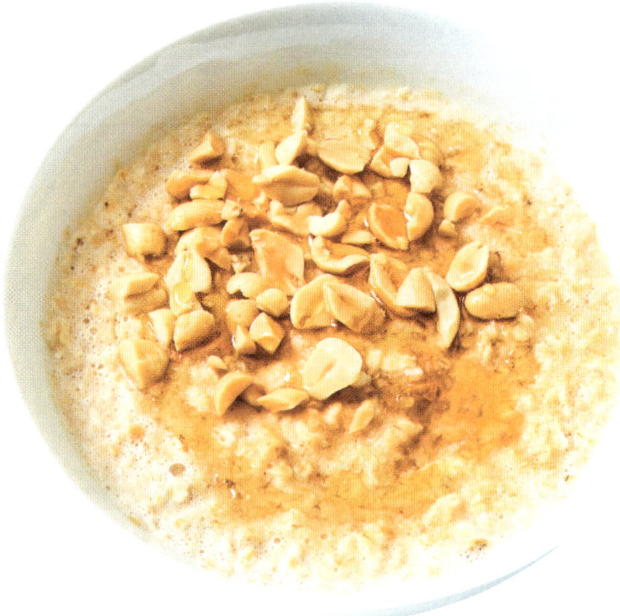

PORRIDGE
pâte à tartiner et cacahuètes

Hachez les cacahuètes.
Délayez le beurre de cacahuète dans le lait.
Ajoutez les flocons d'avoine et mélangez bien.
Placez le bol au micro-ondes pendant 1 minute.
Sortez-le, mélangez et replacez-le dans le micro-ondes
pour 30 secondes supplémentaires.
Remuez, goûtez et poursuivez 30 secondes
si cela ne vous semble pas assez cuit.
Déposez les cacahuètes hachées et terminez par le miel.

Pour : 1 bol
Préparation : 5 min
Cuisson : 2 min

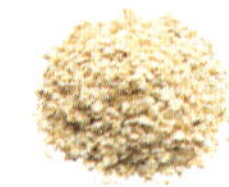
45-50 g de flocons d'avoine

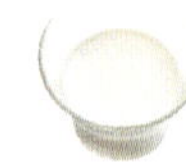
20-25 cl de lait ou lait végétal au choix

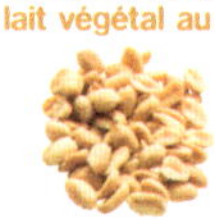
10 g de cacahuètes non salées

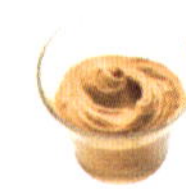
15 g de beurre de cacahuète

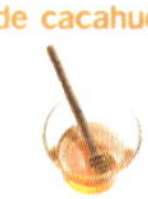
10 g de miel

1 Bol | 385 Calories par portion | 38,6 g Glucides | 18,9 g Lipides | 12,3 g Protéines

Pour : 1 bol
Préparation : 5 min
Cuisson : 3 min

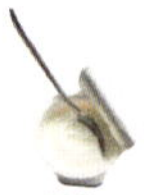

100 g de yaourt

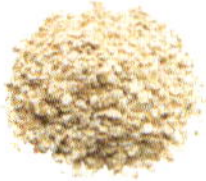

30 g de flocons d'avoine

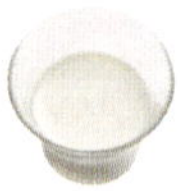

10 g de lait végétal aux amandes

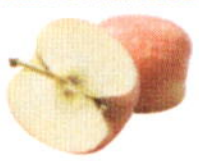

1 pomme

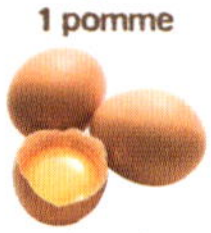

1 œuf

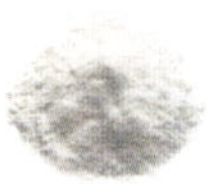

1/2 sachet de levure chimique

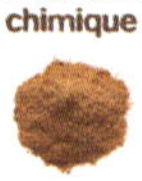

1 pincée de cannelle (facultatif)

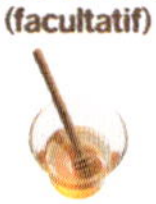

1 cuil. à café de miel (facultatif)

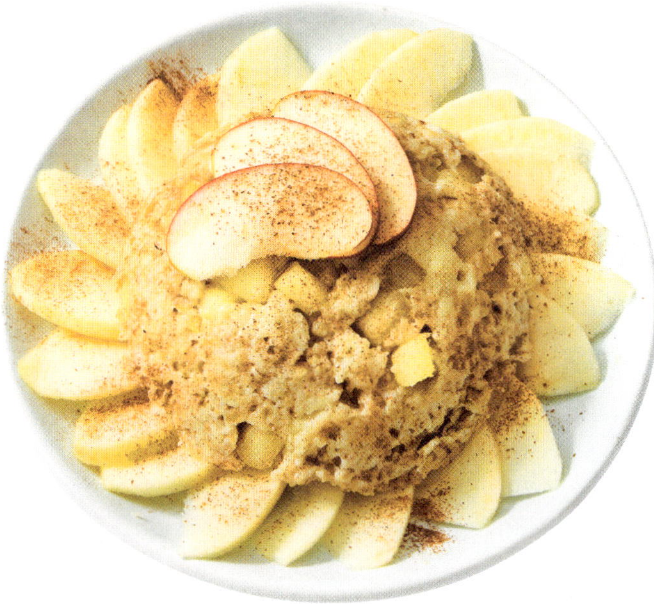

BOWLCAKE

pomme-cannelle

Épluchez la pomme. Coupez une moitié en fines lamelles et posez-les sur le rebord de votre assiette en éventail.
Coupez la moitié restante en petits dés.
Dans un grand bol, mélangez le yaourt avec le lait végétal et l'œuf.
Ajoutez les flocons d'avoine, la levure et les dés de pomme. Mélangez.
Pour ceux qui le souhaitent, incorporez le miel et la cannelle et mélangez de nouveau.
Placez le bol au micro-ondes pendant 2 à 3 minutes à 750 watts.
Sortez le bol du four, laissez tiédir 2 minutes, puis démoulez sur l'assiette.
Dégustez le bowlcake tiède.

1 Bol

300 Calories par portion

33,6 g Glucides

7,8 g Lipides

21,2 g Protéines

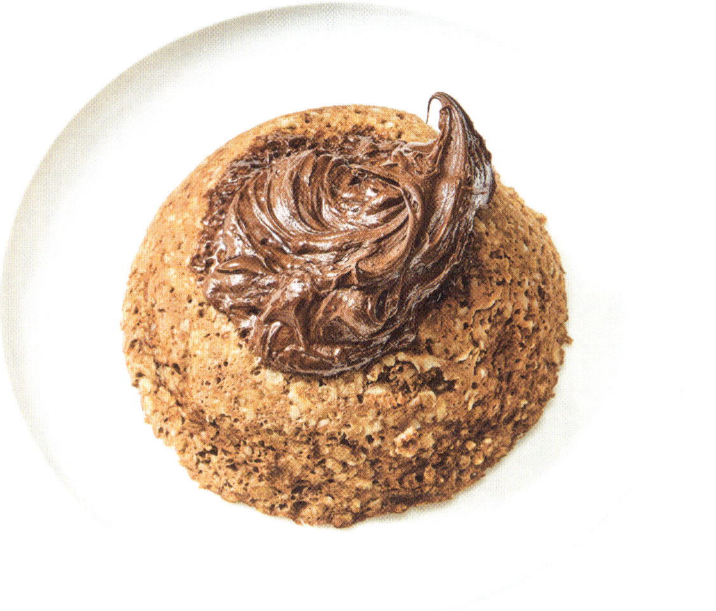

BOWLCAKE
choco-nocciolata

Dans un bol, mélangez les flocons, les noisettes, le cacao, la levure.
Ajoutez la compote et mélangez de nouveau.
Cassez l'œuf par-dessus, ajoutez le lait végétal
et mélangez bien avec une fourchette.
Faites cuire 2 à 3 minutes au four micro-ondes à 800-850 watts.
Vérifiez la cuisson au bout de 2 minutes.
Démoulez le bowlcake sur une assiette et déposez dessus
la pâte à tartiner quand il est encore tiède.

Pour : 1 bol
Préparation : 3 min
Cuisson : 3 min

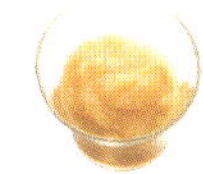
70 g de compote de pommes

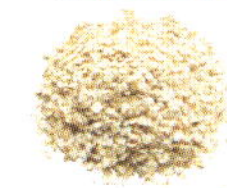
25 g de flocons d'avoine ou sarrasin

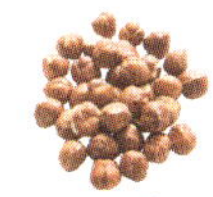
10 g de noisettes hachées

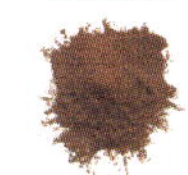
5 g de cacao en poudre sans sucre

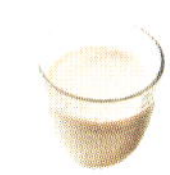
2 cl de lait végétal à la noisette

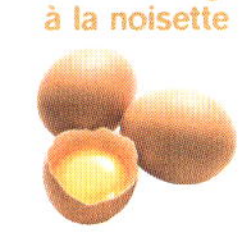
1 œuf

1 pincée de levure chimique

Topping

7 g de pâte à tartiner choco ou beurre de cacahuète

1 Bol

378 Calories par portion

34 g Glucides

19,7 g Lipides

13,6 g Protéines

Pour : 1 petit pot
Préparation : 5 min

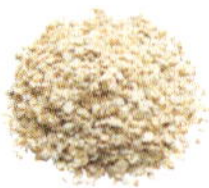

250 g
de flocons d'avoine

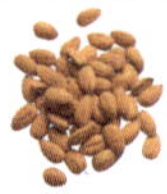

70 g
d'amandes décortiquées

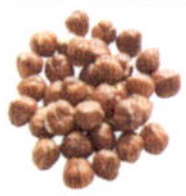

50 g
de noisettes décortiquées

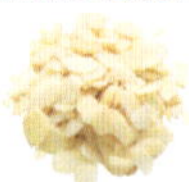

50 g
d'amandes effilées

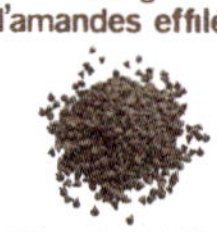

50 g de pépites
de chocolat noir

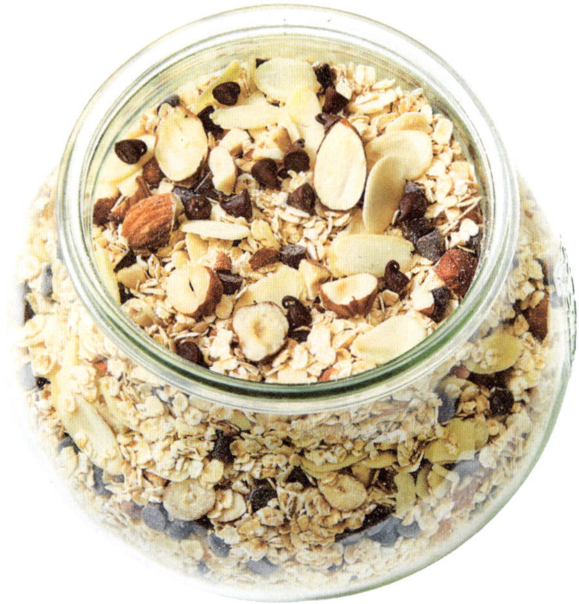

CHOCO MUESLI

Préparez les noisettes et les amandes en les mettant dans un torchon propre.
Fermez-le et écrasez-les au rouleau, ou à l'aide d'une bouteille.
Si certaines noisettes ou amandes ne sont pas assez concassées,
terminez au couteau.
Versez-les dans un petit bocal bien hermétique.
Ajoutez le reste des ingrédients et mélangez.
Ce muesli se conserve plusieurs semaines à l'abri de la lumière.

Portion 100 g

491 Calories par portion

34,9 g Glucides

29,6 g Lipides

15,3 g Protéines

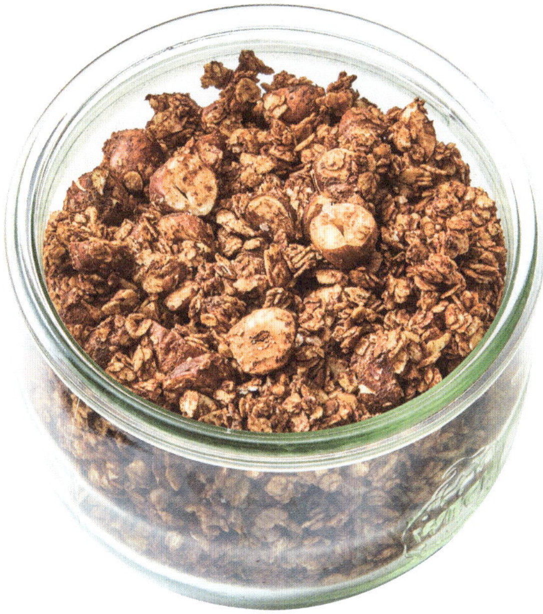

NUT GRANOLA

Pour : 1 petit pot
Préparation : 15-20 min
Cuisson : 15-20 min

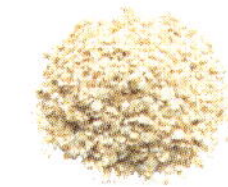

100 g
de flocons d'avoine

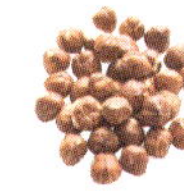

65 g
de noisettes décortiquées

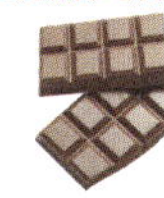

40 g de chocolat noir
(ou pépites de chocolat)

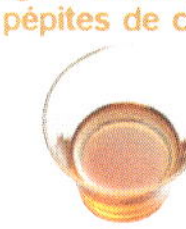

40 g
de sirop d'érable

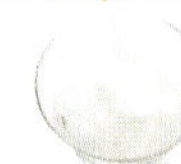

15 g
d'huile de coco

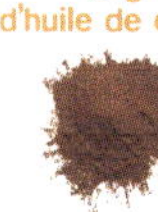

10 g de cacao amer
en poudre

Préchauffez le four à 160 °C (th. 5-6).
Hachez les noisettes au couteau et versez-les dans un bol.
Ajoutez les flocons d'avoine, le cacao amer et mélangez.
Dans un petit bol, faites fondre l'huile de coco si elle est solide.
Ajoutez par-dessus le sirop d'érable et mélangez.
Versez sur les ingrédients secs et mélangez bien.
Recouvrez une plaque de papier cuisson.
Répartissez le granola et enfournez pour 15 à 20 minutes.
Mélangez deux ou trois fois et surveillez la coloration.
Pendant ce temps, hachez le chocolat noir au couteau.
Sortez la plaque du four et laissez complètement refroidir. Si vous avez une grille, faites glisser le papier sur la grille pour qu'il refroidisse plus vite !
Une fois refroidi, cassez grossièrement le granola, placez-le dans un bocal hermétique, ajoutez le chocolat concassé et secouez le bocal pour mélanger.
Vous pouvez conserver ce granola plusieurs semaines à l'abri de la lumière.

Portion 100 g | 477 Calories par portion | 36,1 g Glucides | 30,8 g Lipides | 10,3 g Protéines

Pour : 1 petit pot
Préparation : 20-30 min
Cuisson : 20 min

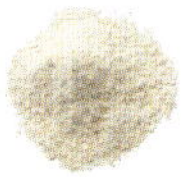

100 g
de farine d'avoine

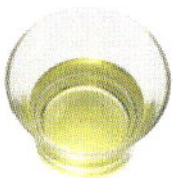

35 g
de blancs d'œufs

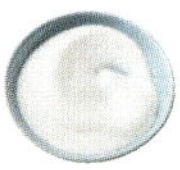

30 g
de stévia

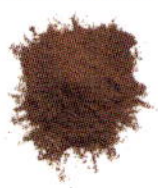

15-20 g de cacao amer
en poudre

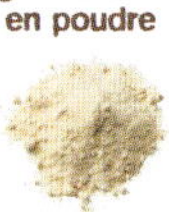

15 g
de farine de coco

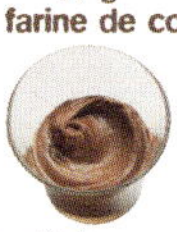

1 cuil. à soupe
de pâte à tartiner noisette
ou beurre de cacahuète

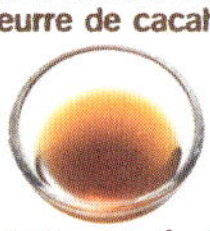

1 cuil. à café d'extrait
de vanille liquide

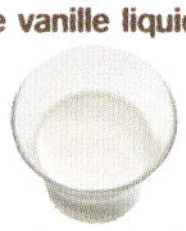

Lait végétal

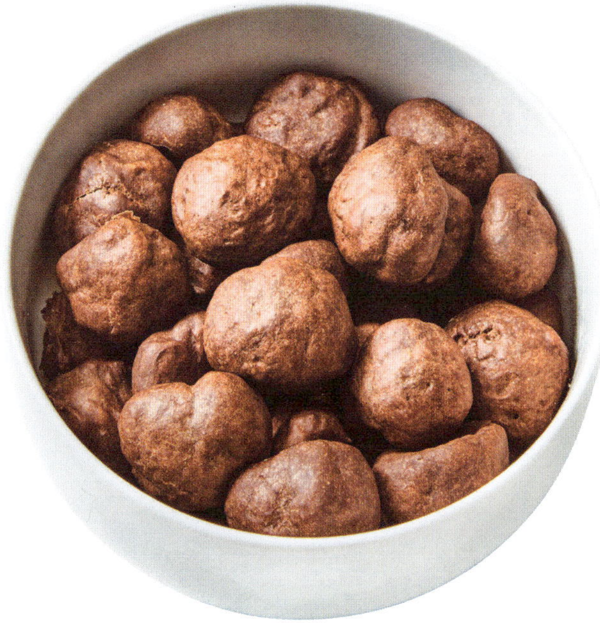

FAKE NESQUIK

céréales

Préchauffez le four à 130 °C (th. 3-4).
Dans un saladier, mélangez tous les ingrédients sauf le lait végétal.
Petit à petit, ajoutez un peu de lait végétal en mélangeant entre chaque ajout.
Vous devez obtenir une consistance homogène, compacte mais pas trop sèche non plus. Vous devez pouvoir former facilement de petites boules.
Une fois la préparation à la bonne consistance, essayez de façonner des petites boules de taille équivalente.
Disposez-les sur une plaque recouverte de papier cuisson, en veillant à bien les espacer.
Enfournez pour 20 minutes. Les boules doivent être croustillantes.
Conservez ces boules dans un bocal hermétique à l'abri de la lumière plusieurs semaines.

Portion 100 g

439 Calories par portion

58,6 g Glucides

17 g Lipides

18,1 g Protéines

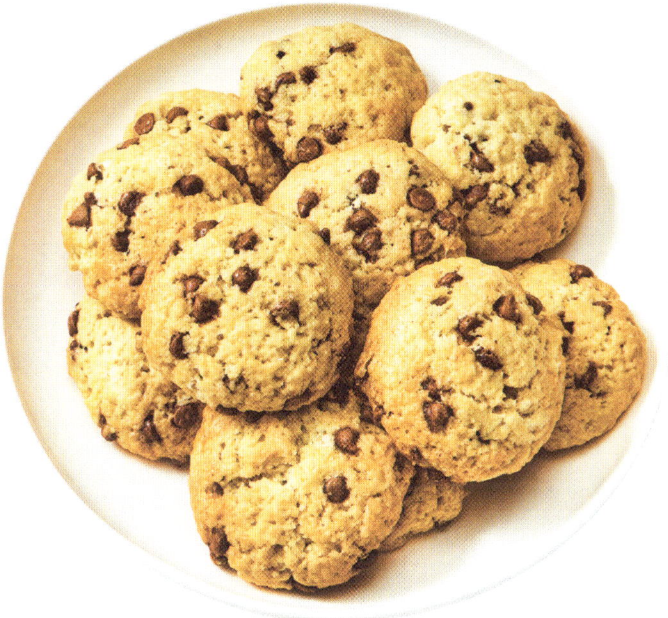

MINI-COOKIES

Mélangez dans un saladier l'œuf avec le sucre.
Ajoutez la farine, la levure et l'huile de coco.
Une fois que vous avez obtenu un mélange homogène, ajoutez les pépites. Mélangez et filmez le saladier.
Laissez la pâte à cookies reposer 30 minutes au réfrigérateur.
Préparez une plaque recouverte de papier cuisson.
Préchauffez le four à 180 °C (th. 6).
Réalisez des petites boules de cookies en vous aidant de 2 cuillères à café.
Enfournez pour 10 à 12 minutes maximum. Surveillez la cuisson !
Sortez les cookies et laissez-les refroidir sur une grille ou hors de la plaque de cuisson pour qu'ils ne continuent pas à cuire.

Pour : 40 pièces
Préparation : 20 min
Repos : 30 min
Cuisson : 10-12 min

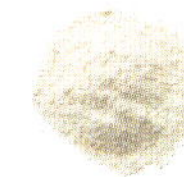
170 g de farine de blé

50 g de sucre en poudre

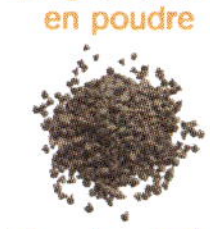
45 g de pépites de chocolat

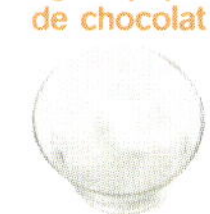
40 g d'huile de coco

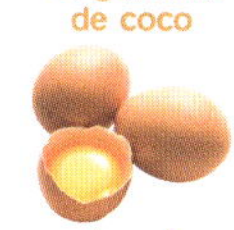
1 œuf

1/2 sachet de levure chimique

40 Portions

38 Calories par portion

4,2 g Glucides

2 g Lipides

0,8 g Protéines

Pour : 10 crêpes
Préparation : 10 min
Cuisson : 20 min

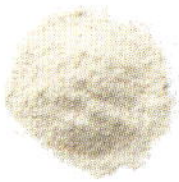

250 g
de farine de blé

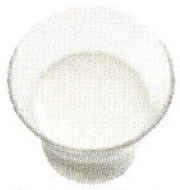

50 cl de lait chaud

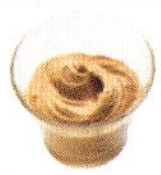

50 g de beurre
de cacahuète

40 g
de sucre en poudre

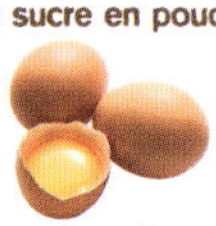

3 œufs

1 pincée de sel

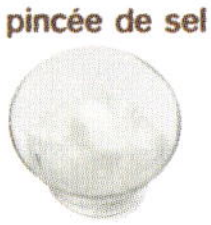

Huile de coco
pour la cuisson

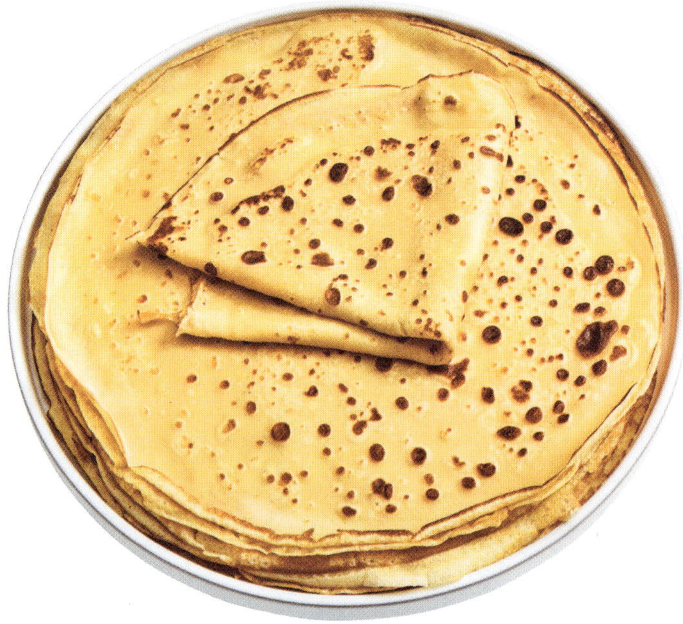

CRÊPES

au beurre de cacahuète

Dans un saladier, versez la farine, le sucre et le sel.
Mélangez et formez un puits au centre.
Cassez les œufs dans le puits et mélangez
jusqu'à obtenir une consistance homogène.
Ajoutez le beurre de cacahuète et mélangez de nouveau.
Versez en plusieurs fois le lait bien chaud et mélangez entre chaque ajout.
Quand la pâte est bien fluide, à vous de jouer !
Faites cuire les crêpes dans une poêle huilée quelques minutes
de chaque côté et dégustez-les bien chaudes.

Conseil
Le nombre de crêpes et le temps de cuisson dépendront de la taille
de votre poêle, de l'épaisseur des crêpes et si vous les faites cuire
dans une ou plusieurs poêles en même temps !

10 Portions | 128 Calories par portion | 18 g Glucides | 3 g Lipides | 6 g Protéines

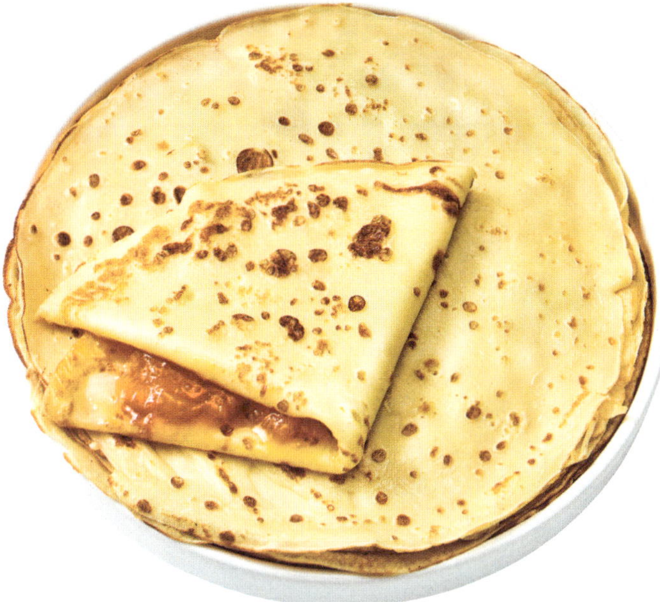

CRÊPES AU YAOURT

Pour : 12 crêpes
Préparation : 10 min
Repos : 30-60 min
Cuisson : 25 min

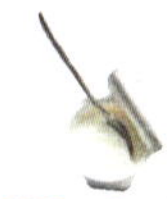

200 g de skyr, yaourt ou fromage blanc

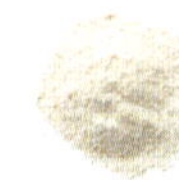

200 g de farine au choix

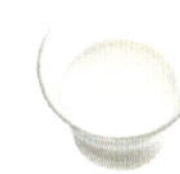

20 cl de lait végétal sans sucre

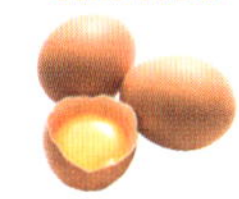

3 œufs

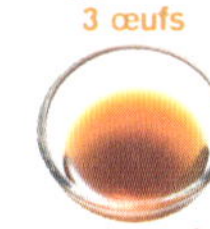

1 cuil. à café d'extrait de vanille liquide

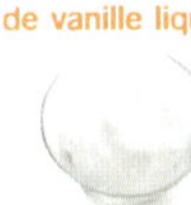

Huile de coco pour la cuisson

Versez dans un saladier la farine et le skyr. Mélangez bien. Ajoutez les œufs un par un, en mélangeant entre chaque ajout. Terminez avec le lait végétal et l'extrait de vanille. Mélangez bien, filmez et laissez reposer au réfrigérateur entre 30 minutes et 1 heure. Huilez légèrement la poêle avec un peu d'huile de coco. Faites cuire les crêpes quelques minutes de chaque côté et ajoutez les toppings de votre choix.

Conseil

Le nombre de crêpes et le temps de cuisson dépendront de la taille de votre poêle, de l'épaisseur des crêpes et si vous les faites cuire dans une ou plusieurs poêles en même temps !

12 Portions

98 Calories par portion

12,3 g Glucides

2,8 g Lipides

5,3 g Protéines

Pour : 10 pancakes
Préparation : 10 min
Repos : 30 min
Cuisson : 15-20 min

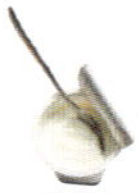

250 g
de yaourt nature

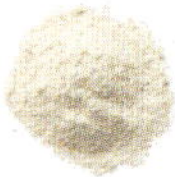

150 g
de farine de blé

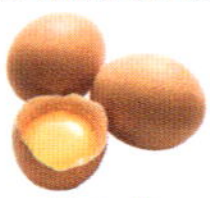

2 œufs

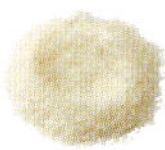

1 sachet
de sucre vanillé

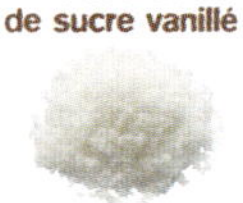

1 pincée de sel

1/2 sachet
de levure chimique

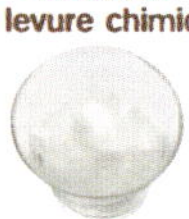

Huile de coco
pour la cuisson

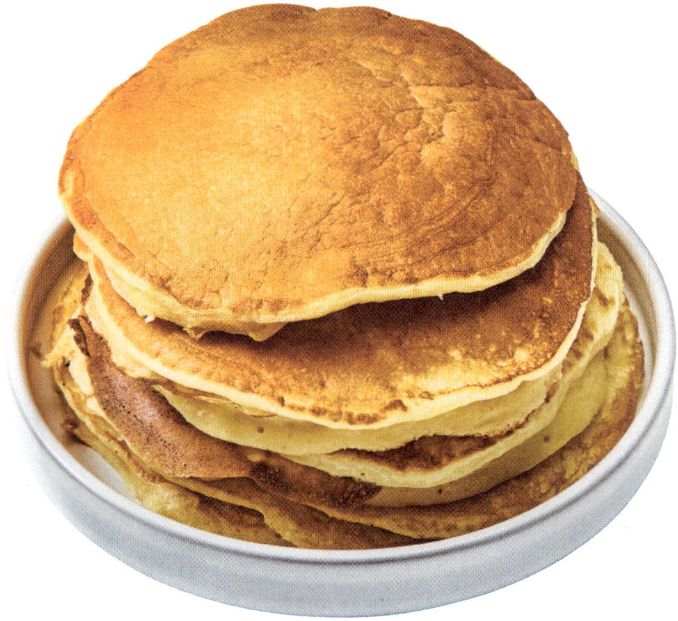

FLUFFY PANCAKES

au yaourt

Dans un saladier, fouettez les œufs avec une fourchette. Versez la farine, mélangez. Ajoutez le yaourt et mélangez jusqu'à obtenir une pâte lisse et homogène. Versez le reste des ingrédients sauf l'huile de coco, mélangez, filmez et laissez reposer 30 minutes à température ambiante. Faites chauffer une poêle à feu moyen et huilez-la légèrement avec de l'huile de coco. Déposez en fonction de la taille de votre poêle, 1 ou plusieurs petites louches de préparation. Étalez légèrement pour former de belles petites galettes. Une fois que les bulles se forment sur la surface, retournez-le ou les pancakes. Poursuivez la cuisson jusqu'à ce que la seconde face soit bien dorée. Dégustez aussitôt !

10 Portions | 90 Calories par portion | 12 g Glucides | 2,4 g Lipides | 4 g Protéines

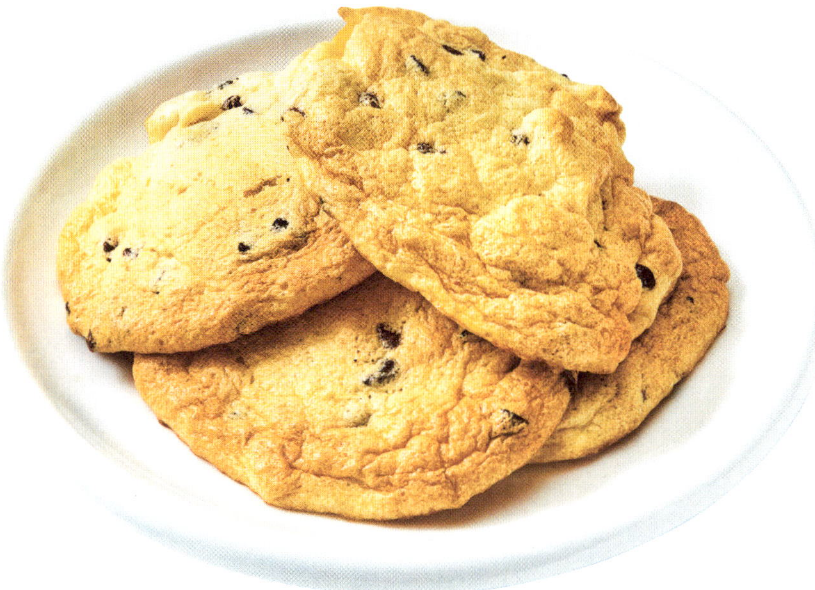

PANCAKES NUAGE

au chocolat

Préchauffez le four à 150 °C (th. 5).
Dans un bol, séparez les blancs des jaunes d'œufs.
Dans un saladier, montez les blancs d'œufs
en neige avec la cassonade et le sel.
Dans un autre saladier, mélangez les jaunes d'œufs
avec le yaourt, les pépites et la levure.
Incorporez petit à petit les blancs en neige dans la préparation
au yaourt avec une spatule en silicone.
Préparez une plaque recouverte de papier cuisson, ou d'un tapis en silicone.
Réalisez de petits tas de pâte en les espaçant, à l'aide d'une cuillère à soupe.
Enfournez pour 20-25 minutes en surveillant la coloration.
Stoppez la cuisson et laissez refroidir en laissant la porte du four ouverte.

10 Portions | 65 Calories par portion | 2,2 g Glucides | 4,5 g Lipides | 3,8 g Protéines

Pour : 10 pancakes
Préparation : 20 min
Cuisson : 20-25 min

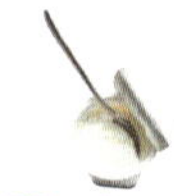

100 g de yaourt

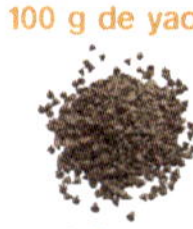

40 g de pépites de chocolat

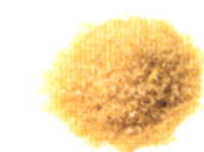

10 g de cassonade

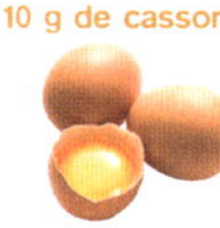

3 œufs

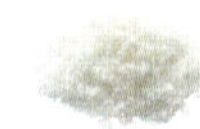

1 pincée de sel

1/2 sachet
de levure chimique

Pour : 8 gaufres
Préparation : 15 min
Cuisson : 20 min

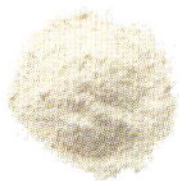

170 g de farine de blé

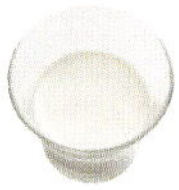

20 cl de lait végétal tiède

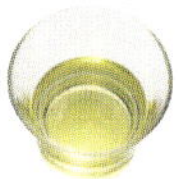

3 blancs d'œufs

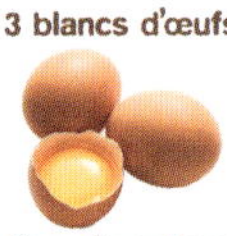

2 œufs entiers

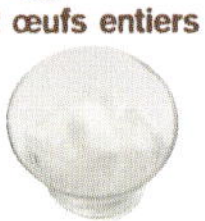

1 cuil. à soupe d'huile de coco liquide + un peu pour le gaufrier

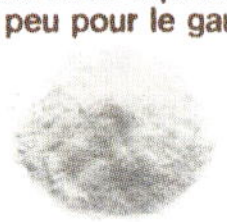

1 sachet de levure chimique

1 pincée de sel

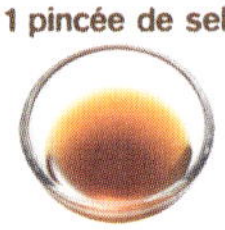

1/2 cuil. à soupe d'extrait de vanille

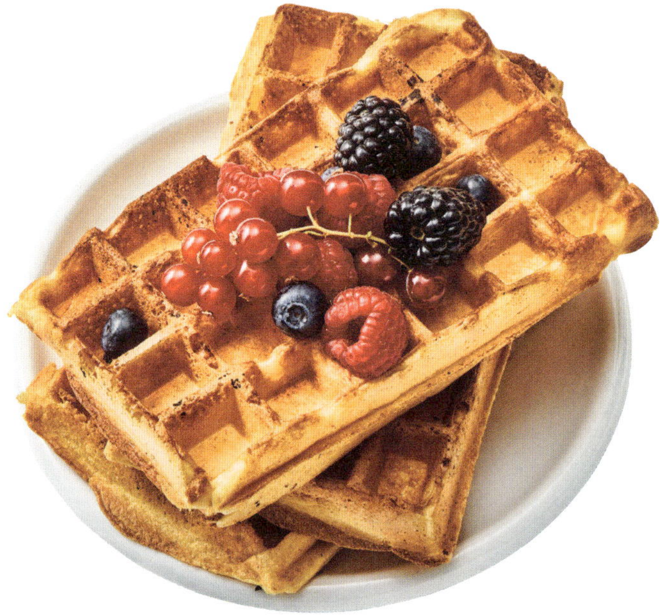

GAUFRES
croustillantes

Dans un saladier, versez la farine, la levure et les œufs entiers. Mélangez au fouet ou aux batteurs. Ajoutez l'huile de coco, l'extrait de vanille et le lait végétal. Mélangez. Dans un autre saladier, montez les blancs en neige ferme avec le sel. Incorporez-les délicatement dans le premier saladier avec une spatule en silicone. Huilez et faites chauffer votre gaufrier. Une fois bien chaud, réalisez les gaufres et dégustez-les avec les toppings de votre choix !

8 Portions | 120 Calories par portion | 15 g Glucides | 4,1 g Lipides | 5,2 g Protéines

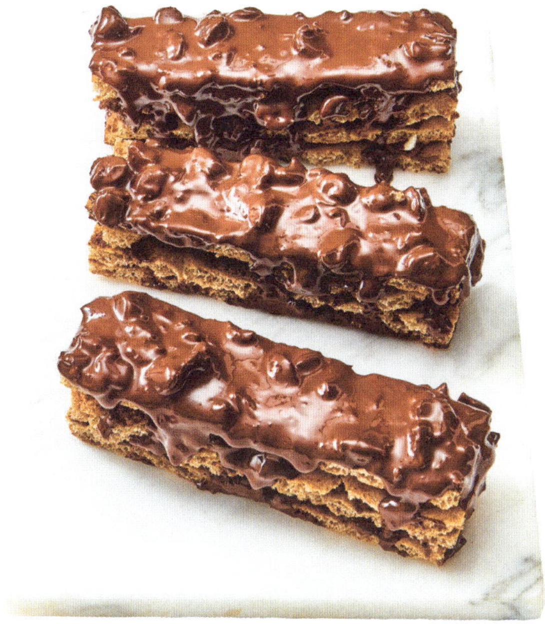

WAFER HEALTHY

Pour : 6 wafers
Préparation : 20 min
Cuisson : 2 min

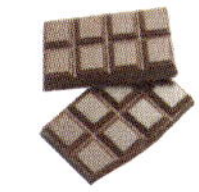

100 g
de chocolat noir

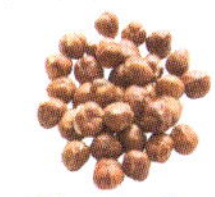

20 noisettes
grillées

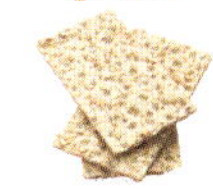

6 Wasa

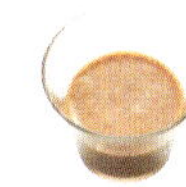

3 cuil. à soupe de crème
ou purée de noisettes (100 %)

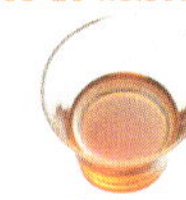

2 cuil. à soupe
de sirop d'érable

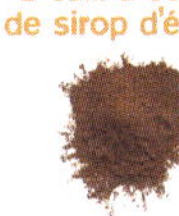

2 cuil. à soupe
de cacao amer
en poudre

Commencez par couper les Wasa en deux dans le sens de la longueur. Vous obtenez donc 12 rectangles.
Dans un bol, mélangez la purée de noisettes, le sirop d'érable et le cacao.
Tartinez la préparation sur 3 bandes de Wasa. Superposez-les et terminez par une bande de Wasa. Répétez l'opération deux fois pour obtenir 3 wafers.
Faites fondre dans une casserole le chocolat et laissez-le tiédir 2 minutes.
Hachez les noisettes au couteau et mélangez-les au chocolat fondu.
Préparez une grille, ou un papier cuisson, ou une plaque en silicone.
Trempez les wafers dans le chocolat en vous aidant de deux fourchettes.
Déposez-les au fur et à mesure sur la grille.

6 Portions | 299 Calories par portion | 19 g Glucides | 20 g Lipides | 6,8 g Protéines

Pour : 8 pièces
Préparation : 15 min
Cuisson : 8 min

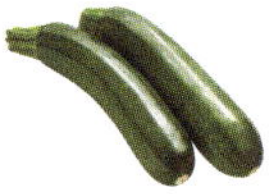

100 g
de courgettes

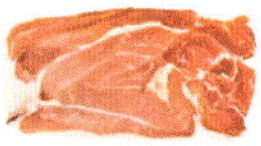

40 g
de jambon cru

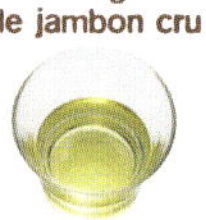

2 blancs d'œufs

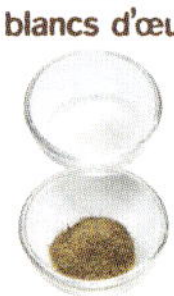

1 pincée de sel,
poivre

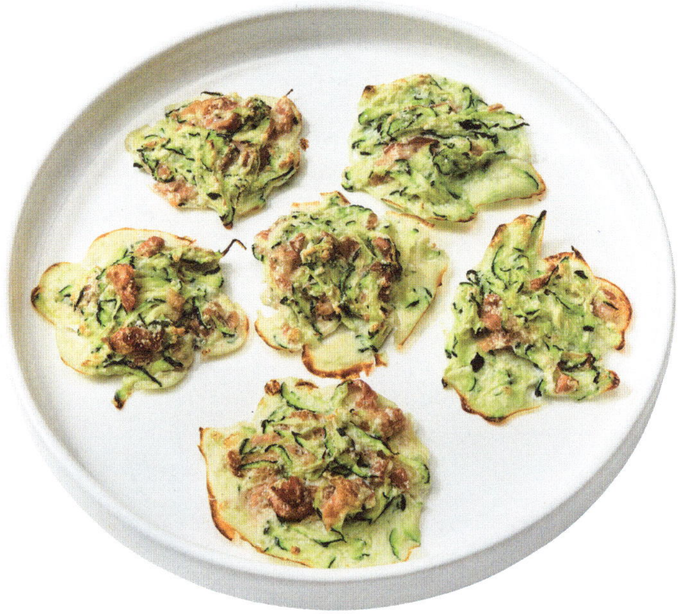

NUAGES

de blancs d'œufs, jambon et courgettes

Rincez la courgette et râpez-la avec une râpe à larges trous.
Déposez dans un saladier. Poivrez.
Coupez le jambon cru en petits dés et ajoutez-les aux courgettes. Mélangez.
Dans un saladier, montez les blancs en neige fermes avec le sel.
Ajoutez-les délicatement au mélange courgettes/jambon.
Préparez une plaque recouverte de papier cuisson.
Préchauffez le four à 180 °C (th.6).
Réalisez 8 petits tas sur la plaque en vous aidant d'une cuillère à soupe.
Faites-les cuire au four 7 à 8 minutes et dégustez-les tièdes.

8 Portions

26 Calories par portion

0,7 g Glucides

1 g Lipides

3,4 g Protéines

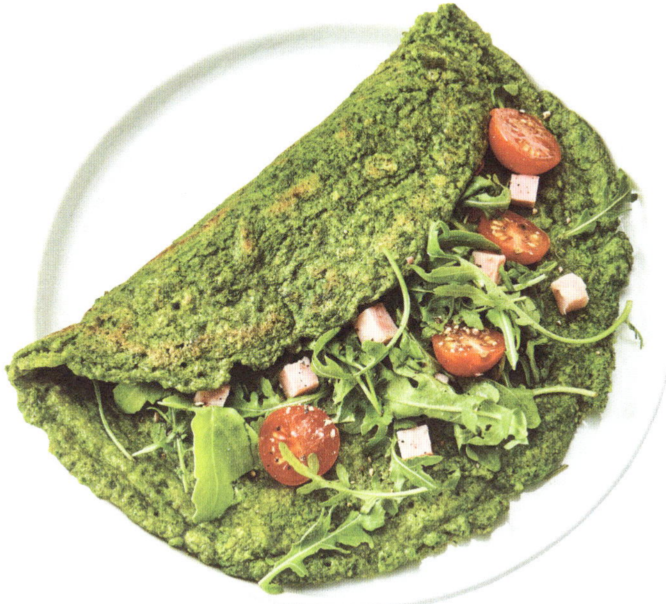

CRÊPES
aux épinards

Dans le bol d'un mixeur, placez les épinards rincés, les flocons d'avoine, les œufs, du sel, du poivre et 20 cl d'eau. Mixez fort jusqu'à obtenir une consistance la plus lisse et homogène possible. Ajoutez l'eau restante, mixez à nouveau et laissez reposer environ 10 minutes dans un bol. Versez l'huile d'olive et mélangez. Graissez et faites chauffer une poêle antiadhésive. Versez une louche de préparation, laissez cuire 3 à 4 minutes sur une face, garnissez avec les toppings de votre choix et repliez la crêpe ! C'est prêt ! Répétez l'opération jusqu'à épuisement de la pâte.

Pour : 8 crêpes
Préparation : 10 min
Repos : 10 min
Cuisson : 25 min

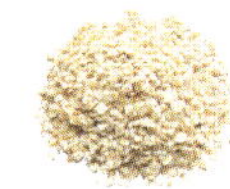

150 g de flocons d'avoine

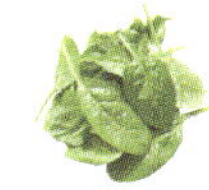

150 g de pousses d'épinard

40 cl d'eau

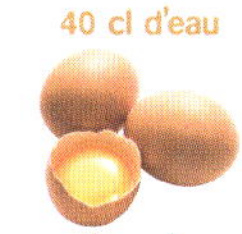

2 œufs

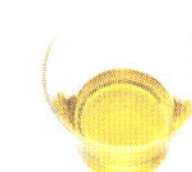

2 cuil. à soupe d'huile d'olive

Sel, poivre

Toppings au choix

légume, fromage, charcuterie maigre...

8 Portions | 108 Calories par portion | 12,1 g Glucides | 5,1 g Lipides | 4 g Protéines

Pour : 1 personne
Préparation : 25 min
Cuisson : 15-20 min

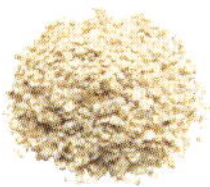
45-50 g de flocons d'avoine

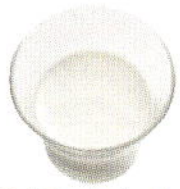
20-25 cl de lait ou de lait végétal au choix

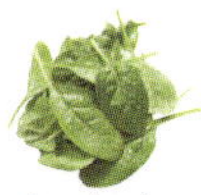
4 poignées d'épinard frais

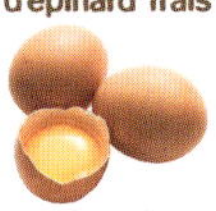
1 œuf

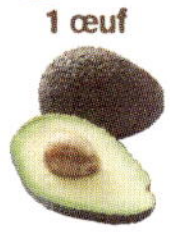
1/2 avocat

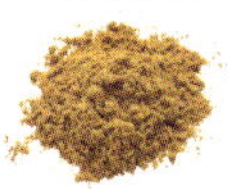
1/2 cuil. à café de curry en poudre

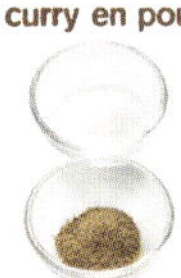
Sel, poivre

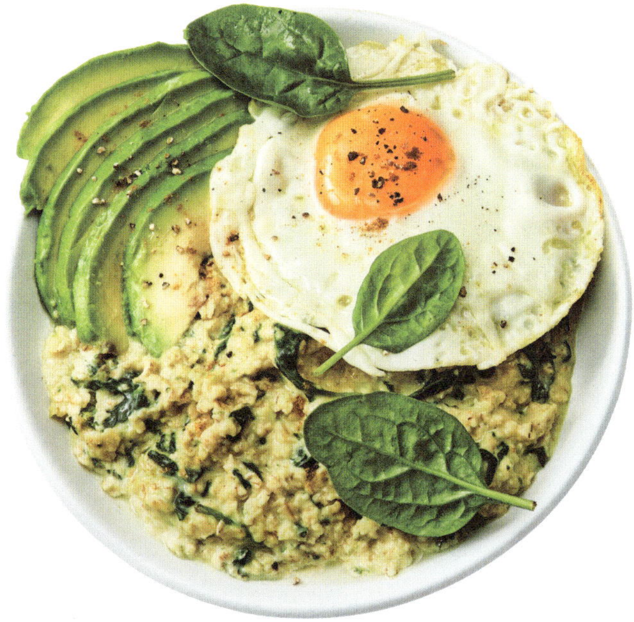

PORRIDGE

œuf, épinards et avocat

Rincez bien les épinards et retirez les queues si elles sont très grosses.
Hachez-les et faites-les cuire dans une casserole
jusqu'à ce que toute l'eau se soit évaporée.
Ajoutez les flocons d'avoine, le lait, du sel, du poivre, le curry
et mélangez. Faites cuire à feu doux 5 minutes en remuant souvent.
Stoppez le feu et laissez gonfler 5 minutes à couvert.
Épluchez l'avocat et coupez-le en tranches.
Faites cuire l'œuf selon votre goût.
Versez le porridge dans un bol,
garnissez avec les tranches d'avocat et l'œuf.
Salez, poivrez et dégustez.

1 Portion | 390 Calories par portion | 35,4 g Glucides | 21,2 g Lipides | 16 g Protéines

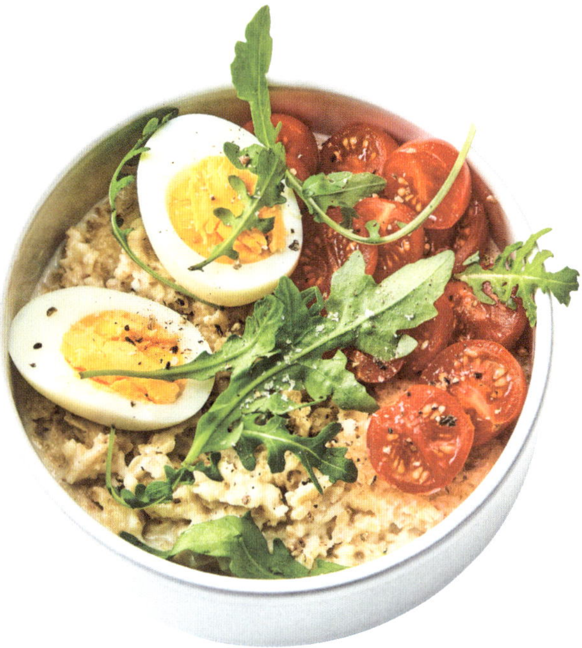

PORRIDGE

œuf, tomates cerises et roquette

Pour : 1 personne
Préparation : 15 min
Cuisson : 10-15 min

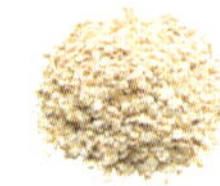

45-50 g
de flocons d'avoine

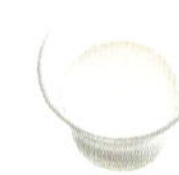

20-25 cl de lait
ou de lait végétal au choix

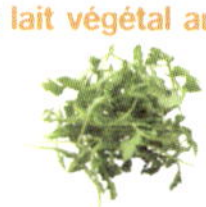

1 poignée
de roquette

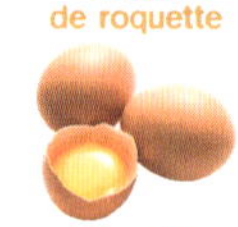

1 œuf

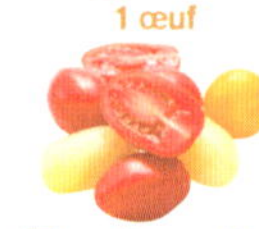

6 tomates cerises

Sel, poivre

Versez les flocons d'avoine, le lait, du sel, du poivre dans une casserole et mélangez. Faites cuire à feu doux 5 minutes en remuant souvent.
Stoppez le feu et laissez gonfler 5 minutes à couvert.
Rincez les tomates et coupez-le en 2 ou en 4.
Faites cuire l'œuf selon votre goût.
Versez le porridge dans un bol,
garnissez avec la roquette, les tomates et l'œuf.
Salez, poivrez et dégustez.

1 Portion

304 Calories par portion

31,2 g Glucides

11,5 g Lipides

14,1 g Protéines

Pour : 8 gaufres
Préparation : 45 min
Cuisson : 20 min

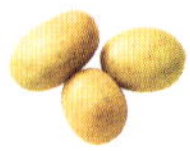

300 g
de pommes de terre

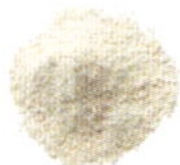

60 g
de farine d'avoine

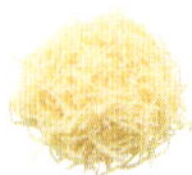

30-40 g
de gruyère râpé

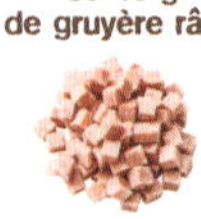

30-40 g
de dés de jambon

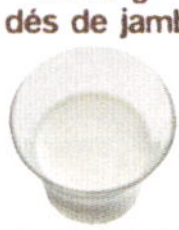

12 cl de lait
ou de lait végétal
au choix

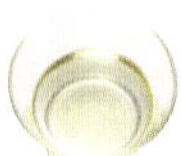

2 cuil. à soupe
d'huile neutre

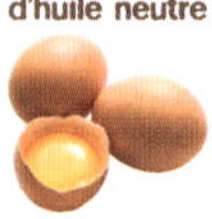

1 œuf

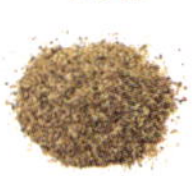

Herbes
ou épices au choix

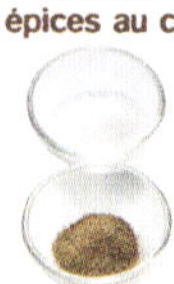

Sel, poivre

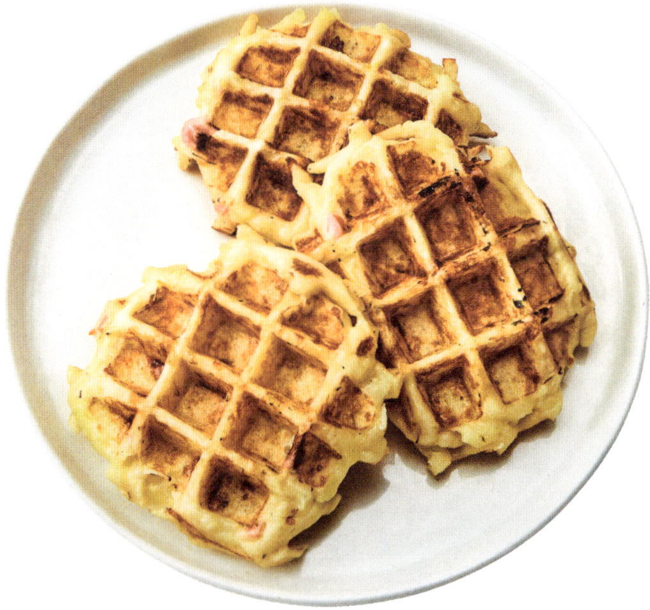

GAUFRES

pommes de terre et gruyère

Pelez, lavez et râpez les pommes de terre.
Essuyez-les bien avec un torchon propre.
Fouettez l'œuf dans un saladier avec le lait végétal/lait.
Incorporez la farine, le gruyère, l'huile et mélangez.
Ajoutez les pommes de terre râpées, les dés de jambon,
un peu de sel, de poivre et les herbes ou épices de votre choix.
Mélangez bien.
Graissez et préchauffez le gaufrier.
Faites cuire les gaufres environ 5 à 7 minutes
et dégustez-les bien chaudes.

8 Portions

127 Calories par portion

11,8 g Glucides

6,1 g Lipides

3,7 g Protéines

Pour : 16 gaufres
Préparation : 1 h
Cuisson : 40 min

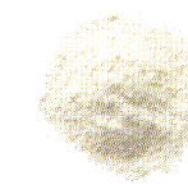
100 g
de farine de blé

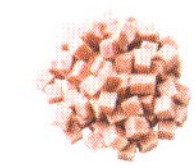
75 g
de dés de jambon

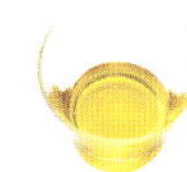
5 cl
d'huile d'olive

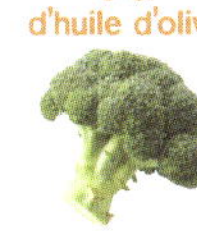
1 tête de brocoli

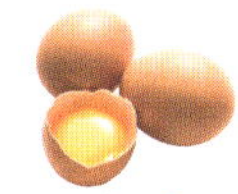
1 œuf

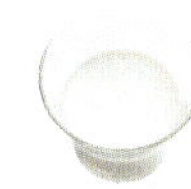
15 cl
de lait végétal

1 cuil. à soupe
de levure chimique

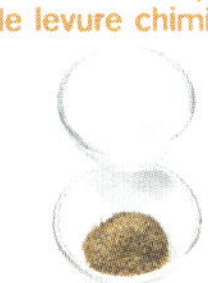
Sel, poivre

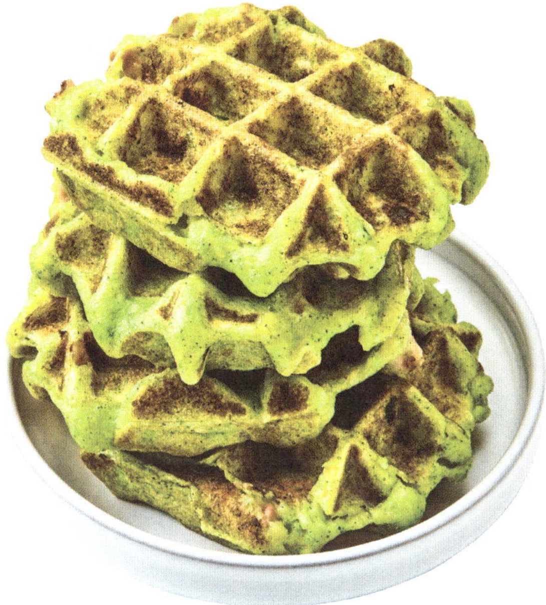

GAUFRES BROCOLIS

et dés de jambon

Lavez le brocoli et récupérez les fleurettes. Faites-les cuire à la vapeur ou dans une casserole d'eau salée jusqu'à ce qu'elles soient bien tendres. Comptez 10 bonnes minutes.
Préparez un saladier d'eau glacée.
Faites tiédir le lait et délayez la levure dedans.
Égouttez les brocolis et plongez directement les fleurettes dans l'eau glacée pour qu'elles gardent leur couleur verte. Égouttez à nouveau et mixez-les.
Dans un saladier mélangez la farine, un peu de sel et de poivre. Cassez l'œuf et mélangez bien. Ajoutez la purée de brocolis, le mélange lait/levure et l'huile d'olive.
Une fois que la pâte est homogène, ajoutez les dés de jambon et mélangez.
Graissez et faites chauffer le gaufrier.
Une fois chaud, faites un tas au centre de chaque plaque avec 1 ou 2 cuillerées à soupe de pâte. Refermez et laissez cuire au moins 4 à 5 minutes.
Surveillez la coloration et dégustez bien chaud.

16 Portions

158 Calories par portion

10,8 g Glucides

9,2 g Lipides

4,9 g Protéines

Pour : 1 pièce
Préparation : 30 min
Cuisson : 10-15 min

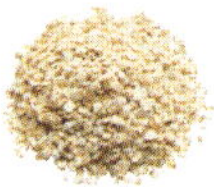

60 g
de flocons d'avoine

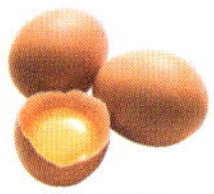

2 œufs

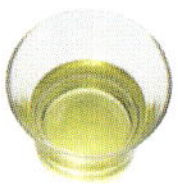

1 blanc d'œuf

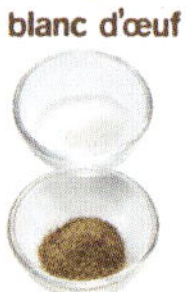

Sel, poivre,
épices au choix

Garniture au choix

jambon, champignons...

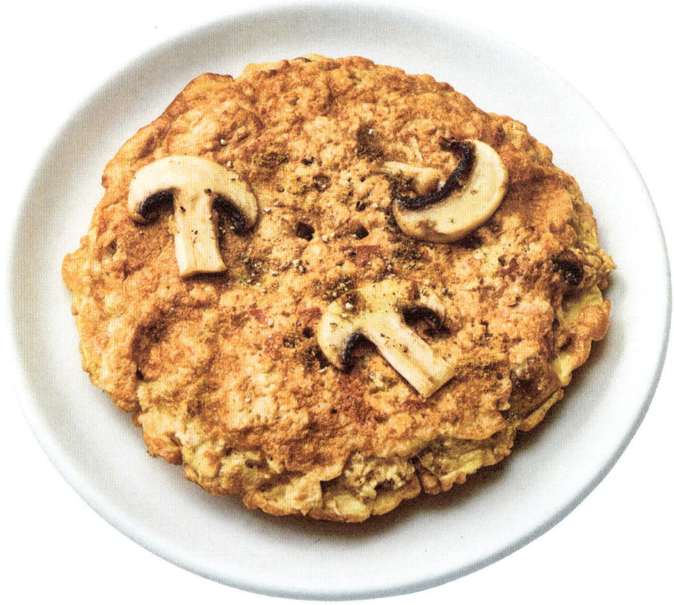

PA'MLETTE

Dans un saladier, cassez les œufs et ajoutez le blanc. Battez en omelette, salez, poivrez et ajoutez les flocons d'avoine.
Ajoutez la garniture (ici, jambon haché et champignons cuits) et les épices de votre choix.
Graissez et faites chauffer une petite poêle à bords hauts.
Faites chauffer à feu moyen/doux pendant 5 à 7 minutes.
Retournez la pa'mlette en vous aidant d'une planche ou d'un plat et poursuivez la cuisson encore environ 5 minutes.
Vérifiez la cuisson et la coloration, poursuivez la cuisson quelques minutes si nécessaire et servez.

1 Portion | 385 Calories par portion | 36 g Glucides | 15,1 g Lipides | 23,7 g Protéines

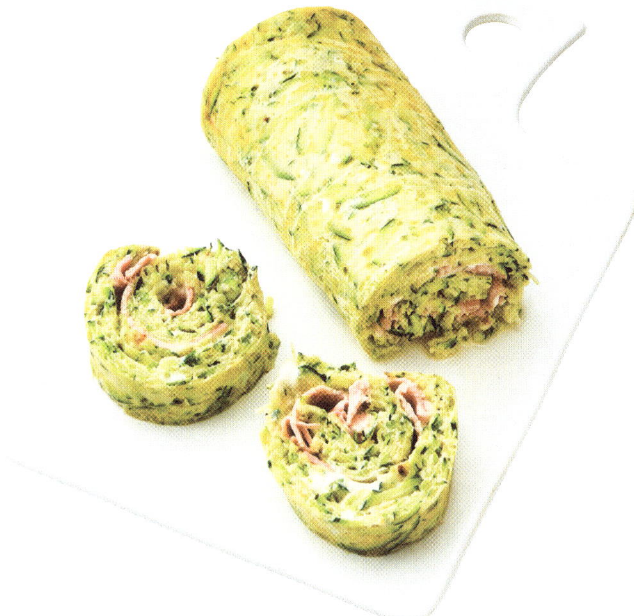

OMELETTE ROLL

courgette et jambon

Pour : 1 roll
Préparation : 15 min
Cuisson : 20 min

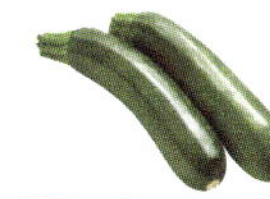

500 g de courgettes

10 g de parmesan râpé

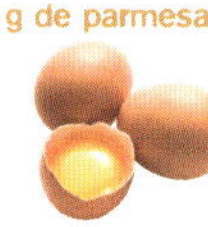

4 œufs

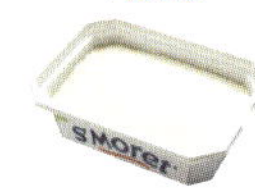

Fromage à tartiner

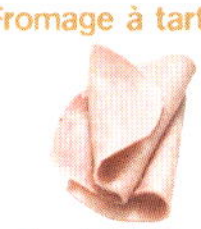

Jambon blanc
en tranches fines

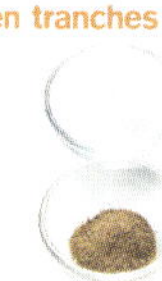

Sel, poivre

Préchauffez le four à 180 °C (th. 6).
Rincez les courgettes et râpez-les à la râpe fine. Placez-les dans un saladier et cassez les œufs. Mélangez en ajoutant du sel et du poivre.
Préparez une plaque de 20 x 30 cm recouverte de papier cuisson.
Versez la préparation sur la plaque et enfournez pour 20 minutes.
Une fois sortie du four, laissez tiédir 3 à 4 minutes.
Tartinez rapidement de fromage à tartiner, répartissez les tranches de jambon et roulez la génoise sur elle-même en vous aidant du papier cuisson.
Laissez refroidir et coupez en tranches.

Portion 100 g

61 Calories par portion

1,7 g Glucides

3 g Lipides

6,8 g Protéines

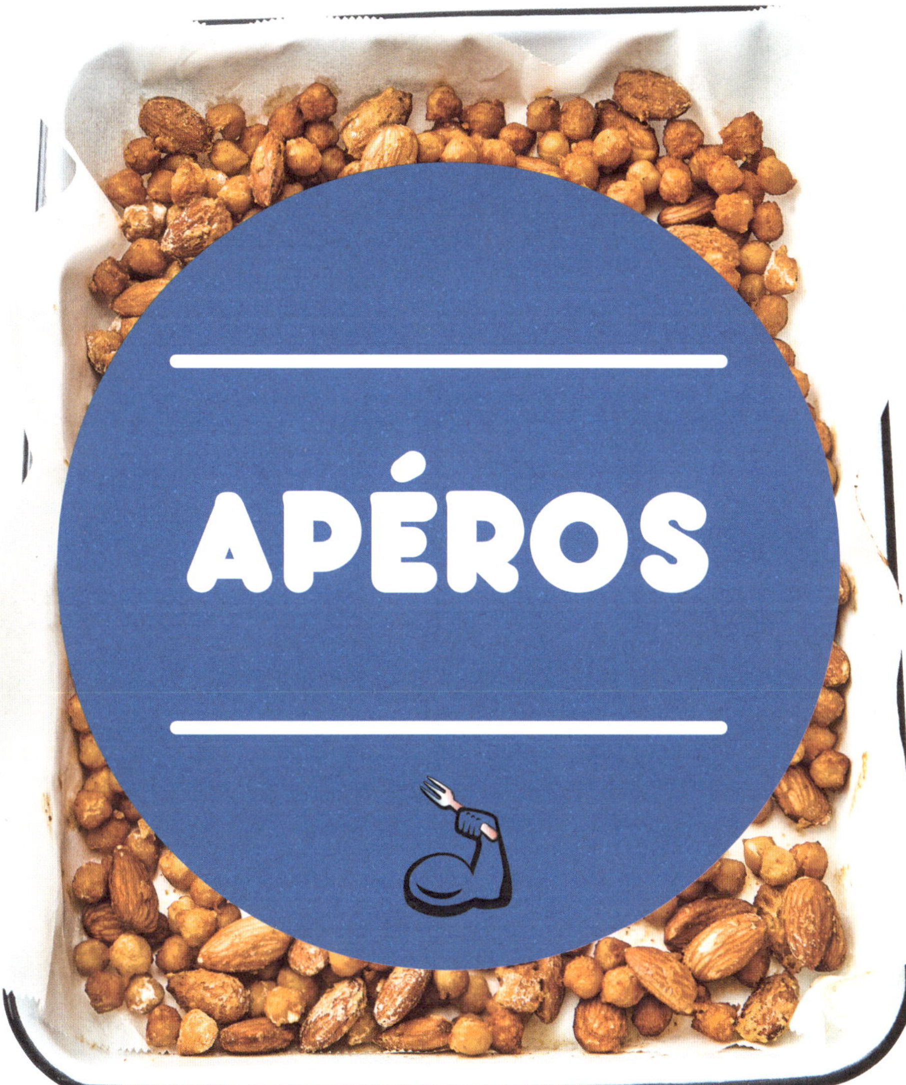

APÉROS

Pour : 1 roll
Préparation : 25 min
Cuisson : 25 min

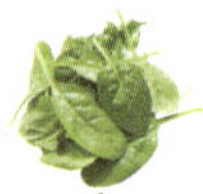

200 g d'épinards

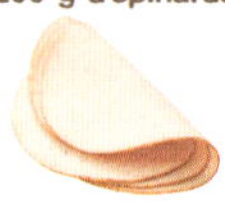

100 g de blanc de dinde en tranches

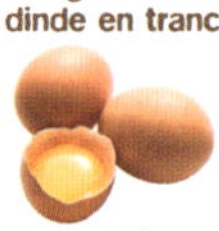

2 œufs

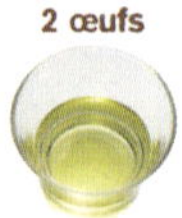

2 blancs d'œufs

2 Carré Frais

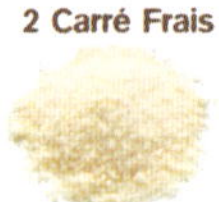

1 cuil. à soupe de parmesan

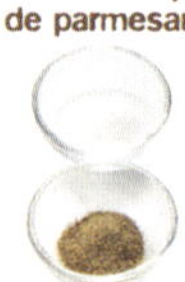

Sel, poivre

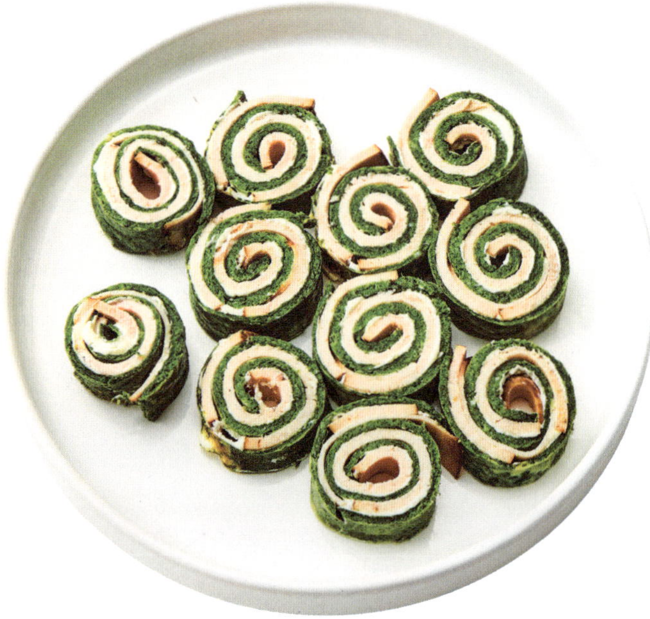

FIT ÉPI-ROLL

Rincez les épinards et faites-les cuire avec un peu de sel dans une cocotte/sauteuse/poêle à bord haut. Une fois que toute l'eau s'est évaporée, mixez-les ou hachez-les finement au couteau.
Dans un saladier, battez les œufs et les blancs en omelette.
Salez, poivrez, ajoutez le parmesan et les épinards.
Mélangez jusqu'à obtenir une consistance homogène et bien verte.
Préchauffez le four à 180 °C (th. 6).
Versez la préparation sur une plaque recouverte de papier cuisson et veillez à ce que ce soit bien lisse.
Enfournez pour 20 minutes.
Sortez la plaque du four, étalez les Carré Frais et répartissez les tranches de dinde.
Roulez la génoise encore chaude sur elle-même en vous aidant du papier cuisson.
Laissez refroidir puis coupez en tranches avant de déguster.

Portion 100 g

82 Calories par portion

1,6 g Glucides

3,5 g Lipides

10,5 g Protéines

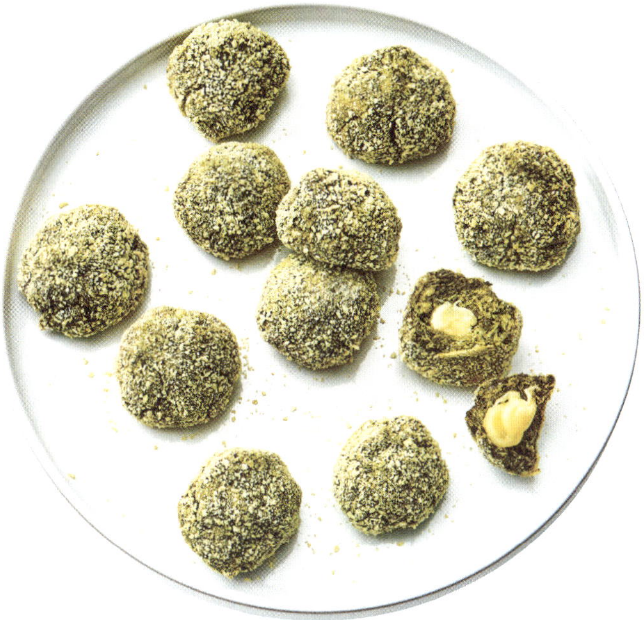

BOULETTES D'ÉPINARD

Pour : 12 pièces
Préparation : 30 min
Cuisson : 25 min

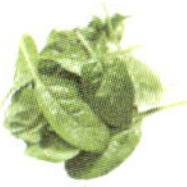
350 g d'épinards

80 g de chapelure

60 g de gouda

30 g
de parmesan râpé

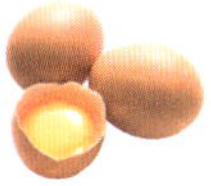
2 œufs

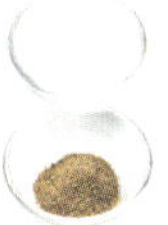
Sel, poivre

Rincez les épinards et faites-les réduire dans une poêle, jusqu'à ce que l'eau soit totalement évaporée.
Hachez-les au couteau ou au robot.
Dans un saladier, battez les œufs en omelette, salez, poivrez.
Ajoutez les épinards, le parmesan et battez de nouveau.
Coupez le gouda en petits cubes.
Préparez une assiette creuse ou plate avec la chapelure.
Préchauffez le four à 180 °C (th. 6).
Préparez une plaque recouverte de papier cuisson.
Formez des boulettes dans la paume de vos mains en insérant 1 dé de gouda au centre.
Roulez les boulettes dans la chapelure et déposez-les au fur et à mesure sur la plaque de cuisson.
Enfournez pour 20 minutes.
Dégustez les boulettes tout juste sorties du four !

12 Portions | 68 Calories par portion | 4,4 g Glucides | 2,3 g Lipides | 7,2 g Protéines

Pour : 10-15 pièces
Préparation : 30 min
Cuisson : 10-15 min

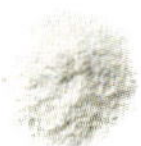

60 g de farine de riz, de blé complet ou de kamut

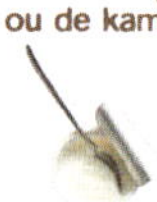

55 g de yaourt grec à 0 % de MG

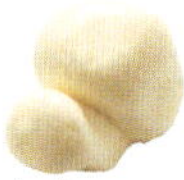

40 g de fromage fumé

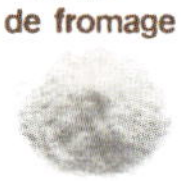

3 g de levure instantanée

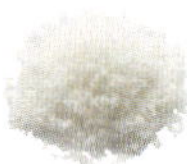

1 g de sel

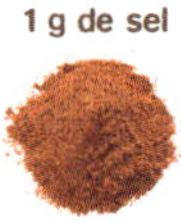

Paprika fumé

Dorure

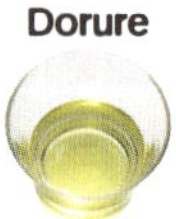

Blanc d'œuf ou huile

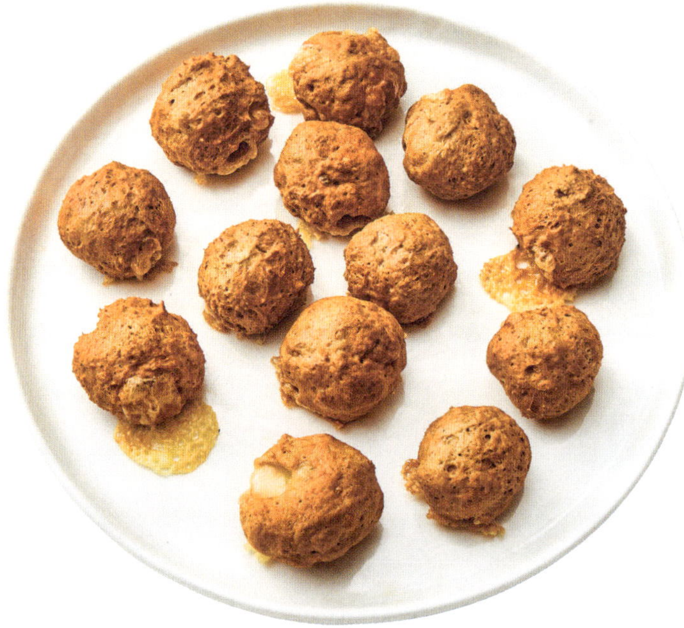

MAGIC BALLS

au fromage

Mélangez la farine, la levure, le sel et du paprika fumé (plus ou moins suivant les goûts) dans un bol. Ajoutez le yaourt grec et mélangez bien jusqu'à obtenir une consistance homogène. Si le mélange est trop sec et friable, ajoutez petit à petit un peu de yaourt grec. Coupez le fromage fumé en petits dés. Préparez une plaque recouverte de papier cuisson. Préchauffez le four à 200 °C (th. 6-7). Prélevez 1 cuillerée à café de pâte, formez une boule, placez-la dans la paume de votre main. Enfoncez 1 dé de fromage et refermez la boule. Déposez-la sur la plaque de cuisson et répétez l'opération jusqu'à épuisement de la pâte. Badigeonnez le dessus des boulettes avec le blanc d'œuf/huile. Faites cuire 13 minutes et dégustez chauds aussitôt sortis du four.

10-15 Portions | 39 Calories par portion | 6,2 g Glucides | 0,2 g Lipides | 3,2 g Protéines

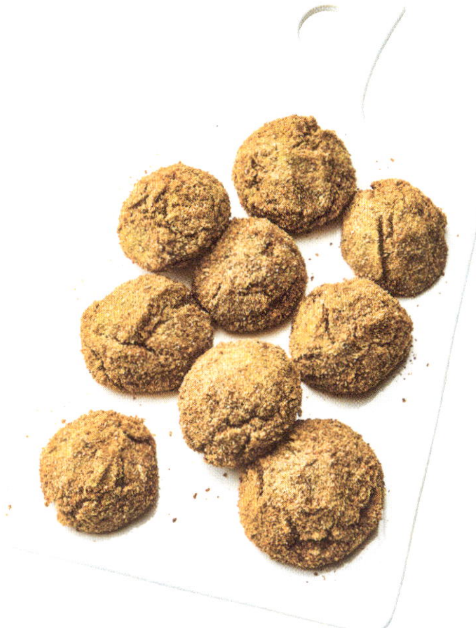

BOULETTES

de brocolis et fromage à tartiner

Préchauffez le four à 180 °C (th. 6).
Faites cuire les brocolis pendant 10 minutes dans une casserole d'eau salée. Mixez les Wasa jusqu'à obtenir une poudre équivalente à de la chapelure. Versez-la dans une assiette creuse. Mettez les blancs d'œufs dans une seconde assiette creuse et brouillez-les. Réservez. Préparez une plaque recouverte de papier cuisson.
Égouttez les brocolis, passez-les sous l'eau glacée et versez-les dans le bol d'un mixeur. Ajoutez l'œuf, le fromage à tartiner, du sel, du poivre et la noix de muscade. Mixez le tout sans que cela devienne trop liquide !
Si la préparation ne se tient pas, mixez 1 ou 2 Wasa supplémentaires et ajoutez-les au mélange (ou ajoutez un peu de farine).
Formez des boulettes avec deux cuillères à soupe et passez-les successivement dans l'assiette de blanc d'œuf et de Wasa. Déposez-les sur la plaque de cuisson.
Faites-les cuire pendant 20 à 30 minutes en les retournant une ou deux fois.

8-10 Portions | **40** Calories par portion | **4,8 g** Glucides | **1,5 g** Lipides | **3,2 g** Protéines

Pour : 8-10 pièces
Préparation : 20 min
Cuisson : 40 min

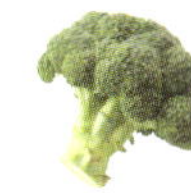
225 g de brocolis

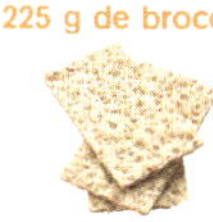
60 g de Wasa

50 g de Carré Frais ou autre fromage à tartiner

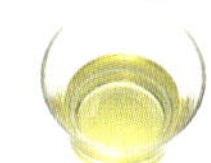
2 blancs d'œufs (6 cl)

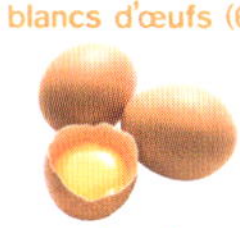
1 œuf

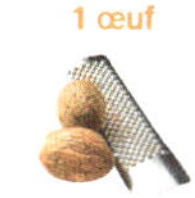
1 pincée de noix de muscade

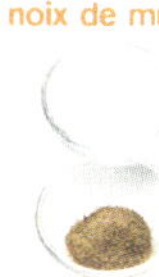
Sel, poivre

Pour : 1 petit bol
Préparation : 10 min
Cuisson : 20 min

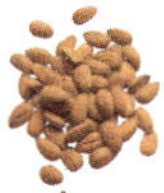

100 g d'amandes décortiquées non grillées

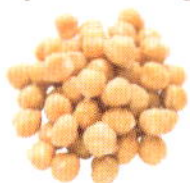

1 boîte de pois chiches

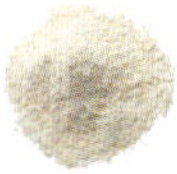

1 cuil. à soupe de farine d'avoine

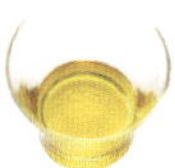

1 cuil. à soupe d'huile d'olive

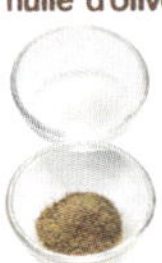

Sel, poivre, épices au choix

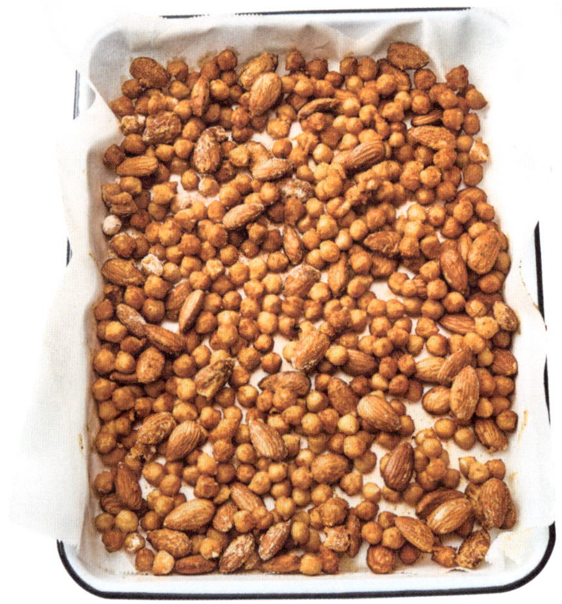

AMAND'CHICHES

grillés épicés

Préchauffez le four à 200 °C (th. 6-7).
Égouttez, rincez et séchez bien les pois chiches. Versez-les dans un bol.
Ajoutez le reste des ingrédients et mélangez bien !
Préparez une plaque recouverte de papier cuisson et versez le mélange dessus en l'étalant bien.
Enfournez pour 20 minutes.
Sortez la plaque du four et laissez refroidir avant de déguster.

Portion 100 g

271 Calories par portion

15 g Glucides

18,5 g Lipides

10,3 g Protéines

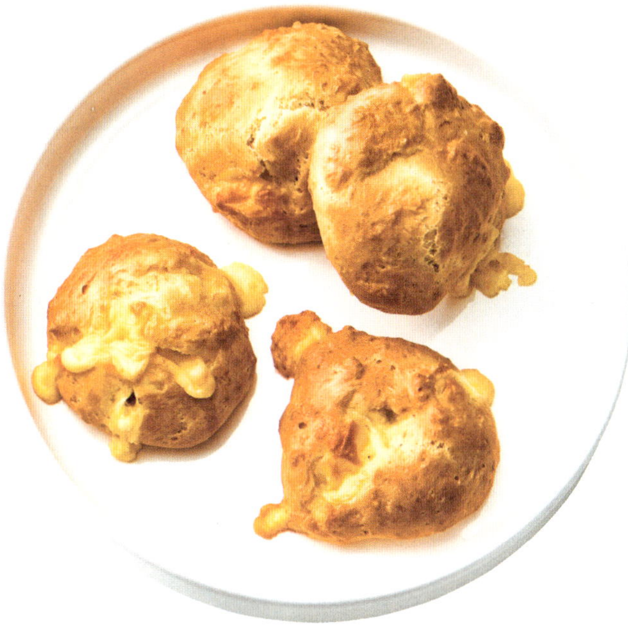

Pour : 4 pièces
Préparation : 25 min
Cuisson : 20-25 min

150 g
de farine de blé

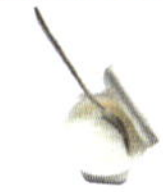

100 g de yaourt

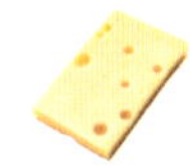

60 g d'emmental en dés

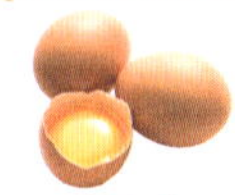

1 œuf

1/2 sachet de levure

Dorure

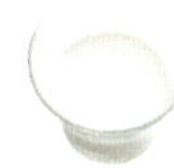

Lait ou jaune d'œuf

MINI-PAINS
au fromage

Préchauffez le four à 180 °C (th. 6).
Préparez une plaque recouverte de papier cuisson.
Dans un saladier, mélangez la farine et la levure.
Ajoutez l'œuf et le yaourt.
Pétrissez bien jusqu'à obtenir une pâte lisse et homogène.
Ajoutez les dés d'emmental et mélangez intimement.
Humidifiez vos mains et formez 4 petites boules (ou plus)
et déposez-les sur la plaque. Aplatissez-les légèrement avec la paume
de la main et dorez-les à l'œuf ou au lait avec un pinceau.
Faites cuire les petits pains pendant 20 à 25 minutes.
À déguster moelleux et fondant directement à la sortie du four !

4 Portions | 200 Calories par portion | 27 g Glucides | 4,7 g Lipides | 11,1 g Protéines

Pour : 4 pièces
Préparation : 25 min
Repos : 30 min
Cuisson : 10 min

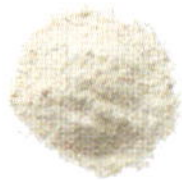

50 + 10 g de farine de blé

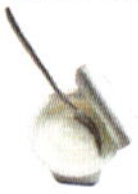

50 g de yaourt

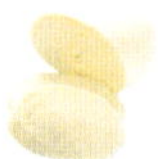

40 g de mozzarella

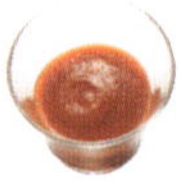

4-8 cl de coulis de tomates

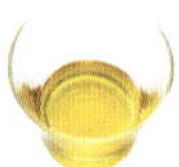

1 cuil. à soupe d'huile d'olive

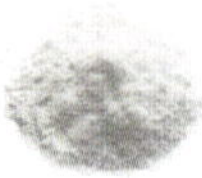

1/2 sachet de levure chimique

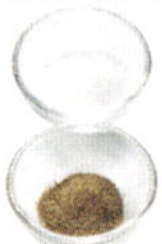

Sel, poivre

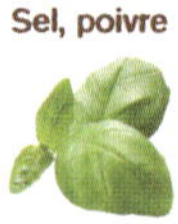

Basilic frais

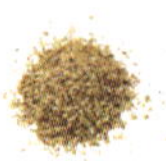

Origan (ou autre au choix)

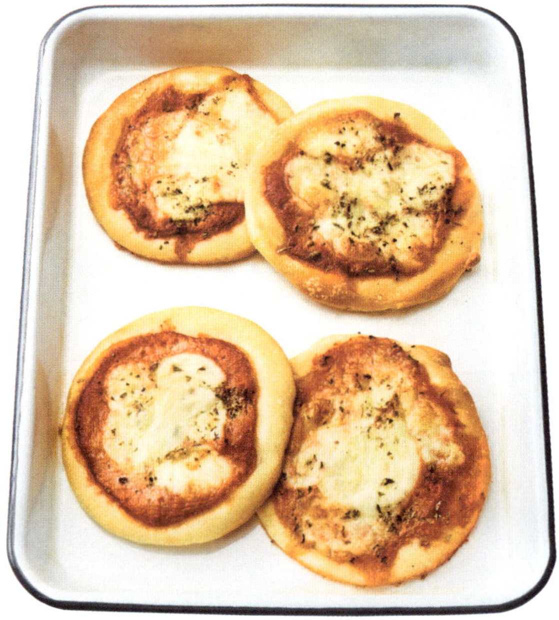

MINI-PIZZAS

au yaourt

Mélangez la farine, la levure, 1 pincée de sel dans un saladier.
Faites un puits et versez le yaourt et l'huile. Pétrissez jusqu'à obtenir une consistance lisse et homogène. Filmez et laissez reposer 30 minutes.
Coupez la mozzarella en cubes et laissez-les égoutter.
Préchauffez le four à 200 °C (th. 6-7).
Préparez une plaque recouverte de papier cuisson.
Étalez la pâte sur un plan de travail fariné et détaillez 4 ronds.
Déposez-les sur la plaque de cuisson.
Répartissez le coulis de tomates, salez, poivrez et parsemez d'un peu d'origan.
Ajoutez les cubes de mozzarella et enfournez pour environ 10 minutes.
À la sortie du four, ajoutez quelques feuilles de basilic frais.

4 Portions | **99** Calories par portion | **11 g** Glucides | **4 g** Lipides | **4,6 g** Protéines

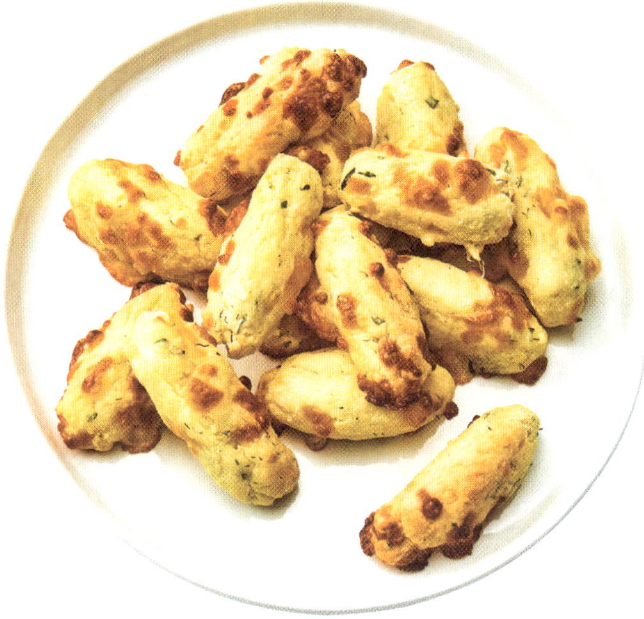

BÂTONNETS
de pommes de terre

Pour : 30 pièces
Préparation : 45 min
Cuisson : 45 min

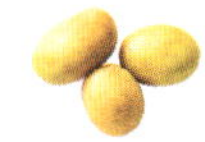
700 g de pommes de terre

120 g de Maïzena®

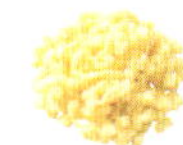
100 g de mozzarella râpée

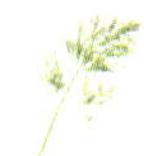
1 cuil. à café d'aneth haché

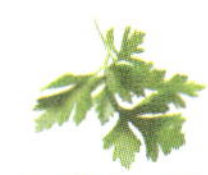
1 cuil. à café de persil haché

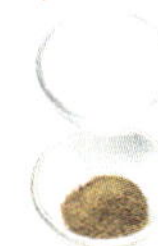
Sel, poivre et autres épices au choix (facultatif)

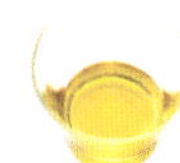
Huile d'olive

Épluchez les pommes de terre, rincez-les et coupez-les en petits cubes. Faites-les cuire dans une casserole d'eau salée jusqu'à ce qu'ils soient tendres. Piquez un cube avec la pointe d'un couteau pour vérifier la cuisson : si la lame s'enfonce sans résistance, c'est cuit. Égouttez et écrasez les pommes de terre dans un saladier (à la fourchette ou au presse-purée).
Intégrez la Maïzena®, les herbes, du sel, du poivre et des épices (facultatif). Mélangez bien. Incorporez ensuite la mozzarella. Le mélange doit être bien lisse et homogène. Préchauffez le four à 200 °C (th. 6-7).
Humidifiez vos mains, prélevez 1 noix de préparation et formez entre vos mains et une planche (ou plan de travail) un petit finger. Répétez l'opération et posez-les au fur et à mesure sur une plaque recouverte de papier cuisson. Badigeonnez-les avec un peu d'huile d'olive. Enfournez pour environ 30-35 minutes en surveillant la coloration.

30 Portions

41 Calories par portion

6,4 g Glucides

1,3 g Lipides

1,4 g Protéines

Pour : 12 pièces
Préparation : 15 min
Cuisson : 30 min

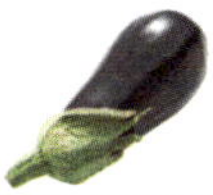

1-2 petites aubergines

120 g de mozzarella

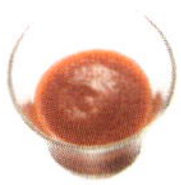

4-8 cl de coulis de tomates

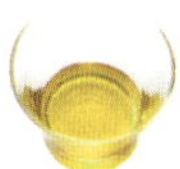

1 cuil. à soupe d'huile d'olive

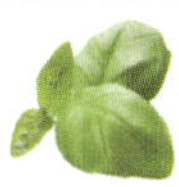

Quelques feuilles de basilic frais

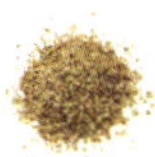

Origan

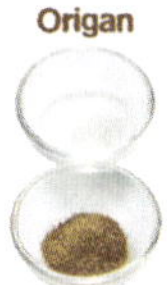

Sel, poivre

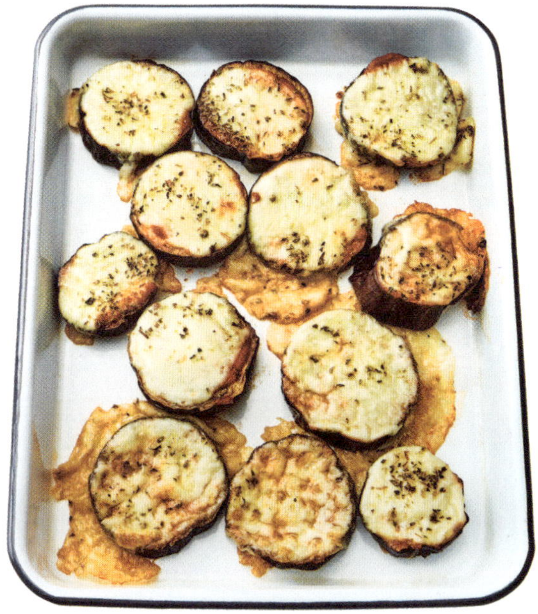

PIZZAS D'AUBERGINES

Préchauffez le four à 200 °C (th. 6-7).
Préparez une plaque recouverte de papier cuisson.
Rincez les aubergines, coupez les extrémités et détaillez-les en rondelles d'1,5-2 cm d'épaisseur. Déposez-les au fur et à mesure sur la plaque de cuisson.
Arrosez d'1 filet d'huile d'olive, salez, poivrez et enfournez pour 20 minutes.
Pendant ce temps, coupez la mozzarella en tranches et laissez égoutter.
Sortez les aubergines du four, répartissez sur chacune des rondelles d'aubergine, du coulis de tomate, 1 tranche de mozzarella, de l'origan (suivant les goûts).
Replacez la plaque au four pour 10 minutes.
Rincez et séchez quelques feuilles de basilic.
Dégustez les pizzas à la sortie du four en y ajoutant des feuilles de basilic frais !

12 Portions

72 Calories par portion

6,9 g Glucides

3,3 g Lipides

3 g Protéines

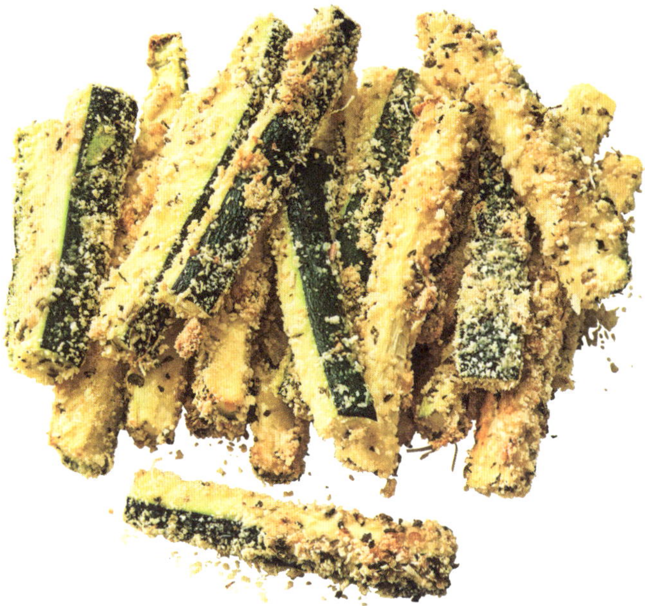

FRITES DE COURGETTE

Pour : 4-6 personnes
Préparation : 20 min
Cuisson : 20 min

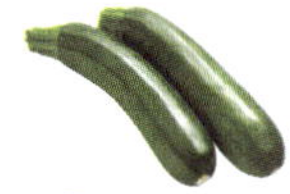

2 courgettes

100 g de chapelure

50 g de parmesan râpé

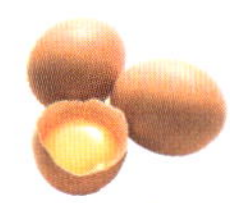

2 œufs

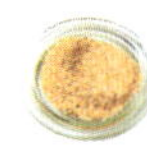

1 cuil. à soupe d'ail en poudre

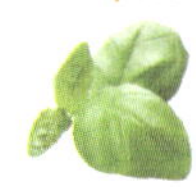

1 cuil. à soupe de basilic séché

1 cuil. à café de sel

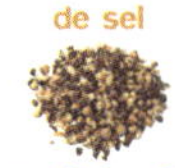

1 cuil. à café de poivre

Préchauffez le four à 220 °C (th. 7-8).
Préparez une plaque recouverte de papier cuisson.
Rincez les courgettes, coupez les extrémités et détaillez-les en bâtonnets.
Cassez les œufs dans une assiette creuse et battez-les.
Mélangez les ingrédients secs restants dans une autre assiette creuse.
En vous aidant de deux fourchettes, trempez les frites de courgette dans l'œuf battu puis dans la chapelure. Déposez-les au fur et à mesure sur la plaque de cuisson. Répétez jusqu'à épuisement des ingrédients.
Enfournez pour 15 à 20 minutes en surveillant bien la coloration.
Dégustez chaud accompagné d'une sauce légère au fromage blanc et aux herbes par exemple.

Astuce

Vous pouvez remplacer les courgettes par 1 patate douce, 1 aubergine, ou 1 avocat.

4-6 Portions | 159 Calories pour 100 g | 17,9 g Glucides | 5,2 g Lipides | 9,8 g Protéines

Pour : 6 pièces
Préparation : 30 min
Repos : 30 min
Cuisson : 15 min

250 g de farine de blé + un peu pour le plan de travail

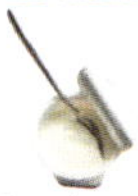

200 g de yaourt

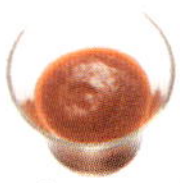

80-100 g de sauce tomate

75 g de mozzarella

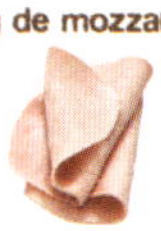

60-80 g de charcuterie au choix

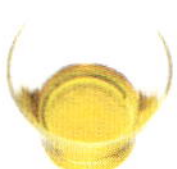

1 cuil. à soupe d'huile d'olive

1 cuil. à café de sel

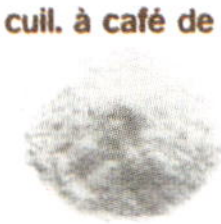

1 sachet de levure chimique

Dorure

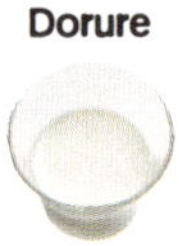

Lait ou jaune d'œuf

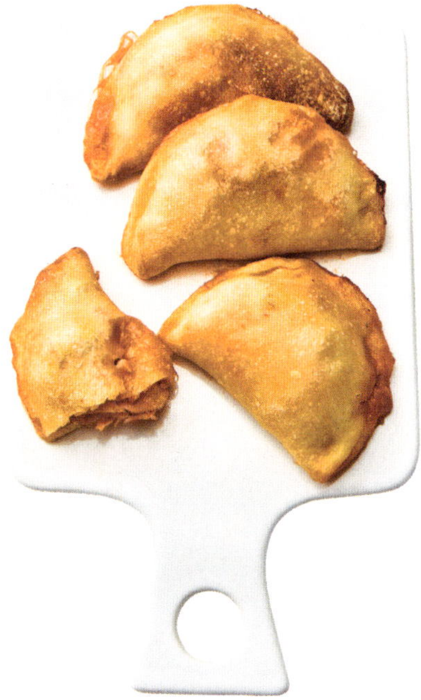

MINI-CALZONES

Mélangez la farine, la levure et le sel dans un saladier.
Faites un puits et versez le yaourt et l'huile.
Pétrissez jusqu'à obtenir une consistance lisse et homogène.
Filmez et laissez reposer 30 minutes.
Pendant ce temps, coupez grossièrement la charcuterie et la mozzarella.
Préchauffez le four à 200 °C (th. 6-7)
et préparez une plaque recouverte de papier cuisson.
Farinez légèrement le plan de travail et coupez la boule de pâte en 6 parts égales.
Étalez les pâtons au rouleau en formant des ronds, sur une épaisseur de 0,5 cm.
Répartissez la sauce tomate sur les ronds de pâte en laissant une petite bordure non garnie. Ajoutez la charcuterie et les morceaux de mozzarella.
Humidifiez avec de l'eau la bordure et repliez les ronds sur eux-mêmes pour former les calzones. Pressez pour bien souder la pâte.
Déposez les mini-calzones au fur et à mesure sur la plaque.
Dorez-les avec du lait ou de l'œuf.
Enfournez pour 15 minutes. La pâte doit être bien dorée !

6 Portions | 221 Calories par portion | 32,7 g Glucides | 3,3 g Lipides | 14,3 g Protéines

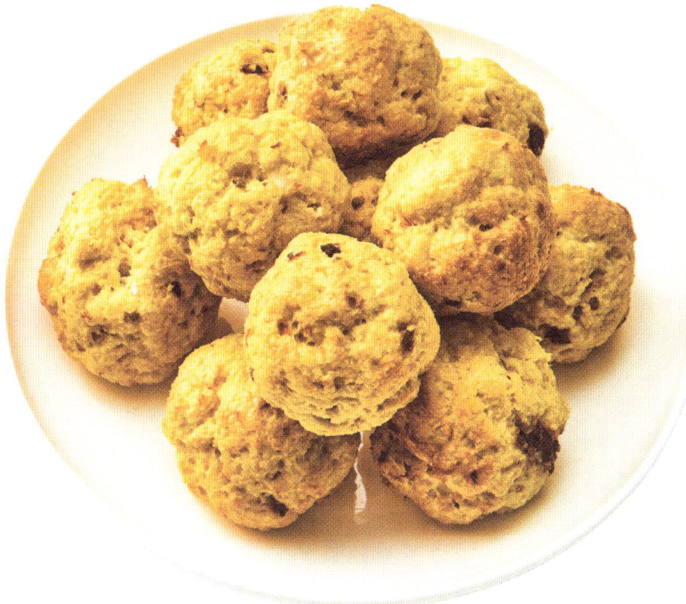

CROQUETTES
de poulet et pommes de terre

Pour : 15-20 pièces
Préparation : 25 min
Cuisson : 30-40 min

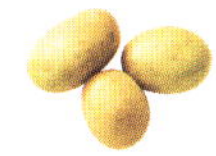

200 g de pommes de terre

120 g de blanc de poulet

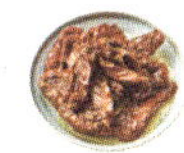

10 g de tomates séchées

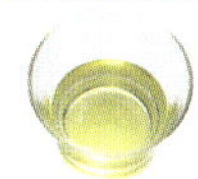

1 blanc d'œuf

1 g de sel

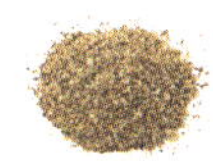

Épices au choix

Épluchez les pommes de terre, coupez-les en morceaux et faites-les cuire dans une casserole d'eau bouillante salée.
Préchauffez le four à 230-250 °C (th. 7-9).
Préparez une plaque recouverte de papier cuisson.
Coupez grossièrement le blanc de poulet.
Égouttez les pommes de terre et écrasez-les grossièrement à la fourchette.
Placez-les dans le bol d'un mixeur.
Ajoutez le poulet, les tomates et le reste des ingrédients.
Mixez jusqu'à obtenir la consistance d'une purée.
Avec 2 cuillères à café ou à soupe, réalisez des boulettes directement sur le papier cuisson.
Veillez à les espacer légèrement. Enfournez pour 15 minutes.
Le temps variera en fonction de la taille de vos croquettes et de la température maximale de votre four.

15-20 Portions | 20 Calories par portion | 2,7 g Glucides | 0,1 g Lipides | 22 g Protéines

SALADES

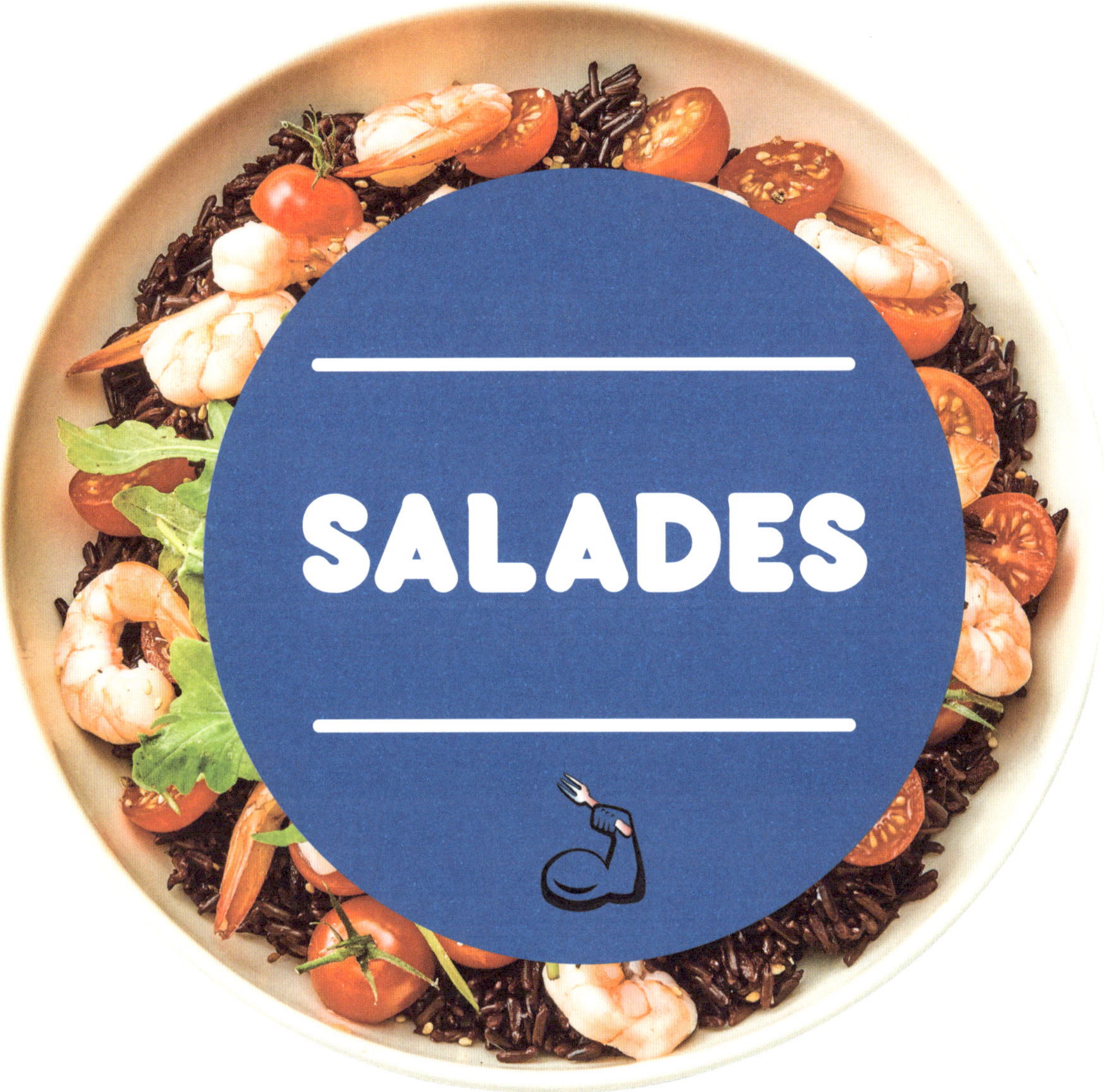

Pour : 2 personnes
Préparation : 15 min
Cuisson : 20-40 min

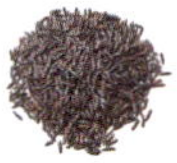

120 g de riz noir

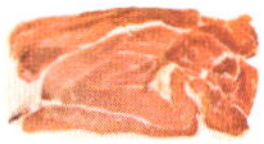

100 g
de jambon cru

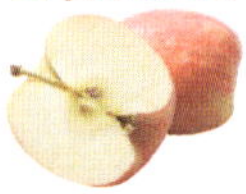

1 quartier
de pomme verte

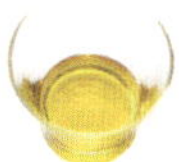

1 cuil. à soupe
d'huile d'olive

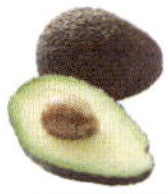

1/2 avocat mûr

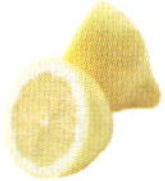

1/2 citron jaune bio

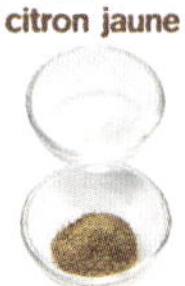

Sel, poivre

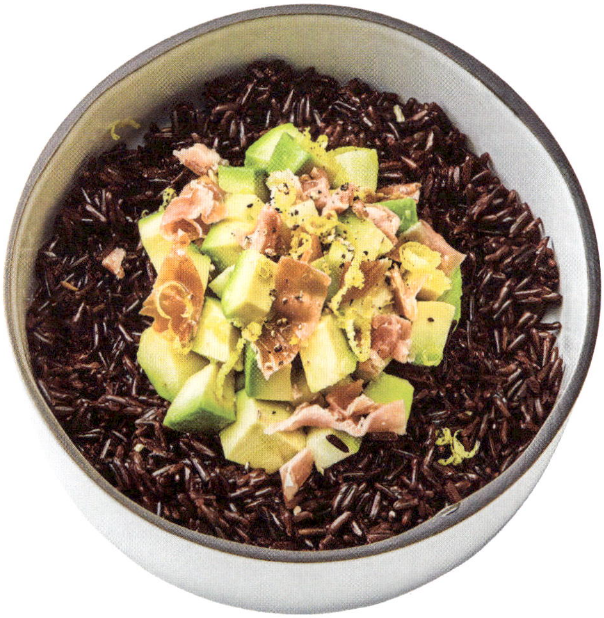

TARTARE D'AVOCAT

et riz noir

Préparez le riz en suivant les indications du paquet et laissez refroidir. Pressez le citron, récupérez les zestes et le jus et réservez. Coupez le jambon en petits dés et réservez. Coupez la pomme et l'avocat en petits dés. Mélangez-les délicatement dans un bol. Ajoutez l'huile d'olive, le jus du citron, un peu de sel, du poivre et mélangez à nouveau. Une fois le riz froid, pressez-le bien et déposez-le dans les assiettes. Répartissez le tartare, les zestes de citron et terminez par les dés de jambon.

2 Portions

469 Calories par portion

45,6 g Glucides

23,5 g Lipides

17,7 g Protéines

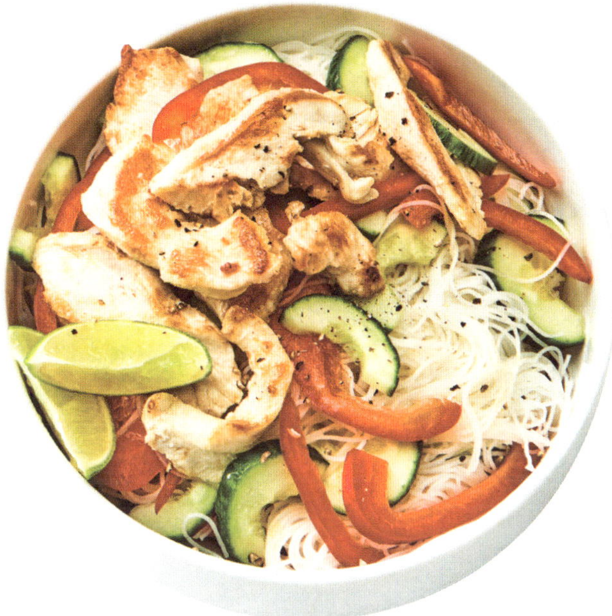

SALADE
de vermicelles et poulet

Réhydratez les vermicelles en suivant les indications du paquet.
Rincez les légumes. Coupez le poivron en fines lanières.
Tranchez le concombre en demi-lunes.
Coupez le poulet en fines lamelles, salez, poivrez
et faites-les colorer dans une poêle avec la matière grasse de votre choix.
Mélangez dans une assiette creuse les vermicelles avec un peu de vinaigrette.
Ajoutez le concombre, le poivron et le poulet.
Arrosez de jus de citron et ajoutez quelques rondelles
d'oignon nouveau (facultatif).

1 Portion | 349 Calories par portion | 41 g Glucides | 13 g Lipides | 20 g Protéines

Pour : 1 personne
Préparation : 20 min
Cuisson : 10 min

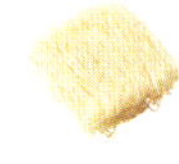
150 g de vermicelles de riz

2 blancs de poulet

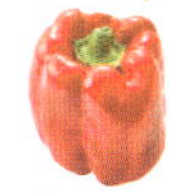
1 poivron rouge

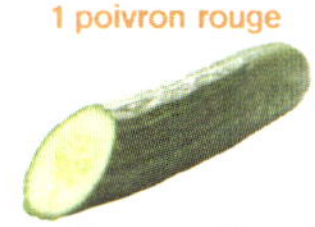
1/2 concombre

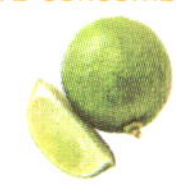
1/2 citron vert

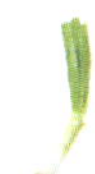
Oignon nouveau (facultatif)

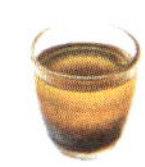
5 cl de vinaigrette maison

Matière grasse pour la cuisson

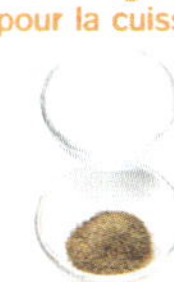
Sel, poivre

Pour : 2 personnes
Préparation : 25 min
Cuisson : 6-10 min

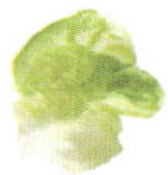

100 g
de feuilles de laitue

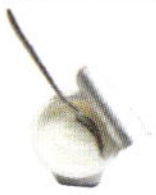

50 g de yaourt

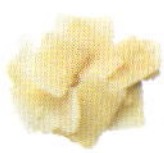

40 g
de copeaux
de parmesan

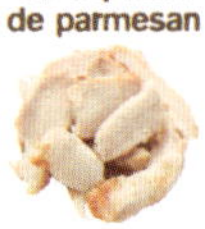

2 blancs
de poulet cuits

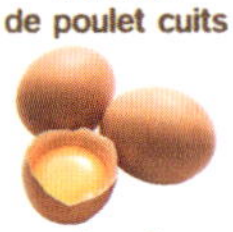

1 œuf

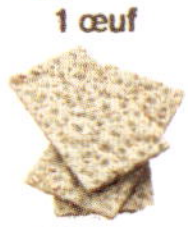

1 Wasa

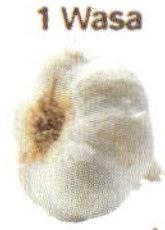

1 gousse d'ail

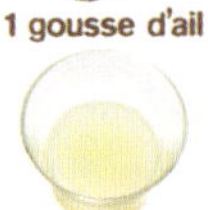

Le jus d'1 citron

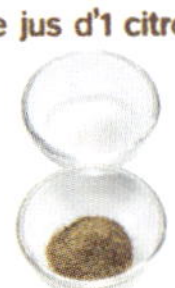

Sel, poivre

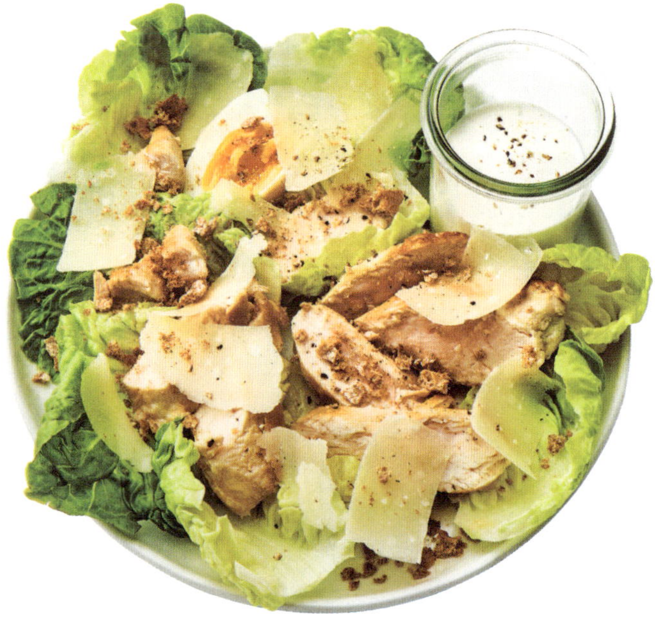

SALADE CÉSAR

au poulet

Faites cuir l'œuf dans une casserole d'eau bouillante. 6 minutes pour un œuf mollet ou 10 minutes pour un œuf dur.
Nettoyez et essorez la salade.
Détaillez les blancs de poulet en tranches.
Dans un bol, mélangez le yaourt, le jus de citron, du sel, du poivre.
Épluchez et pressez l'ail dans le bol. Mélangez à nouveau.
Répartissez la salade dans les assiettes.
Déposez par-dessus le poulet et le parmesan.
Écalez l'œuf, coupez-le en deux et déposez une moitié sur chaque assiette.
Écrasez le Wasa et répartissez-le.
Dégustez accompagné de la sauce au yaourt.

2 Portions

262 Calories par portion

9,8 g Glucides

9,1 g Lipides

34,9 g Protéines

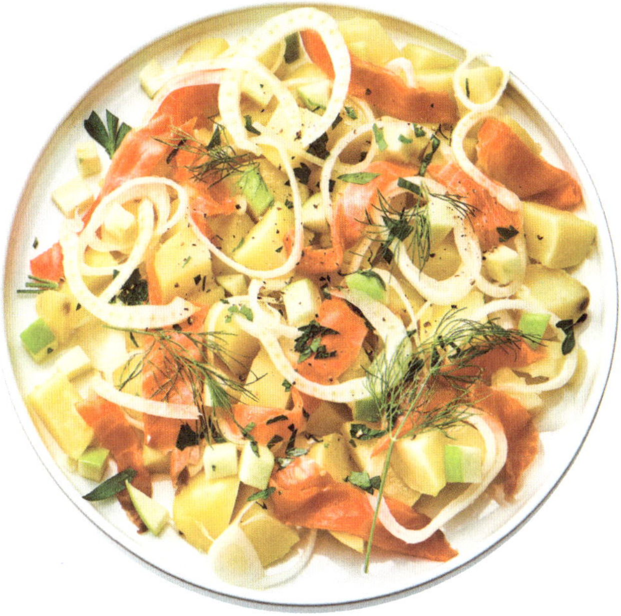

SALADE SCANDINAVE

Rincez les pommes de terre et faites-les cuire à l'eau.
Vérifiez la cuisson en plantant la pointe d'un couteau.
Celle-ci doit facilement rentrer dans la pomme de terre.
Pendant ce temps, épluchez l'oignon et coupez-le finement en rondelles (ou hachez-le). Placez dans un bol.
Lavez, séchez et hachez les herbes fraîches. Ajoutez-les dans le bol avec l'huile, le vinaigre, le sucre, du sel et du poivre. Mélangez bien.
Rincez la pomme et coupez-la en petits cubes.
Rincez le fenouil et coupez-le finement en tranches (à la mandoline).
Coupez le saumon en lamelles.
Égouttez les pommes de terre, épluchez-les et coupez-les en cubes.
Versez dans un saladier, ajoutez les dés de pomme, le fenouil, le saumon et la sauce. Mélangez délicatement et servez.

2 Portions

356 Calories par portion

62,4 g Glucides

7,6 g Lipides

13,1 g Protéines

Pour : 2 personnes
Préparation : 30 min
Cuisson : 5 min

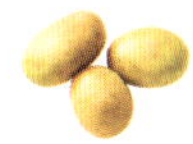

400 g de pommes de terre

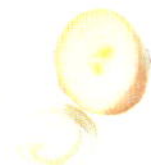

80 g d'oignon doux

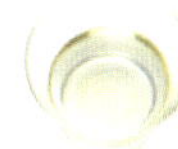

3 cuil. à soupe d'huile neutre

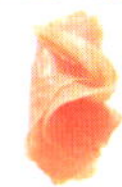

2 tranches de saumon fumé

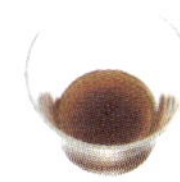

2 cl de vinaigre

2 cuil. à café de sucre en poudre

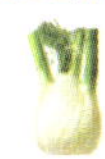

1 fenouil

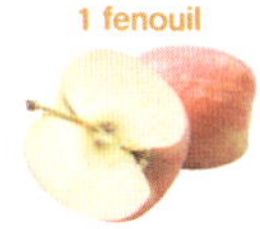

1 pomme bio

Quelques tiges d'aneth

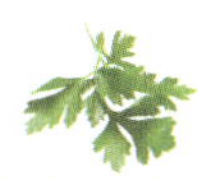

Quelques tiges de persil plat

Sel, poivre

Pour : 2 personnes
Préparation : 15 min

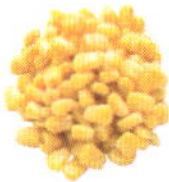
100 g de maïs

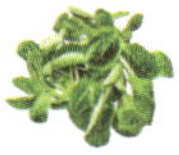
100 g de mâche

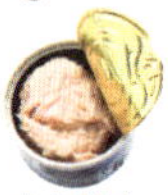
5-6 filets de thon cuit

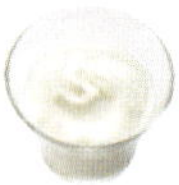
2 cuil. à soupe de fromage blanc

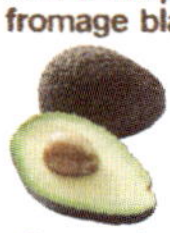
1 avocat

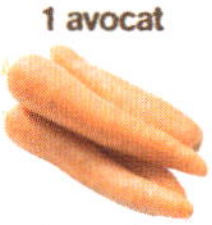
1 carotte

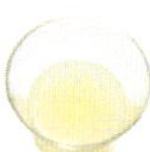
Le jus d'1 citron

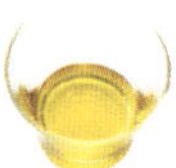
Huile d'olive

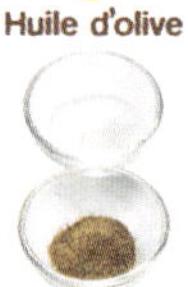
Sel, poivre

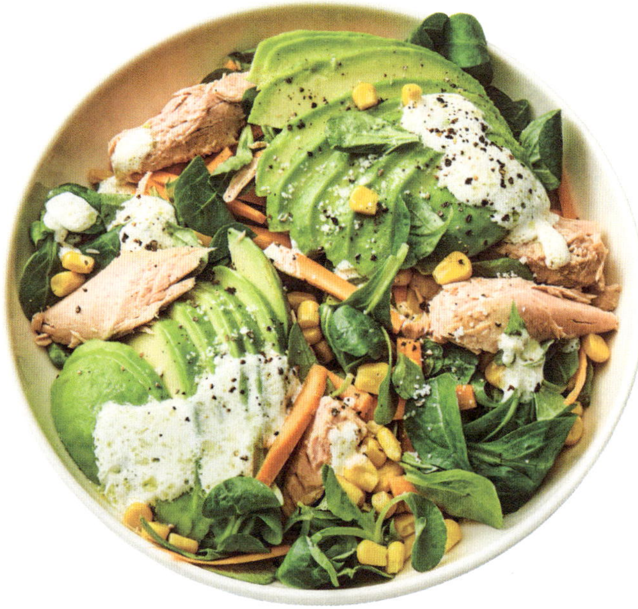

SALADE
californienne

Dans un bol, versez le fromage blanc, le jus de citron, ajoutez 1 filet d'huile, du sel, du poivre et mélangez. Si la sauce est trop épaisse, ajoutez un peu d'eau. Épluchez la carotte et taillez-la en fins bâtonnets (ou râpez-la). Coupez l'avocat en tranches. Répartissez la mâche dans les assiettes, la carotte, l'avocat, le maïs, nappez de sauce et déposez les tranches de thon.

2 Portions

309 Calories par portion

12,9 g Glucides

19,3 g Lipides

19,3 g Protéines

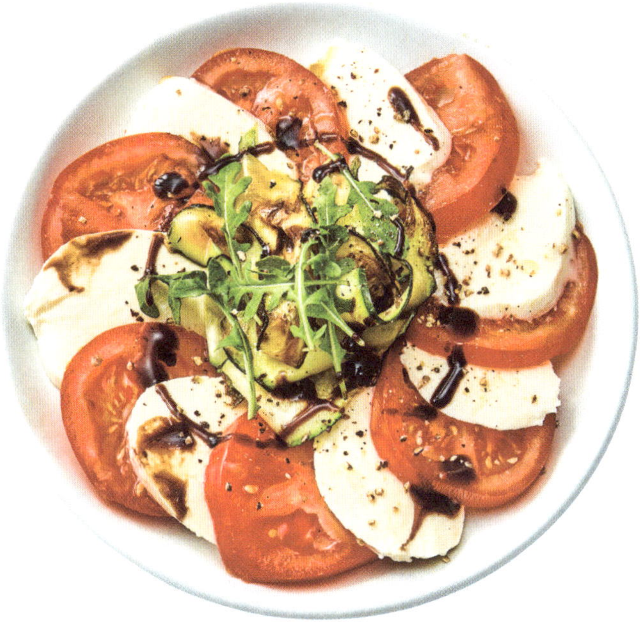

SALADE
italienne

Pour : 2 personnes
Préparation : 20 min
Cuisson : 5 min

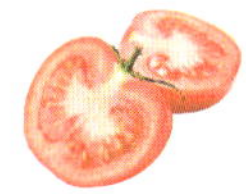
3 tomates

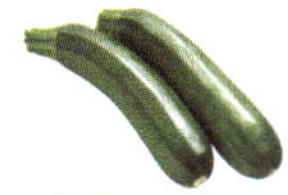
2 courgettes

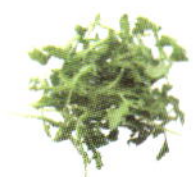
1 poignée de roquette

1 boule de mozzarella

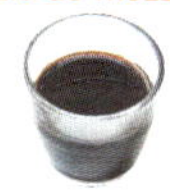
2 cuil. à soupe de vinaigre balsamique

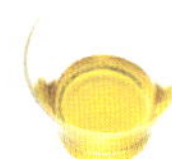
Huile d'olive

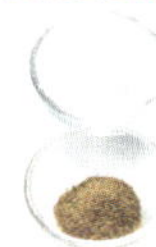
Sel, poivre

Rincez les courgettes et taillez-les en fines lamelles à la mandoline et badigeonnez-les d'huile d'olive. Faites-les griller sur un gril en fonte (à la poêle ou au four) jusqu'à ce qu'elles aient une jolie couleur dorée (environ 1-2 minutes sur chaque face).
Rincez les tomates et coupez-les en fines rondelles.
Rincez et séchez la roquette.
Égouttez et coupez la mozzarella en tranches fines.
Dans les assiettes, commencez par répartir les rondelles de tomate en alternant avec la mozzarella, tout en formant une rosace.
Déposez les lamelles de courgette au centre et la roquette par-dessus.
Arrosez chaque assiette d'1 cuillerée à soupe de vinaigre balsamique et d'huile d'olive.

2 Portions | 270 Calories par portion | 10,2 g Glucides | 16,4 g Lipides | 16,5 g Protéines

Pour : 2 personnes
Préparation : 10 min
Cuisson : 20-40 min

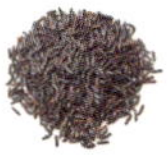

150 g de riz noir
(ou basmati)

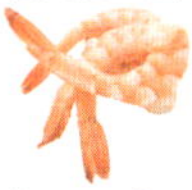

150 g de crevettes roses
cuites décortiquées

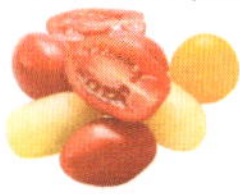

100 g
de tomates cerises

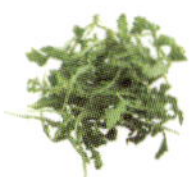

1 poignée
de roquette

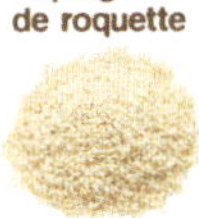

1 cuil. à café
de graines de sésame

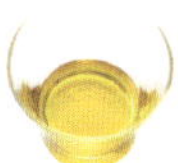

2 cuil. à café
d'huile d'olive

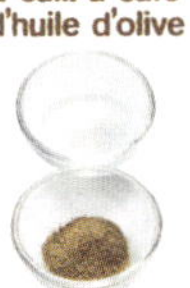

Sel, poivre

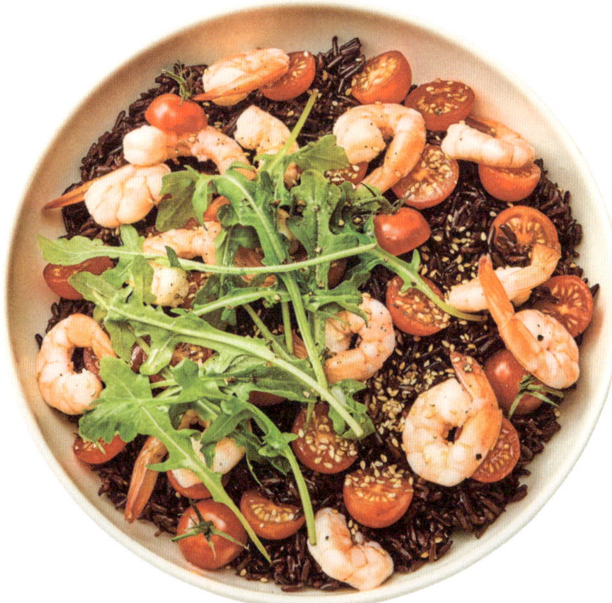

SALADE DE RIZ NOIR
estivale

Faites cuire le riz en suivant les indications du paquet. Une fois cuit, égouttez et laissez refroidir complètement. Rincez les tomates cerises et coupez-les en 2 ou en 4. Placez-les dans un saladier. Ajoutez l'huile d'olive, les crevettes, le sésame, la roquette, un peu de sel et de poivre. Mélangez. Ajoutez le riz froid et mélangez délicatement.

Astuce
Vous pouvez si vous le souhaitez ajouter 1 poignée de légumes mélangés (carotte, radis, épinard, par exemple).

2 Portions | 400 Calories par portion | 57 g Glucides | 9,8 g Lipides | 20,6 g Protéines

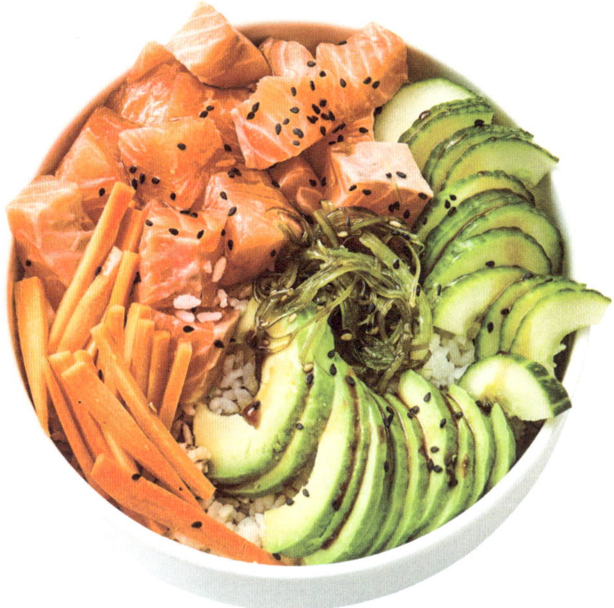

POKE BOWL MAISON

Préparez le riz en le rinçant cinq ou six fois jusqu'à ce que l'eau soit bien claire.
Faites-le cuire en suivant les indications du paquet.
Dans un bol, mélangez 1,5 cuillerée à soupe de sauce soja avec 1 cuillerée à soupe de graines de sésame.
Coupez le saumon en petits dés et faites-les mariner dans le mélange soja/sésame.
Rincez les légumes. Épluchez la carotte et coupez-la en julienne.
Coupez le concombre en demi-lunes. Coupez l'avocat en tranches ou en dés.
Une fois le riz bien cuit, égouttez-le et égrenez-le pour bien séparer les grains.
Versez dans un petit saladier avec le vinaigre de riz. Mélangez.
Répartissez le riz dans les bols puis ajoutez par-dessus les légumes, un peu de salade d'algue, en formant des petits tas jusqu'à cacher complètement le riz.
Arrosez de sauce soja et de graines de sésame.

2 Portions — **541** Calories par portion — **61,8 g** Glucides — **17,9 g** Lipides — **35 g** Protéines

Pour : 2 personnes
Préparation : 30 min
Cuisson : 10 min

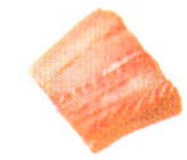
250 g de filet de saumon

125 g de riz à sushis

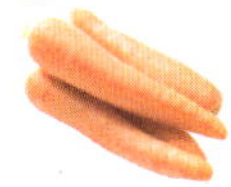
2 carottes

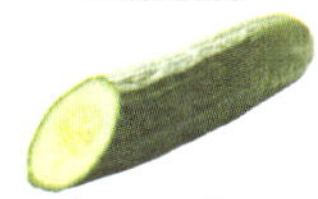
2 concombres

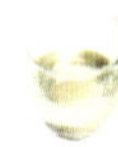
1,5 cuil. à soupe de vinaigre de riz

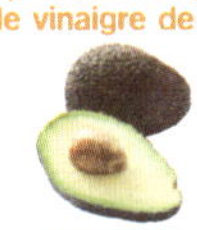
1 avocat

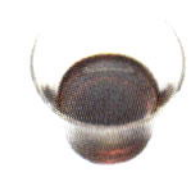
Sauce soja à teneur réduite en sel

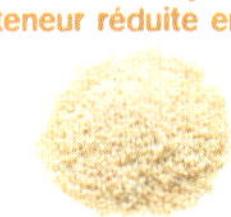
Graines de sésame

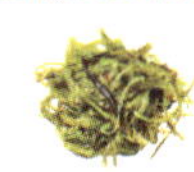
Salade d'algue wakamé

Pour : 2 personnes
Préparation : 30 min
Cuisson : 20 min

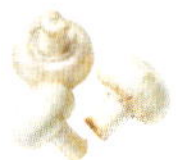

150 g
de champignons de Paris

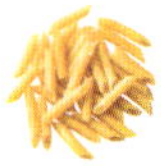

130 g de penne

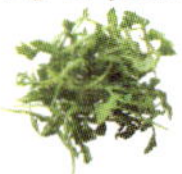

100 + 50 g
de roquette

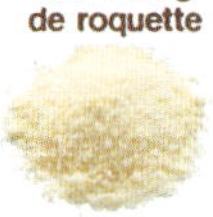

50 g de parmesan râpé

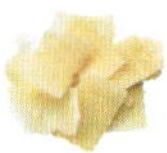

30 g de copeaux
de parmesan

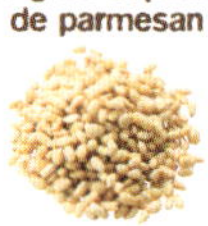

20 g de pignons
de pin

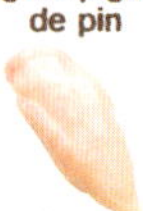

1 escalope de poulet

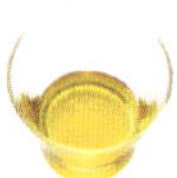

Huile d'olive

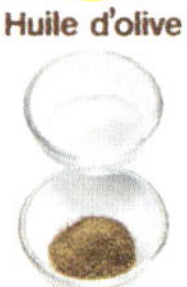

Sel, poivre

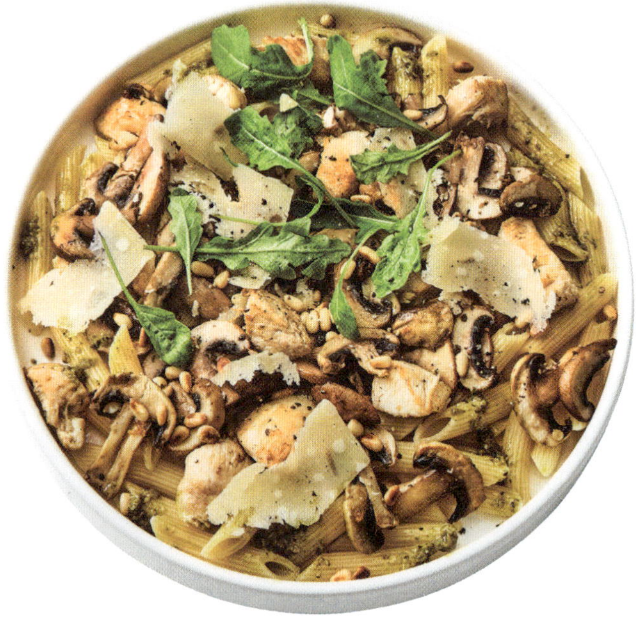

SALADE PESTO

poulet et champignons

Faites cuire les pâtes dans une casserole d'eau bouillante salée.
Faites revenir 3 minutes les pignons dans une poêle chaude sans matière grasse en les remuant régulièrement.
Rincez les champignons puis coupez-les en lamelles.
Coupez le poulet en petits dés puis faites-les colorer pendant 10 minutes dans une poêle chaude avec 1 filet d'huile d'olive.
À mi-cuisson ajoutez les champignons et poursuivez. Salez, poivrez.
Égouttez les pâtes et versez-les dans un saladier. Ajoutez la moitié des pignons et le contenu de la poêle. Mélangez et ajoutez 1 filet d'huile.
Mixez le reste des pignons avec 100 g de roquette, le parmesan râpé, un peu d'huile d'olive et du poivre. Si le mélange est trop épais, ajoutez un peu d'huile.
Mélangez le pesto dans le saladier et servez dans des assiettes.
Répartissez sur le dessus 50 g de roquette et les copeaux de parmesan.

2 Portions

563 Calories par portion

51,4 g Glucides

23,4 g Lipides

36,7 g Protéines

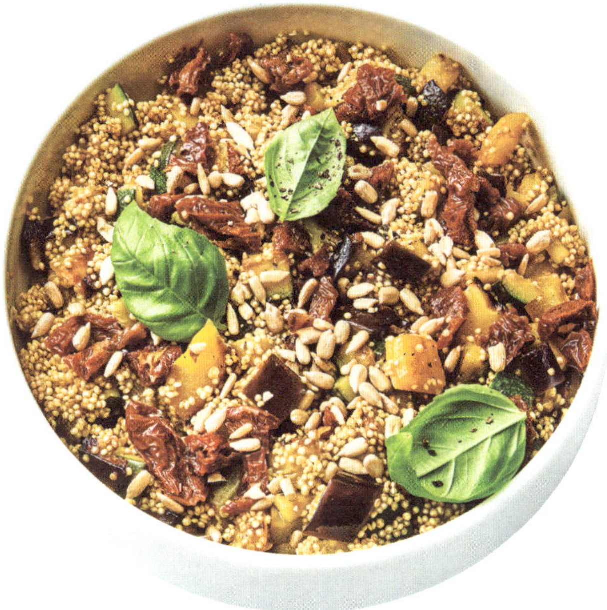

Pour : 2 personnes
Préparation : 25-30 min
Cuisson : 30 min

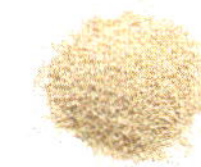

100 g de quinoa

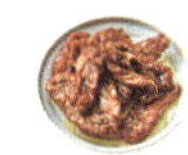

4-5 tomates séchées

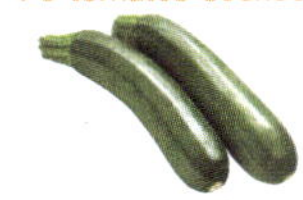

1 courgette

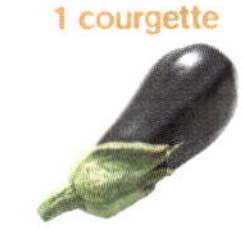

1/2 aubergine

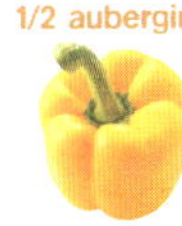

1/2 poivron jaune

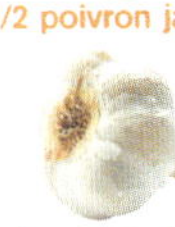

1 gousse d'ail

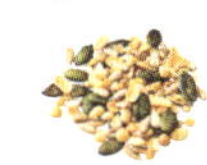

Mélange de graines à volonté (lin, sésame, pavot, tournesol)

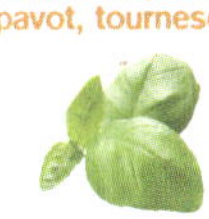

Basilic frais

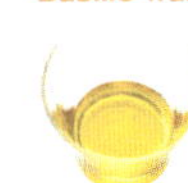

Huile d'olive

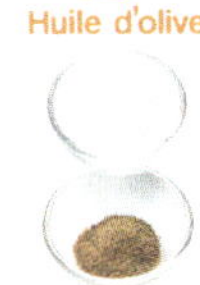

Sel, poivre

SALADE DE QUINOA
et légumes

Rincez le quinoa plusieurs fois sous l'eau et égouttez-le.
Pendant ce temps, coupez les légumes en petits dés et faites-les revenir dans une poêle avec un peu d'huile d'olive. Salez, poivrez.
Épluchez la gousse d'ail et pressez-la ou hachez-la. Ajoutez dans la poêle.
Laissez colorer à feu moyen une dizaine de minutes en remuant souvent.
Dans une sauteuse, faites griller 3 minutes le quinoa sans matière grasse.
Remuez souvent. Ajoutez 20 cl d'eau chaude, couvrez et faites cuire à feu doux pendant environ 15 minutes. Le liquide doit être totalement absorbé.
Si le mélange sèche trop vite n'hésitez pas à ajouter un peu d'eau.
Laissez tiédir le quinoa et les légumes puis mélangez-les.
Ajoutez les tomates séchées hachées, quelques cuillerées du mélange de graines, du sel, du poivre et un peu d'huile d'olive. Mélangez bien.
Répartissez dans les assiettes et ajoutez quelques feuilles de basilic frais !

2 Portions

357 Calories par portion

47,2 g Glucides

11,7 g Lipides

11,5 g Protéines

PÂTES ET GRATINS

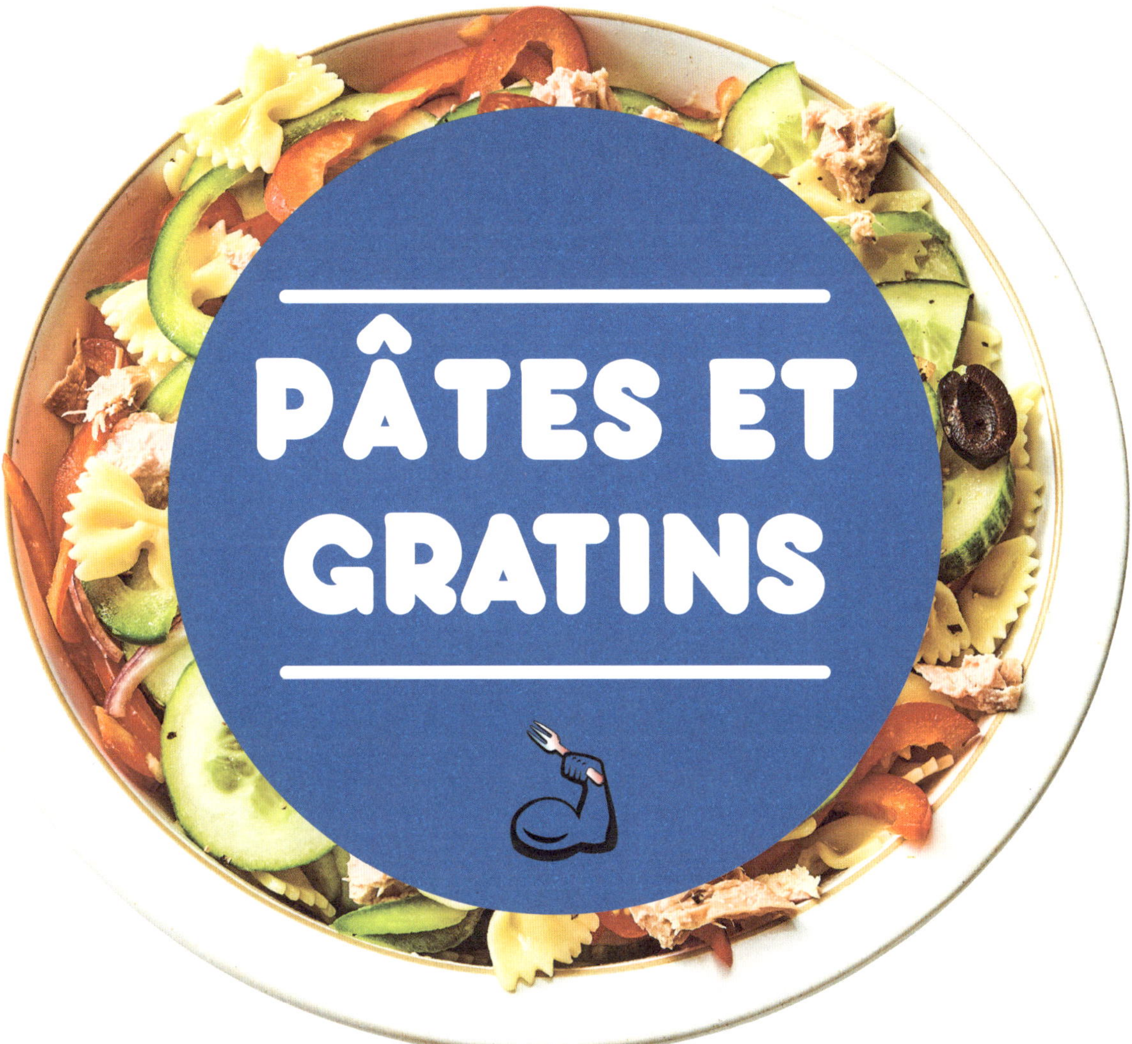

Pour : 40 pièces
Préparation : 1 h 30-2 h
Repos : 30 min
Cuisson : 10-15 min

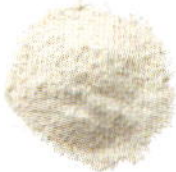

200 g de farine de blé
+ un peu pour
le plan de travail

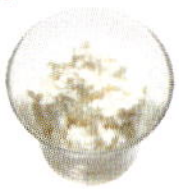

175 g de ricotta

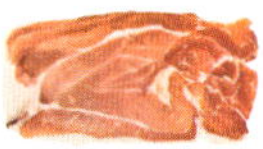

80 g de jambon cru

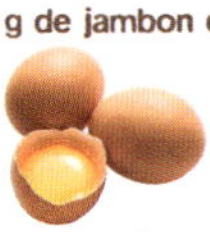

1 œuf

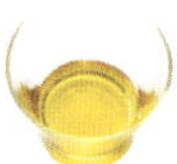

1 cuil. à café
d'huile d'olive

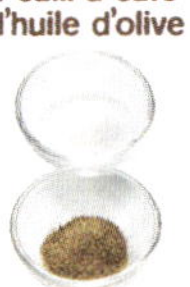

Sel, poivre

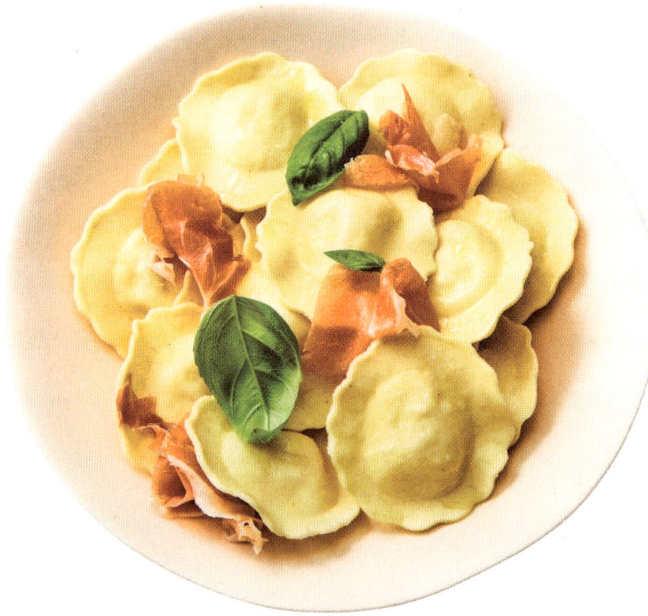

RAVIOLIS

jambon-ricotta

Préparez la pâte. Tamisez la farine dans un bol avec un peu de sel. Formez un puits et versez l'huile. Cassez l'œuf dedans et incorporez petit à petit la farine avec les doigts. Pétrissez jusqu'à obtenir une consistance lisse et homogène. Faites une belle boule, filmez-la et laissez-la reposer 30 minutes au réfrigérateur. Hachez le jambon, versez dans un bol, ajoutez la ricotta et mélangez. Étalez la pâte au rouleau sur un plan de travail fariné (ou au laminoir) puis découpez des bandes. Sur une première bande, répartissez la farce en petits tas (de la taille d'une noix), espacés d'au moins 3 cm. Humidifiez le tour de la farce avec un pinceau ou votre doigt. Recouvrez la bande d'une seconde en soudant au fur et à mesure autour de la farce. Scellez bien les bords des raviolis et découpez avec un emporte-pièce de la forme de votre choix (carré, rond, dentelé...) ou simplement un verre. Déposez au fur et à mesure les raviolis sur une plaque recouverte de papier cuisson et couvrez d'un torchon. Portez une casserole d'eau salée à ébullition. Plongez une dizaine de raviolis, baissez la chaleur et faites-les cuire 3 à 5 minutes. Récupérez les raviolis avec une écumoire et répétez l'opération en s'assurant de maintenir les raviolis cuits au chaud.

40 Portions — 33 Calories par portion — 4,1 g Glucides — 1 g Lipides — 1,8 g Protéines

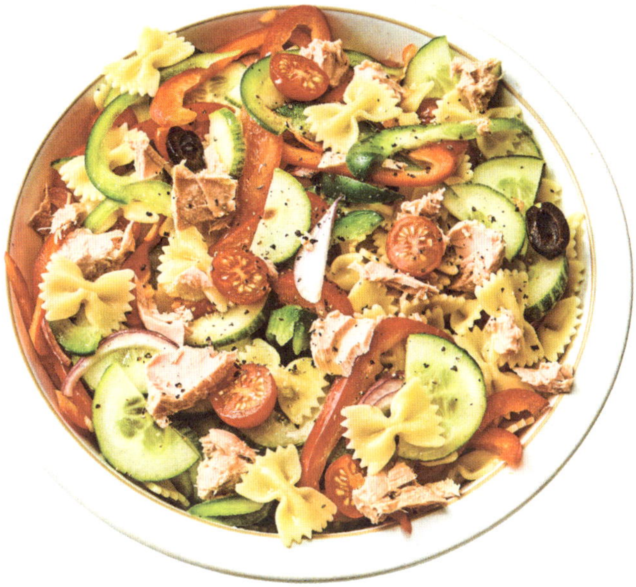

SALADE DE PÂTES

au thon

Faites cuire les pâtes en suivant les indications du paquet.
Rincez les tomates cerises et coupez-les en 4.
Épluchez l'oignon, rincez les poivrons et le céleri. Coupez-les en fines lamelles.
Rincez les concombres, coupez les extrémités
et détaillez-les en deux dans la longueur puis en tranches fines.
Coupez les olives noires en deux.
Égouttez les pâtes et passez-les sous l'eau froide.
Versez dans un saladier, ajoutez 1 filet d'huile et mélangez.
Ajoutez les légumes, le thon émietté, les olives.
Salez, poivrez, goûtez et rectifiez l'assaisonnement si nécessaire.

4 Portions

369 Calories par portion

61 g Glucides

3,1 g Lipides

24 g Protéines

Pour : 4 personnes
Préparation : 20 min
Cuisson : 10 min

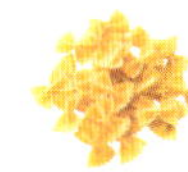

300 g de farfalle

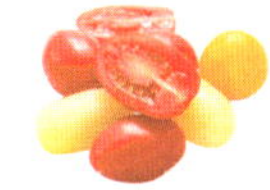

12 tomates cerises

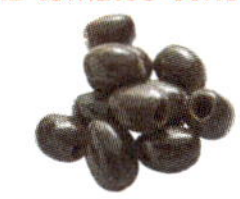

12 olives noires

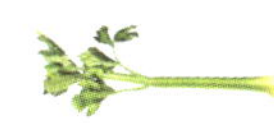

2 branches de céleri

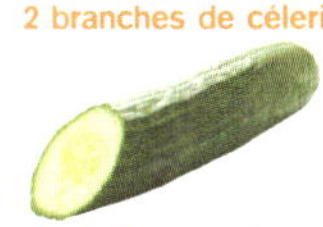

2 mini-concombres

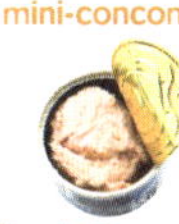

1 boîte de thon de 224 g

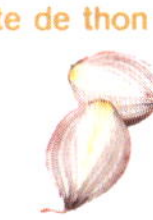

1/2 oignon rouge

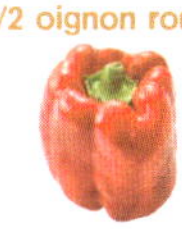

1/2 poivron rouge

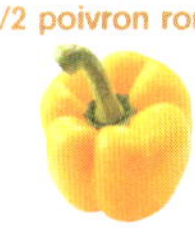

1/2 poivron jaune
(ou autre couleur au choix)

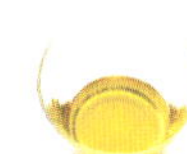

Huile d'olive

Sel, poivre

Pour : 4 personnes
Préparation : 30 min
Cuisson : 10-15 min

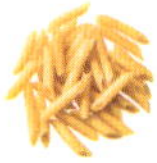
320 g
de pâtes (au choix)

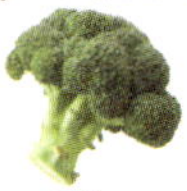
200 g
de fleurettes de brocoli

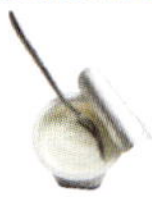
200 g de yaourt

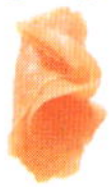
125 g
de saumon fumé

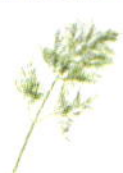
60 g d'aneth

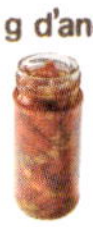
30 g
de piments chili marinés

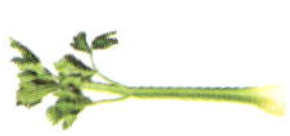
2 branches de céleri

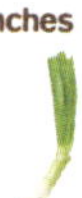
2 oignons nouveaux

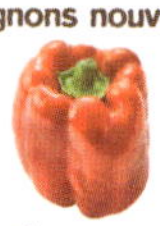
1 poivron rouge

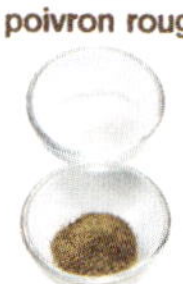
Sel, poivre

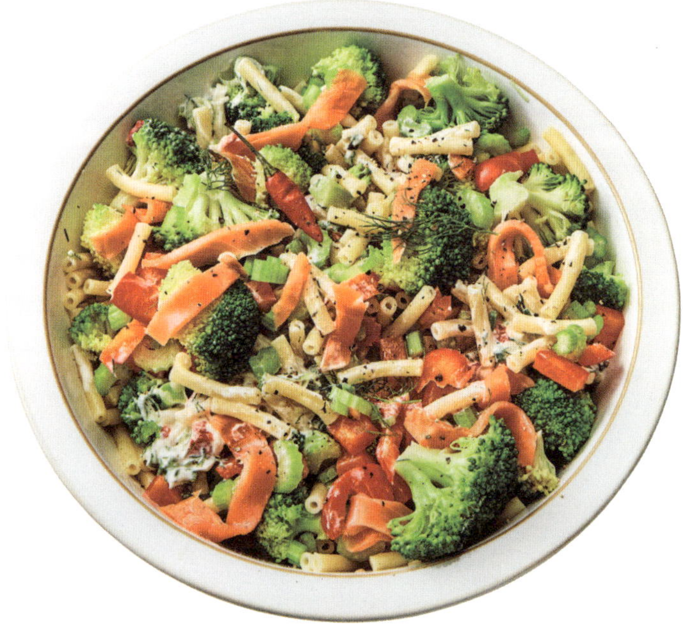

PÂTES PIMENTÉES

au saumon et brocolis

Faites cuire les fleurettes de brocoli 5 minutes dans une casserole d'eau bouillante salée. Rincez le poivron et le céleri et coupez-les en dés en retirant les pépins du poivron. Plongez-les dans la casserole avec les brocolis 1 minute avant la fin de la cuisson. Égouttez les légumes et passez-les directement sous de l'eau glacée. Réservez. Faites cuire les pâtes en suivant les indications du paquet. Hachez les oignons nouveaux. Rincez, séchez et hachez l'aneth. Dans un bol, mélangez l'aneth, le yaourt, un peu de sel et de poivre. Ajoutez les piments hachés en morceaux. Découpez le saumon en fines lanières. Égouttez les pâtes en gardant une petite louche d'eau de cuisson. Versez les pâtes dans un plat, ajoutez les légumes, mélangez. Versez la sauce au yaourt, un peu de jus de cuisson et mélangez délicatement. Répartissez dans les assiettes et décorez avec les lamelles de saumon.

4 Portions

404 Calories par portion

70 g Glucides

19,5 g Lipides

4,6 g Protéines

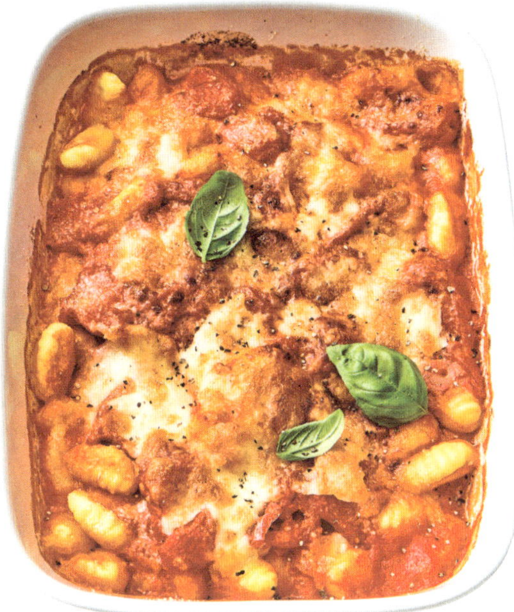

GRATIN

de gnocchis

Épluchez et émincez l'oignon rouge. Faites-le suer et colorer 5 minutes dans une poêle avec 2 cuillerées à soupe d'huile d'olive.
Épluchez et hachez l'ail.
Ajoutez-le dans la poêle ainsi que les tomates.
Rincez quelques feuilles de basilic et ciselez-les par-dessus.
Mélangez et laissez mijoter à feu doux 10 minutes.
Pendant ce temps, préchauffez le four à 240 °C (th. 8).
Faites cuire les gnocchis en suivant les indications du paquet.
Une fois cuits, égouttez-les et mélangez-les dans la poêle avec la sauce.
Versez le tout dans un plat à gratin, émiettez la mozzarella par-dessus et terminez en répartissant le parmesan.
Enfournez pour 5 à 10 minutes. Si la coloration n'est pas suffisante, terminez sous le gril quelques minutes.

2-3 Portions

383 Calories par portion

48,8 g Glucides

12,7 g Lipides

14,6 g Protéines

Pour : 2-3 personnes
Préparation : 25 min
Cuisson : 25 min

100 g de mozzarella

20 g de parmesan râpé

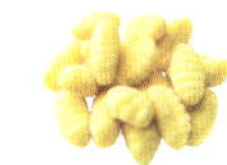

1 paquet de gnocchis de 380 g environ

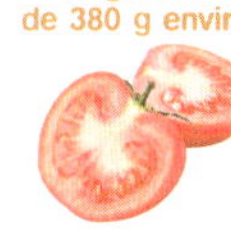

1 boîte de tomates entières

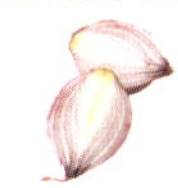

1 oignon rouge

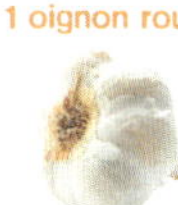

1 gousse d'ail

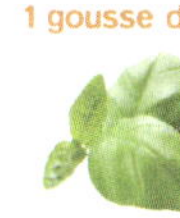

Basilic

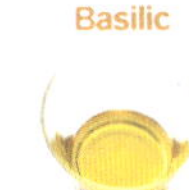

Huile d'olive

Sel, poivre

Pour : 4 personnes
Préparation : 15 min
Cuisson : 25 min

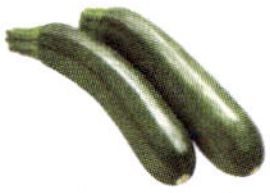

1 kg de courgettes

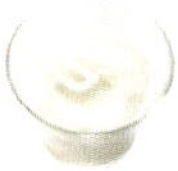

500 g
de fromage blanc
à 0 % de MG

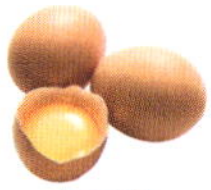

4 œufs

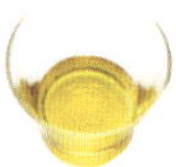

Huile d'olive

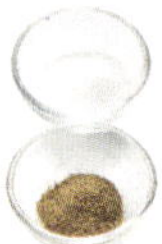

Sel, poivre

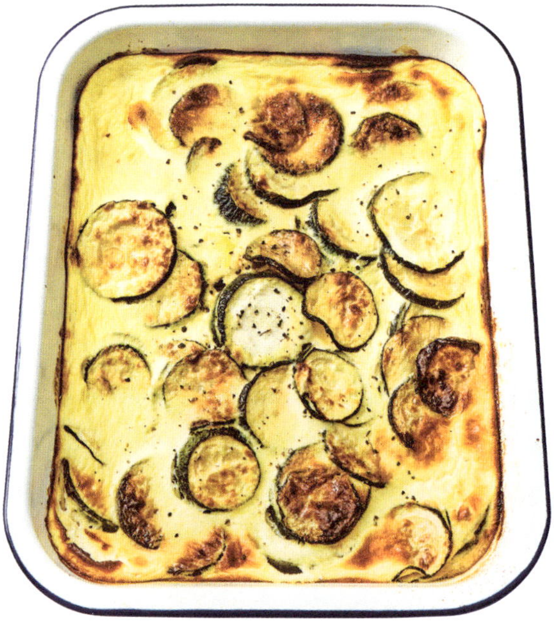

GRATIN

de courgettes

Rincez les courgettes, coupez les extrémités
et détaillez-les en rondelles de 2 mm d'épaisseur.
Faites-les revenir dans une poêle avec un peu d'huile d'olive (ou autre),
jusqu'à ce qu'elles aient une jolie couleur dorée.
Salez, poivrez.
Préchauffez le four à 210 °C (th. 7).
Fouettez le fromage blanc dans un saladier avec les œufs,
un peu de sel et de poivre.
Ajoutez les courgettes dans le saladier,
remuez bien et versez dans un plat à gratin.
Enfournez pour environ 20 minutes.

4 Portions | 213 Calories par portion | 10,2 g Glucides | 8,5 g Lipides | 25,1 g Protéines

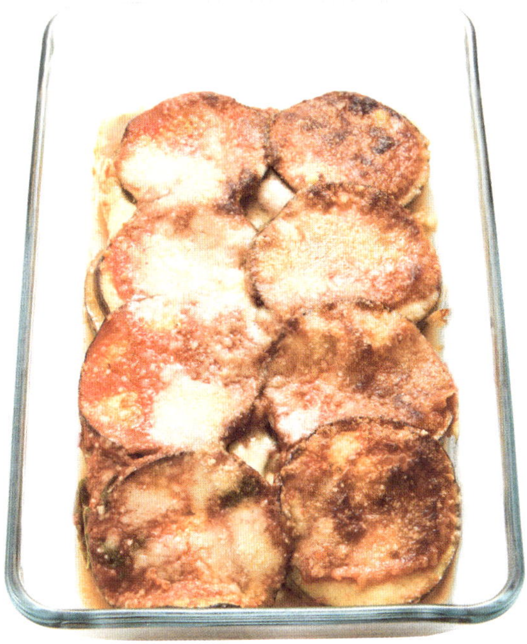

GRATIN D'AUBERGINES

à la parmigiana

Rincez les aubergines, coupez les extrémités et détaillez-les en fines rondelles. Placez-les dans une passoire. Salez-les et laissez dégorger 1 heure.
Préparez la sauce. Dans une casserole, versez la sauce tomate, l'huile d'olive, 1 pincée de sel et mélangez. Rincez le basilic et ajoutez-le dans la casserole, mélangez et laissez cuire à feu moyen/doux. La sauce doit réduire et se densifier.
Coupez la mozzarella en rondelles ; réservez-les dans un bol.
Préchauffez le four à 200 °C (th. 6-7).
Lorsque les aubergines ont bien dégorgé, épongez-les avec du papier absorbant. Dans un plat, déposez une fine couche de sauce. Déposez les rondelles d'aubergine sans qu'elles se chevauchent, puis à nouveau une fine couche de sauce, puis ajoutez quelques rondelles de mozzarella. Répétez l'opération jusqu'à épuisement des ingrédients. Terminez par une couche de sauce.
Recouvrez de parmesan et de chapelure et enfournez 40 minutes.
Sortez le plat du four et dégustez chaud.

2 Portions

346 Calories par portion

19,2 g Glucides

11,2 g Lipides

22,3 g Protéines

Pour : 2 personnes
Préparation : 30 min
Dégorgement : 1 h
Cuisson : 40 min

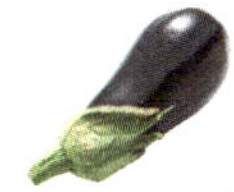
2 grandes aubergines

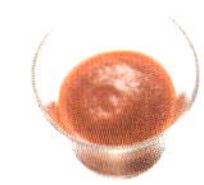
250 g de sauce tomate

200 g de mozzarella allégée

30 g de chapelure

30 g de parmesan râpé

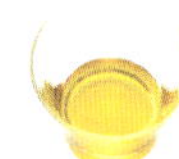
1 filet d'huile d'olive

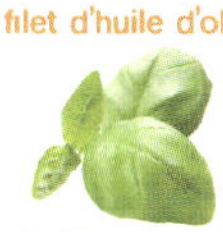
15 feuilles de basilic

Sel

PIZZAS, TARTES ET CAKES

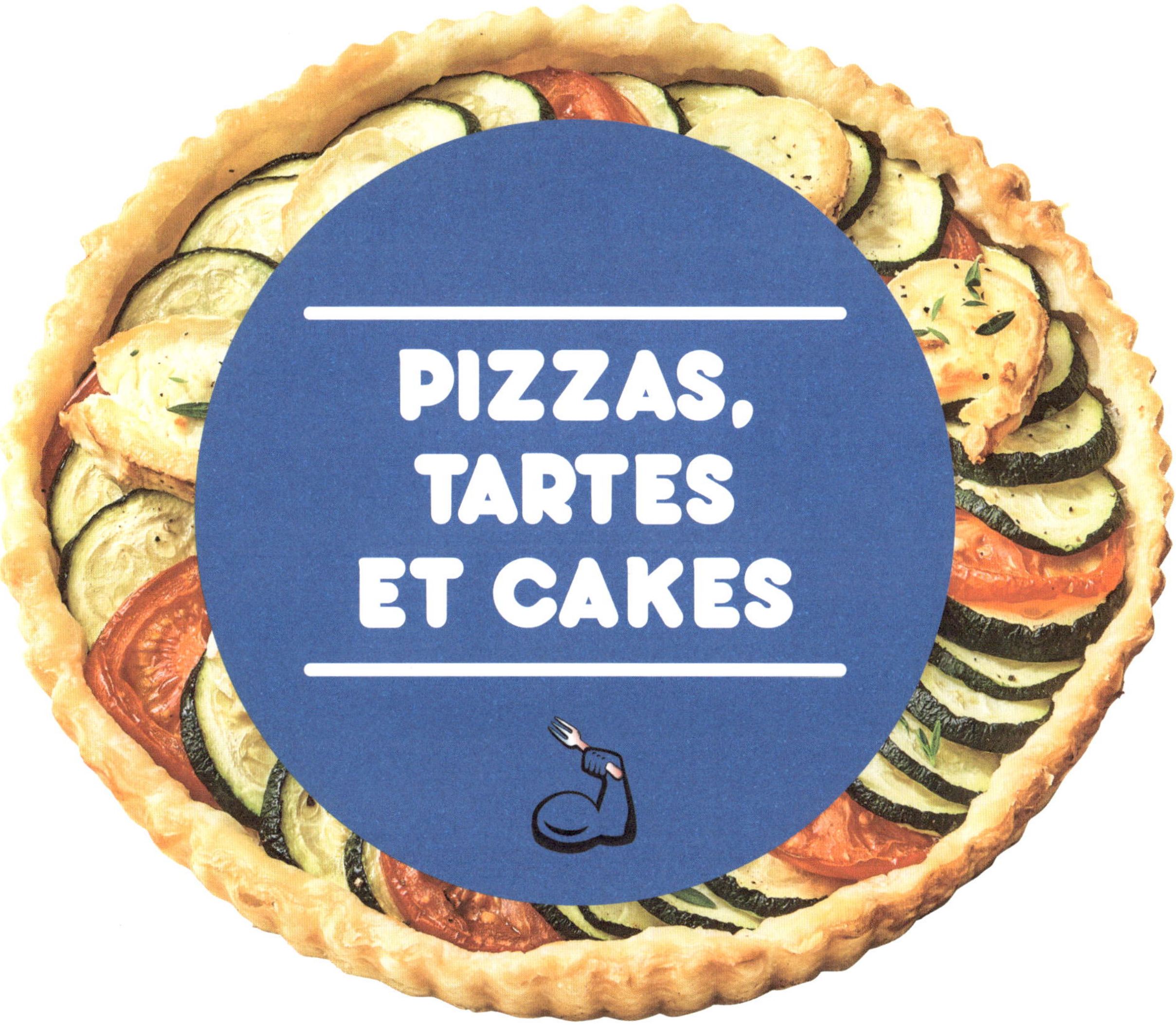

Pour : 1 cake
Préparation : 15 min
Cuisson : 40-45 min

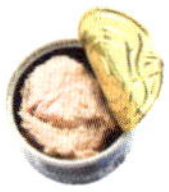

200 g
de thon au naturel

100 g
de gruyère râpé

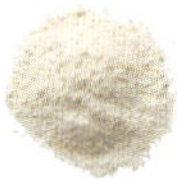

100 g
de farine de blé

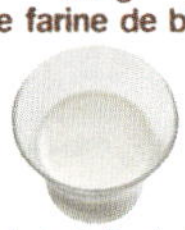

12 cl de lait végétal
(ou de lait)

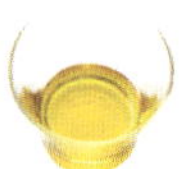

6 cl d'huile d'olive

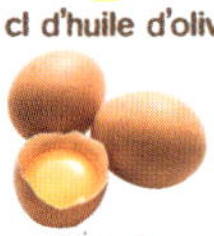

3 œufs

1/2 sachet de levure

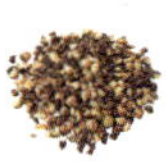

Poivre

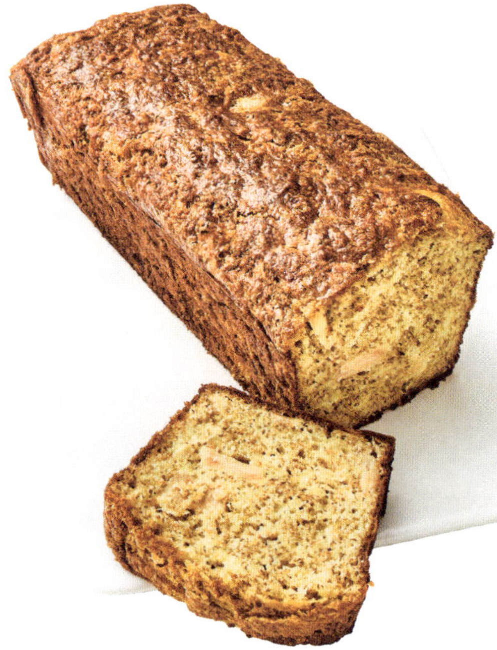

CAKE AU THON

Préchauffez le four à 180 °C (th. 6).
Dans un saladier mélangez la farine, le poivre et la levure.
Faites un puits, versez les œufs et mélangez.
Ajoutez le lait végétal (ou le lait), l'huile d'olive
et fouettez énergiquement pour ne pas faire de grumeaux.
Ajoutez le gruyère et émiettez le thon.
Mélangez le tout et versez dans un moule à cake en silicone, ou beurré et fariné.
Enfournez pour 40-45 minutes.
Surveillez la cuisson avec la pointe d'un couteau : elle doit ressortir propre.
Sortez le cake du four et laissez refroidir avant de le découper.

Portion 100 g

223 Calories par portion

9,2 g Glucides

14,2 g Lipides

13,8 g Protéines

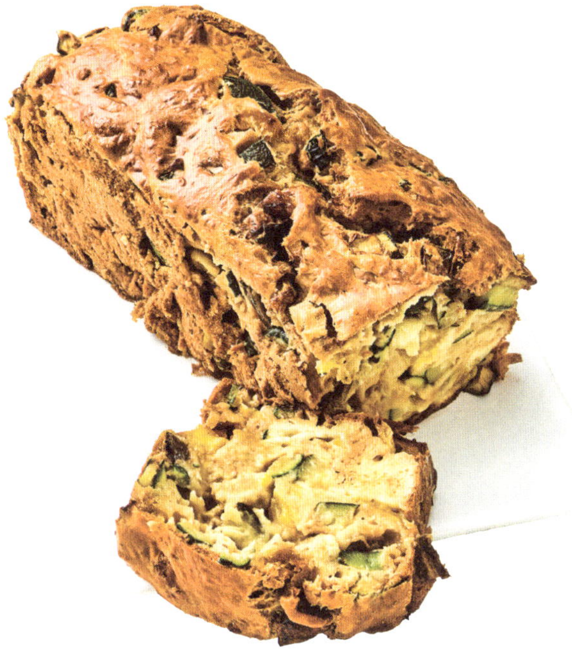

CAKE AUX LÉGUMES

Pour : 1 cake
Préparation : 25 min
Cuisson : 50 min

220 g de farine de blé

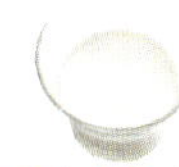
5 cl de lait végétal (ou de lait)

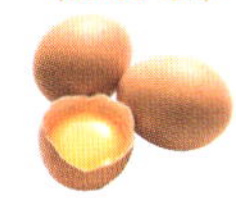
3 œufs

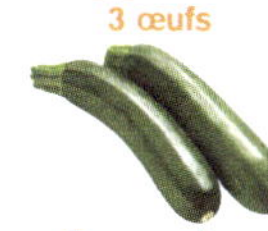
2 courgettes

2 cuil. à soupe de parmesan râpé

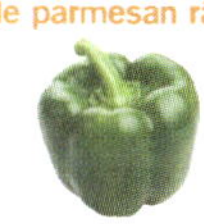
1 poivron

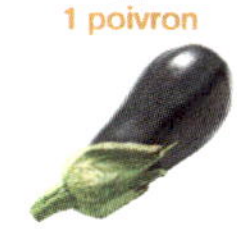
1 aubergine

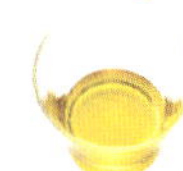
1 cuil. à soupe d'huile d'olive

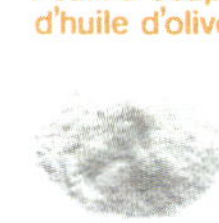
1 sachet de levure chimique

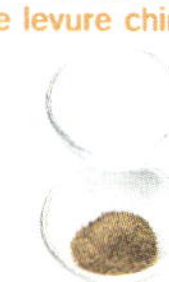
Sel, poivre

Préchauffez le four à 180 °C (th. 6).
Rincez tous les légumes, coupez les extrémités,
retirez les graines du poivron et coupez-les en dés de taille moyenne.
Faites chauffer l'huile dans une poêle et jetez les légumes.
Faites-les cuire pendant environ 10 minutes.
Dans un saladier, cassez et battez les œufs.
Ajoutez le lait végétal (ou le lait),
un peu de sel et de poivre, le parmesan et mélangez.
Ajoutez la farine et la levure et fouettez énergiquement !
Une fois le mélange homogène et les légumes cuits,
mélangez le tout et versez dans un moule à cake en silicone, ou beurré et fariné.
Enfournez pour 30-40 minutes minimum.
Surveillez la cuisson en plantant la pointe d'un couteau :
il doit ressortir propre.
Sortez le cake du four et laissez refroidir avant de le découper.

Portion 100 g

105 Calories par portion

14,9 g Glucides

2,7 g Lipides

5 g Protéines

Pour : 8 personnes
Préparation : 20 min
Cuisson : 45-50 min

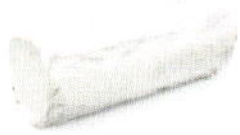

150 g de bûche de fromage de chèvre

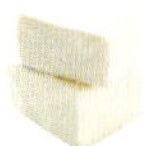

50 g de Carré Frais à 0 % de MG

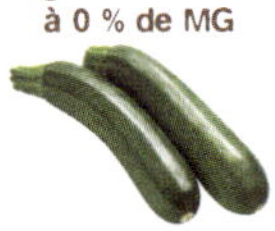

2 belles courgettes

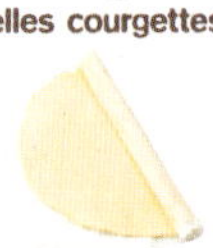

1 pâte brisée ou feuilletée

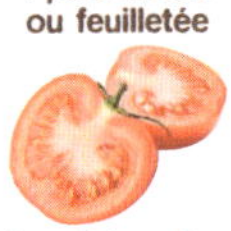

1 ou 2 tomates

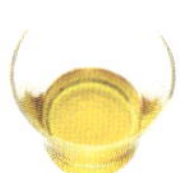

1 filet d'huile d'olive

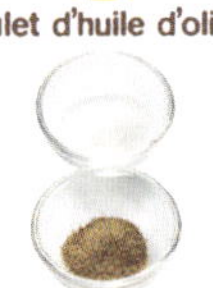

Sel, poivre

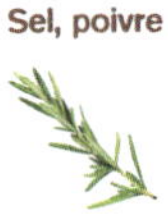

Quelques herbes fraîches

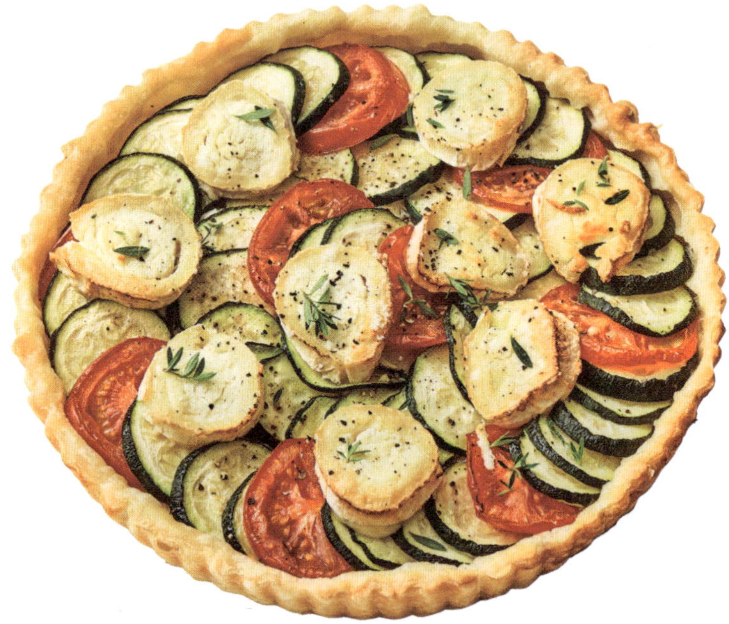

TARTE AUX LÉGUMES

et chèvre

Préchauffez le four à 180 °C (th. 6).
Déroulez la pâte dans un moule à tarte et piquez le fond avec une fourchette.
Étalez le Carré Frais en le répartissant bien sur la pâte.
Rincez les légumes et coupez-les en rondelles.
Garnissez la tarte avec les rondelles de courgette.
Insérez ensuite les tomates de manière régulière.
Coupez la bûche de chèvre en rondelles et déposez-les sur la tarte.
Arrosez d'1 filet d'huile d'olive, salez, poivrez et enfournez pour environ 45 à 50 minutes.
Sortez la tarte du four et décorez d'herbes fraîches au moment de servir.

8 Portions | 189 Calories par portion | 14,4 g Glucides | 11,3 g Lipides | 6,7 g Protéines

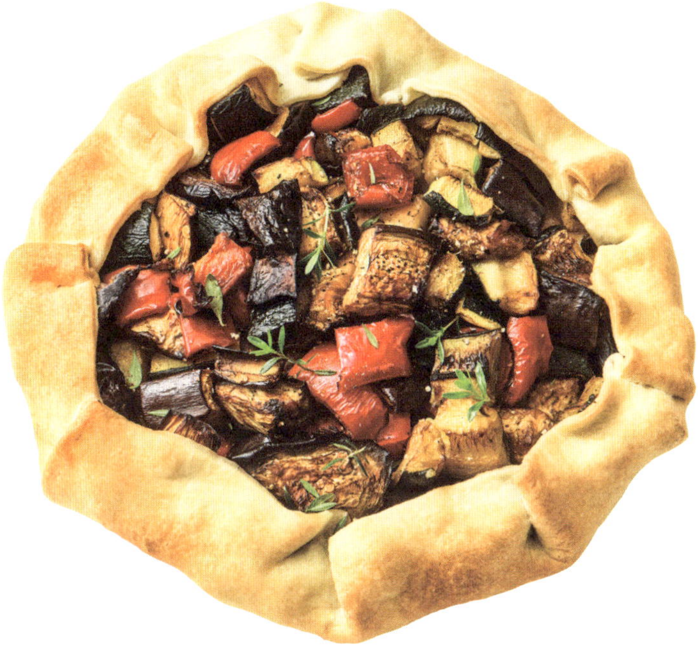

TARTE RUSTIQUE

aux légumes du soleil

Pour : 8 personnes
Préparation : 20-25 min
Cuisson : 45 min

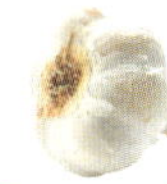
2 gousses d'ail

1 pâte brisée

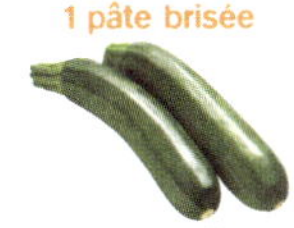
1 courgette

1 aubergine

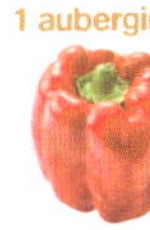
1 poivron rouge

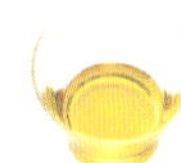
1 cuil. à soupe d'huile d'olive

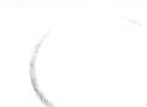

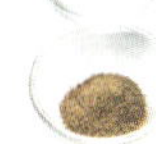
Sel, poivre

Rincez les légumes, coupez les extrémités, retirez les grains du poivron et coupez-les en dés de taille moyenne.
Faites-les revenir dans une poêle avec l'huile d'olive, du sel et du poivre pendant 10 minutes.
Pelez l'ail, écrasez les gousses et ajoutez-les dans la poêle.
Préchauffez le four à 180 °C (th. 6).
Déroulez la pâte dans un moule à tarte, piquez-la avec une fourchette.
Répartissez les légumes sur le centre de la pâte.
Laissez un rebord d'environ 3-4 cm que vous viendrez replier sur les légumes.
Enfournez pour environ 35 minutes en surveillant la coloration.

8 Portions | 135 Calories par portion | 14,5 g Glucides | 6,7 g Lipides | 2,2 g Protéines

Pour : 12 parts
Préparation : 20 min
Cuisson : 15 min

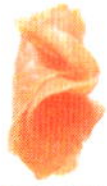

250-300 g
de saumon fumé

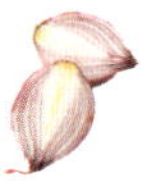

1 oignon rouge

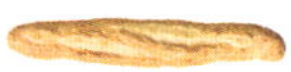

1 baguette de pain
aux graines de sésame

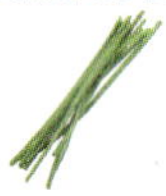

1 bouquet
de ciboulette

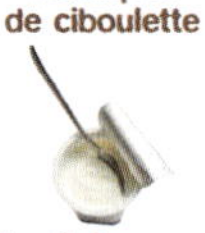

2 cuil. à soupe
de yaourt

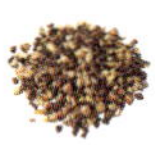

Poivre

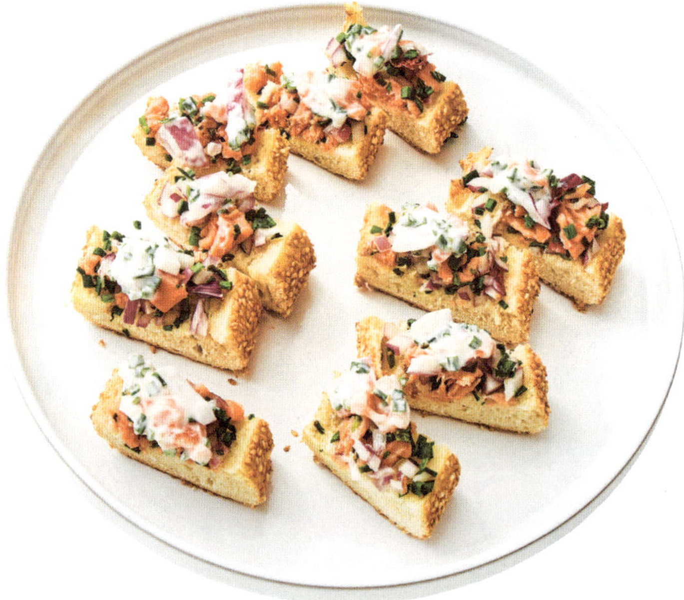

BAGUETTE FARCIE

Préchauffez le four à 200 °C (th. 6-7).
Coupez le saumon en petits dés. Réservez dans un bol.
Épluchez l'oignon, émincez-le finement et ajoutez-le dans le bol.
Rincez, séchez et ciselez la ciboulette.
Ajoutez-la dans le bol et mélangez.
Réservez 1/4 du mélange dans un autre bol.
Versez dessus le yaourt et mélangez. Mettez cette préparation de côté.
Hachez le mélange d'ingrédients (les 3/4 restants).
Coupez le dessus de la baguette jusqu'à voir apparaître la mie.
Évidez le centre de la baguette et garnissez avec le mélange haché.
Enfournez pour 15 minutes.
Une fois la baguette bien chaude, sortez-la du four
et répartissez le contenu du bol avec le yaourt.
Découpez ensuite des petites tranches à déguster comme des tapas.

12 Portions | **57** Calories par portion | **4,6 g** Glucides | **2 g** Lipides | **5,1 g** Protéines

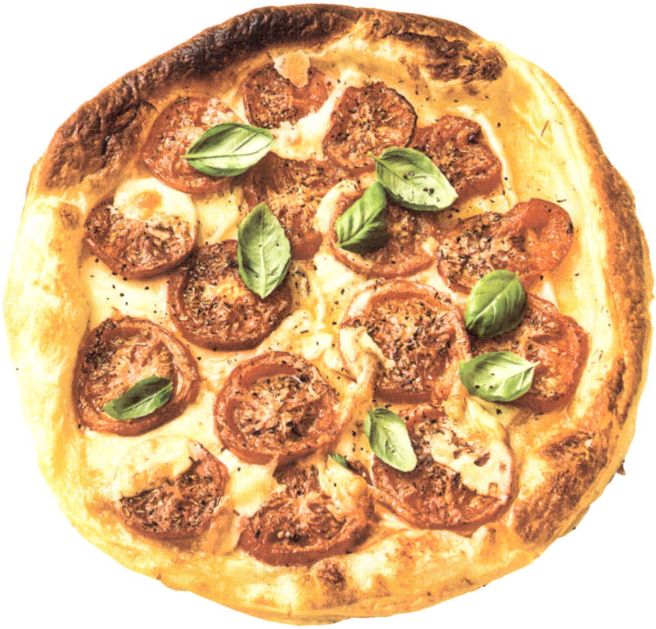

TARTE CAPRESE

Préchauffez le four à 180 °C (th. 6).
Préparez une plaque recouverte de papier cuisson.
Rincez les tomates et coupez-les en rondelles d'environ 1 cm puis déposez-les sur la plaque de cuisson. Arrosez d'1 filet d'huile, ajoutez un peu de sel, de poivre et d'herbes de Provence.
Enfournez pour 20 minutes.
Coupez la mozzarella en tranches et laissez égoutter.
Étalez la pâte sur une plaque recouverte de papier cuisson et piquez-la avec une fourchette.
Sortez les tomates du four et répartissez-les sur la pâte feuilletée en alternant avec la mozzarella.
Versez 1 filet d'huile d'olive et enfournez pour 20 minutes.
Rincez, séchez et ciselez le basilic.
Sortez la tarte du four, répartissez le basilic et dégustez !

Pour : 8 personnes
Préparation : 20 min
Cuisson : 40 min

150 g de mozzarella

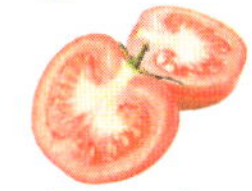

3-4 tomates

1 pâte brisée ou feuilletée

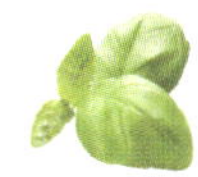

15 feuilles de basilic

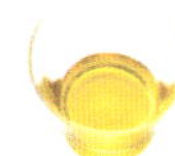

Huile d'olive

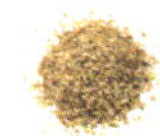

Herbes de Provence

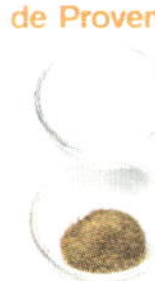

Sel, poivre

8 Portions | 188 Calories par portion | 14,6 g Glucides | 11,3 g Lipides | 6,5 g Protéines

Pour : 2 personnes
Préparation : 25 min
Cuisson : 25 min

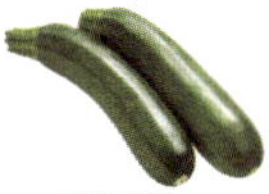

250-300 g
de courgettes

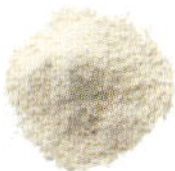

45 g
de farine d'avoine

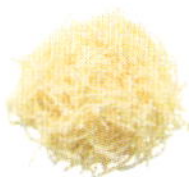

10 g de gruyère râpé

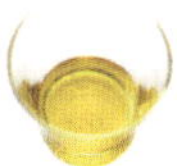

1 cuil. à café d'huile d'olive
pour la cuisson

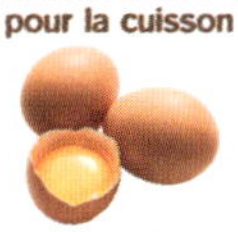

1 œuf

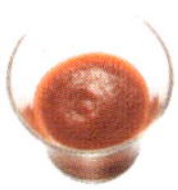

20 cl de sauce tomate

1/2 boule de mozzarella

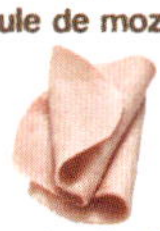

1 tranche de dinde
ou de jambon blanc

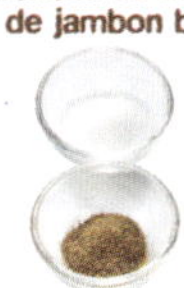

Sel, poivre

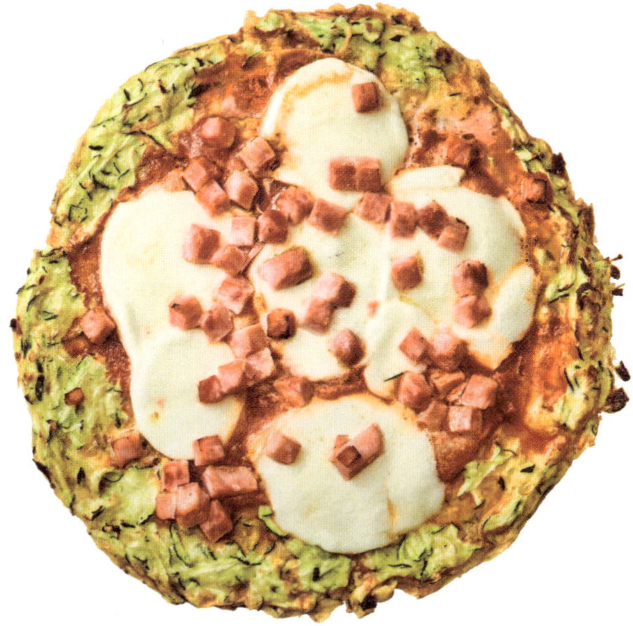

MAXI GALETTE

de courgettes façon pizza

Rincez les courgettes, râpez-les et placez-les dans une passoire.
Salez légèrement et laissez reposer pour évacuer l'excès d'eau.
Préchauffez le four à 220 °C (th. 7-8).
Dans un saladier, mélangez l'œuf, la farine, le fromage, du sel et du poivre.
Pressez bien les courgettes et ajoutez-les dans le saladier.
Mélangez jusqu'à obtenir un mélange lisse et homogène.
Sur une plaque recouverte de papier cuisson, versez la préparation en formant un cercle de la taille d'une pizza et d'une épaisseur régulière.
Arrosez d'1 filet d'huile d'olive et enfournez pour 15 minutes.
Coupez la mozzarella en cubes ou en rondelles. Coupez la dinde en cubes.
Sortez la galette du four, répartissez la sauce tomate, la dinde et la mozzarella.
Salez, poivrez et enfournez pour 5 à 10 minutes supplémentaires.

2 Portions | **314** Calories par portion | **28,5 g** Glucides | **14,1 g** Lipides | **16 g** Protéines

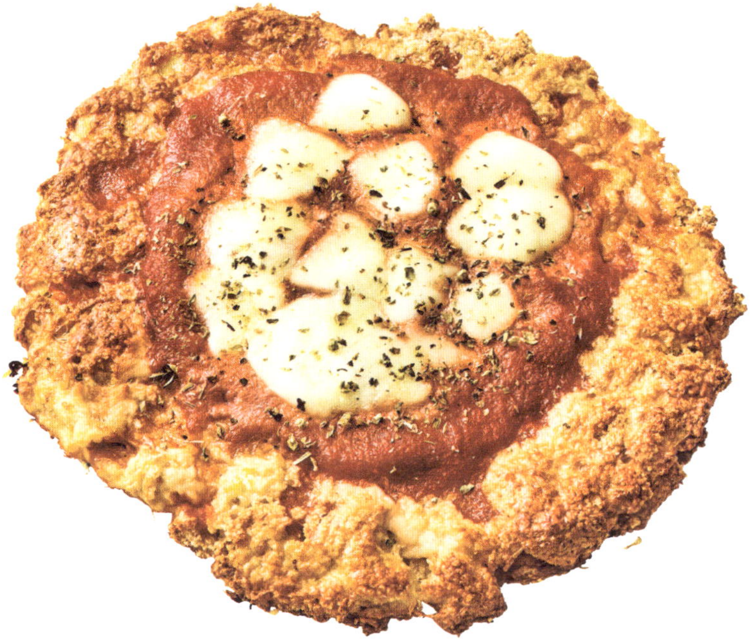

CHICKEN PIZZA

Pour : 2 personnes
Préparation : 15 min
Cuisson : 40 min

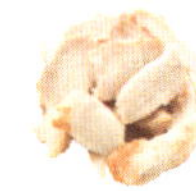

250 g
de poulet haché

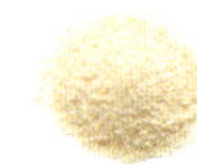

50 g de chapelure

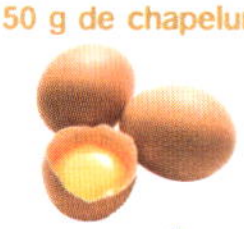

1 œuf

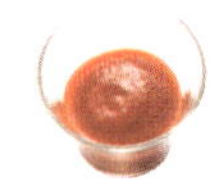

Sauce tomate

1/2 boule de mozzarella

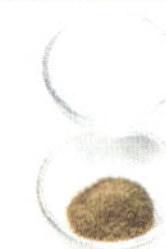

Sel, poivre

Préchauffez le four à 180 °C (th. 6).
Mélangez dans un saladier le poulet, la chapelure et l'œuf.
Mélangez énergiquement à la fourchette pour bien lier les ingrédients.
Salez, poivrez et mélangez de nouveau.
Préparez une plaque recouverte de papier cuisson.
Étalez le mélange sur le papier et écrasez avec vos mains ou une cuillère pour former un cercle de la taille d'une pâte à pizza.
Enfournez pour 25 à 30 minutes.
Sortez la plaque du four, ajoutez la sauce tomate et la mozzarella coupée en dés et poursuivez la cuisson pendant 5 à 10 minutes.

2 Portions | 266 Calories par portion | 22,1 g Glucides | 4,8 g Lipides | 35,4 g Protéines

VIANDE, POISSON ET LÉGUMES

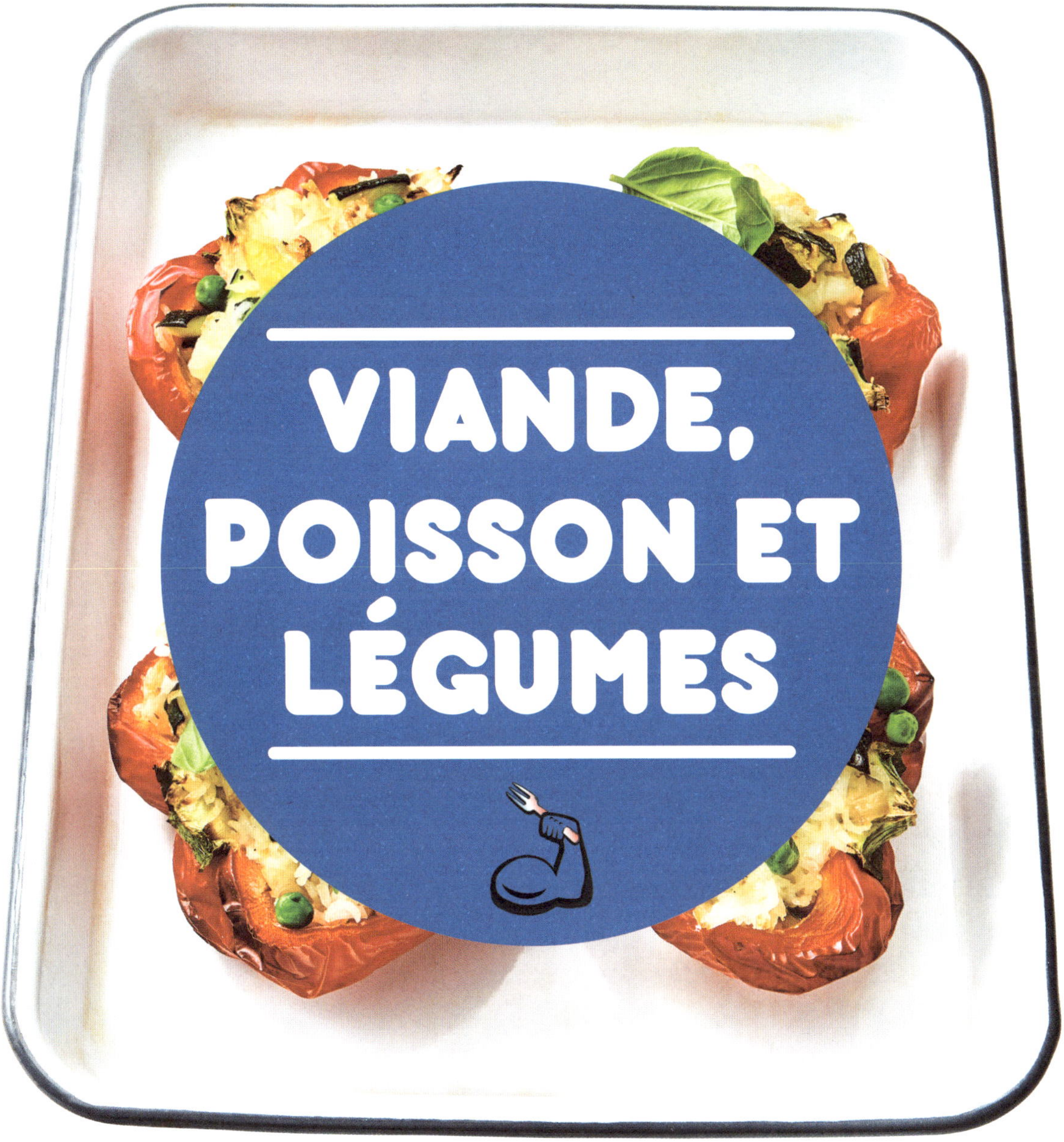

Pour : 4 personnes
Préparation : 35 min
Repos : 30 min
Cuisson : 15 min

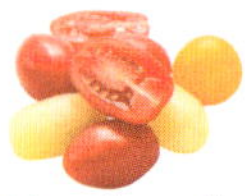

24 tomates cerises (2 couleurs)

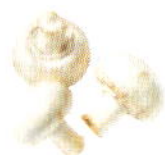

12 champignons de Paris

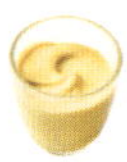

3 cuil. à soupe de moutarde forte

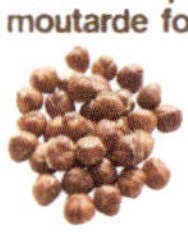

3 cuil. à soupe de noisettes

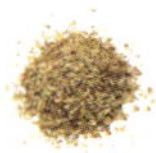

3 cuil. à café d'herbes de Provence

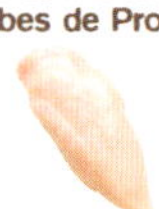

2 escalopes de poulet

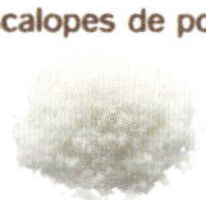

Sel

4 piques à brochette

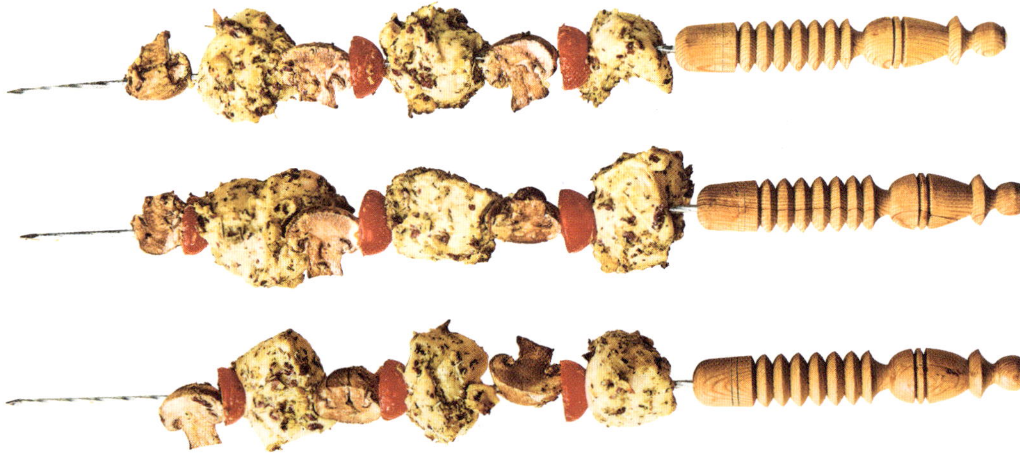

BROCHETTES

de poulet aux noisettes

Faites torréfier les noisettes dans une poêle (sans matière grasse).
Dès qu'elles prennent une jolie couleur dorée, stoppez la cuisson, versez sur une planche à découper et hachez-les.
Placez-les dans un plat, ajoutez la moutarde, les herbes de Provence et 1 pincée de sel. Mélangez bien.
Coupez le poulet en cubes d'environ 4 cm et incorporez-les à la marinade.
Filmez et laissez reposer 30 minutes à température ambiante.
Rincez les tomates et coupez-les en deux.
Rincez les champignons et coupez-les en tranches épaisses ou en quartiers.
Préparez votre barbecue (ou préchauffez si autre moyen de cuisson).
Réalisez les brochettes en alternant 1 morceau de poulet, 1/2 tomate, 1 morceau de champignon et ainsi de suite.
Faites griller les brochettes quelques minutes, jusqu'à ce que le poulet soit tendre et pas trop sec.

4 Portions | 153 Calories par portion | 3,3 g Glucides | 8,2 g Lipides | 16,3 g Protéines

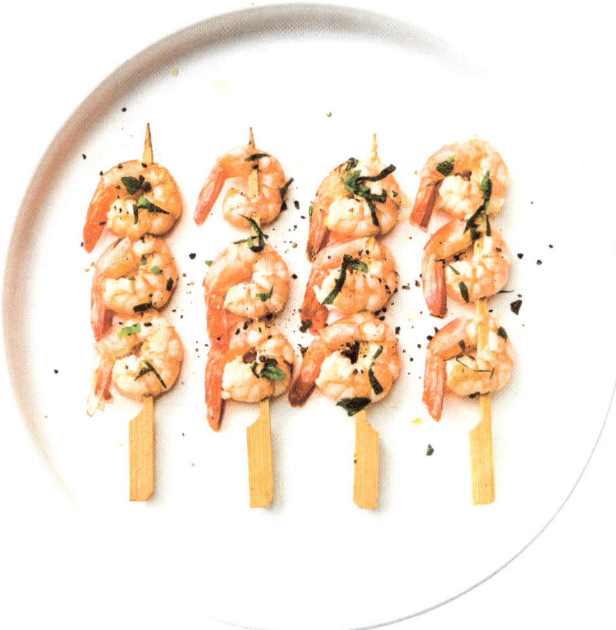

BROCHETTES

de crevettes marinées

Pour : 6 personnes
Préparation : 15 min
Repos : 45 min
Cuisson : 10 min

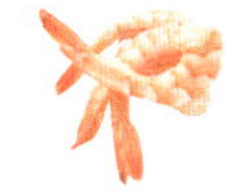

500 g
de crevettes moyennes
décortiquées

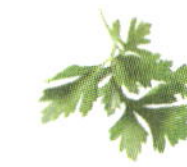

8 cuil. à soupe
de persil haché

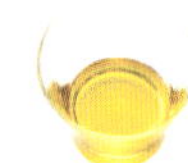

4 cuil. à soupe
d'huile d'olive

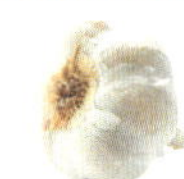

3 gousses d'ail

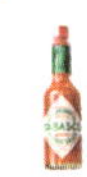

1 trait de Tabasco®

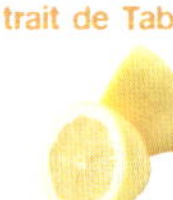

1 citron jaune bio

6 piques à brochette

Pelez les gousses d'ail, retirez le germe et hachez-les.
Mettez-les dans un saladier.
Prélevez le zeste du citron et pressez le jus.
Ajoutez dans le saladier 4 cuillerées à soupe de jus de citron,
1 cuillerée à café de zeste, l'huile d'olive, le persil, le Tabasco®. Mélangez.
Placez les crevettes dans le saladier et enrobez-les bien de la marinade.
Filmez et laissez reposer 45 minutes à température ambiante.
Pour la cuisson au choix : plancha, poêle, four, barbecue.
Comptez une dizaine de minutes maximum
pour que les crevettes soient cuites, mais pas trop sèches !

6 Portions

127 Calories par portion

0,8 g Glucides

6,7 g Lipides

15,2 g Protéines

Pour : 4 pièces
Préparation : 20 min
Cuisson : 15 min

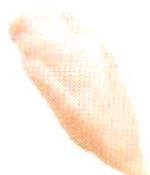

300 g de blancs de poulet

20-30 g de chapelure

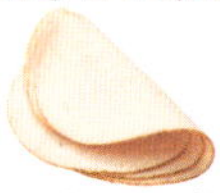

2 tranches de blanc de dinde (80 g)

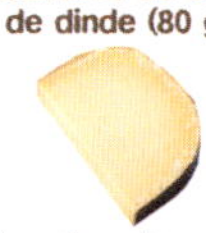

2 tranches de gouda

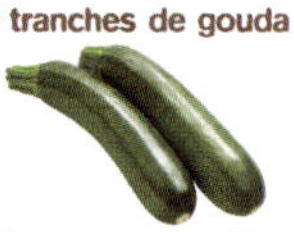

1 grosse courgette (ou légume de saison au choix)

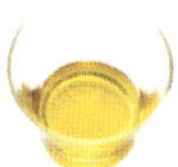

Huile d'olive

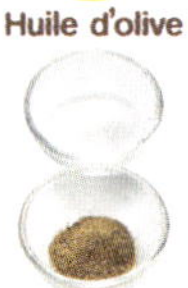

Sel, poivre

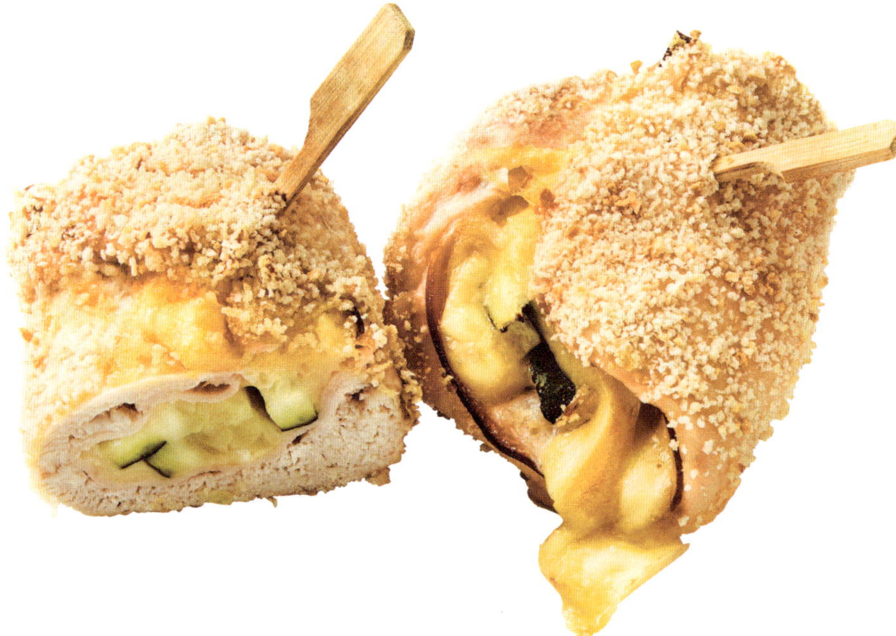

ROULÉS DE POULET

aux légumes

Placez les blancs de poulet entre deux feuilles de papier cuisson et à l'aide d'un rouleau à pâtisserie écrasez ou tapez-les pour les affiner.
Rincez la courgette, coupez les extrémités et détaillez-la en petits bâtonnets.
Versez la chapelure dans une assiette creuse.
Préchauffez le four à 200 °C (th. 6-7).
Préparez une plaque recouverte de papier cuisson.
Au cœur de chaque morceau de poulet déposez :
1/2 tranche de blanc de dinde, 1/2 tranche de fromage,
1/4 des bâtonnets de courgette (en les positionnant perpendiculaire au poulet).
Roulez la tranche de poulet sur elle-même et fermez à l'aide d'un cure-dent.
Passez le roulé dans la chapelure et déposez-le sur la plaque de cuisson.
Répétez l'opération pour les autres roulés.
Salez, poivrez et enfournez pour environ 15 minutes.

4 Portions | 216 Calories par portion | 5,8 g Glucides | 6,3 g Lipides | 34,1 g Protéines

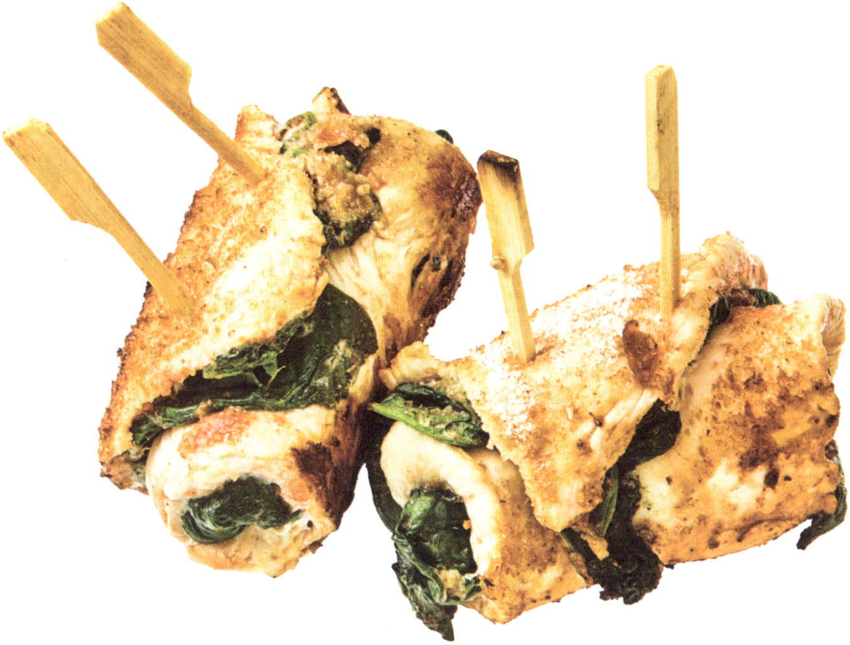

DINDE ROLLS

Pour : 2 personnes
Préparation : 30 min
Cuisson : 10 min

200 g de poitrine de dinde (grandes tranches)

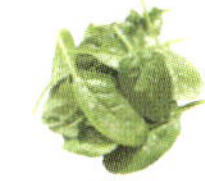

100 g d'épinards cuits

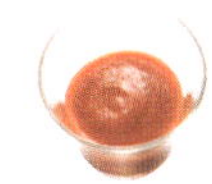

20 g de concentré de tomate

10 g de farine (au choix)

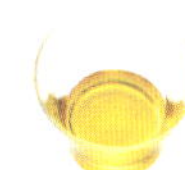

0,5 cl d'huile d'olive

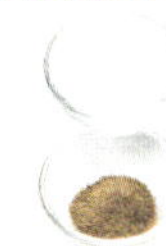

Sel, poivre

Nettoyez et hachez les épinards.
Étalez les tranches de dinde sur une planche à découper.
Répartissez le concentré de tomate dessus, puis les épinards.
Salez, poivrez et roulez les tranches de dinde sur elles-mêmes.
Fermez avec 1 ou 2 cure-dents.
Farinez légèrement les roulés.
Faites chauffer une poêle avec l'huile d'olive.
Faites cuire à feu doux à couvert pendant environ 10 minutes, en retournant les roulés plusieurs fois.
S'ils commencent à trop colorer alors qu'ils ne sont pas encore cuits, vous pouvez ajouter un peu d'eau ou de vin blanc.

2 Portions

168 Calories par portion

9,1 g Glucides

4,2 g Lipides

23,2 g Protéines

Pour : 1 personne
Préparation : 20 min
Cuisson : 50-55 min

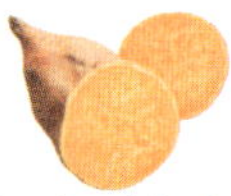

200 g de patate douce

100 g de poulet

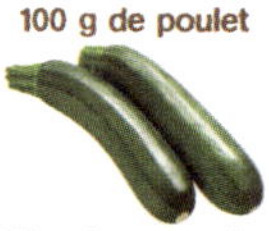

75 g de courgette

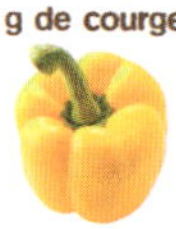

75 g de poivron jaune

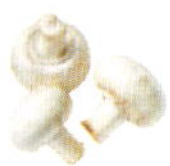

50 g de champignons de Paris coupés en lamelles

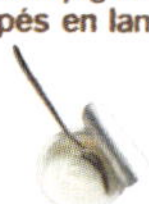

50 g de skyr

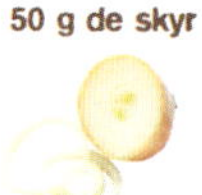

50 g d'oignon

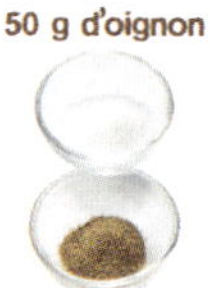

Sel, poivre

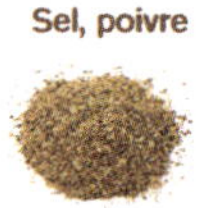

Épices au choix (cumin, paprika, épices mexicaines, ail semoule)

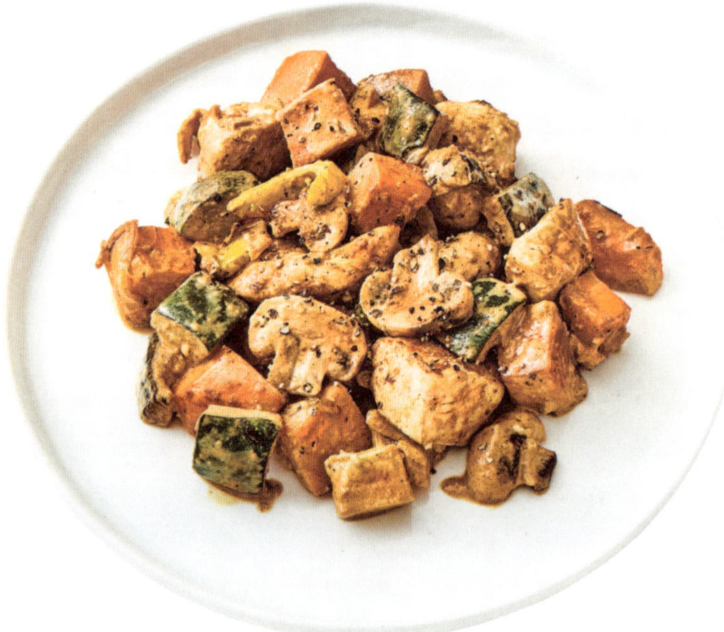

POÊLÉE DE LÉGUMES,

poulet et patate douce

Épluchez, rincez et coupez la patate douce en dés.
Faites la même chose avec la courgette et le poivron.
Coupez le poulet en dés.
Faites sauter 1 minute dans un wok les oignons pelés et émincés.
Ajoutez le poulet et poursuivez la cuisson 1 minute,
puis les champignons et poursuivez 1 minute.
Ajoutez le reste des légumes, salez, poivrez
et terminez par les épices de votre choix.
Mélangez et laissez revenir pendant 15-20 minutes.
Versez le skyr et laissez mijoter 30 minutes.
Dégustez bien chaud !

1 Portion

413 Calories par portion

65,4 g Glucides

2,4 g Lipides

32,4 g Protéines

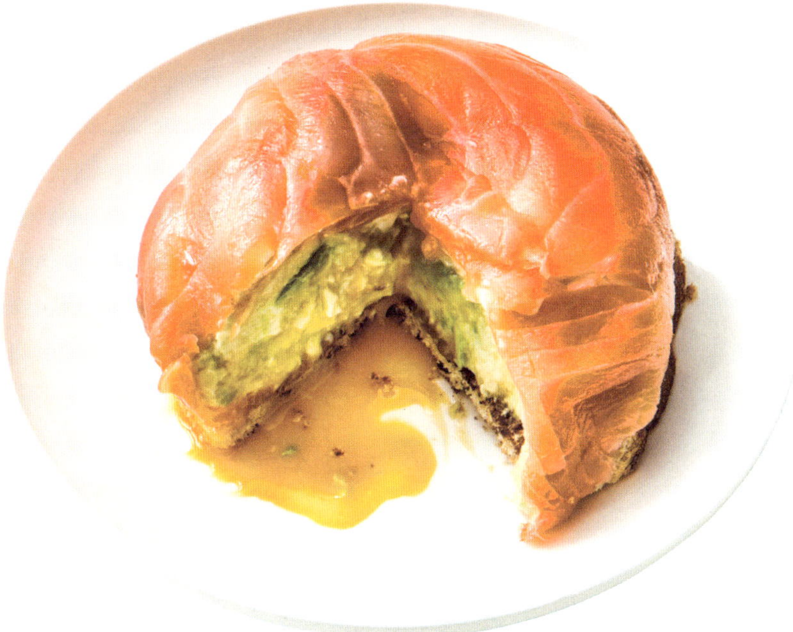

DÔME DE SAUMON

Pour : 2 personnes
Préparation : 25 min
Cuisson : 7 min
Repos : 30 min

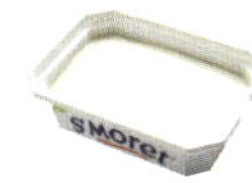

80 g de fromage à tartiner alléger

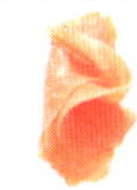

4 tranches de saumon fumé

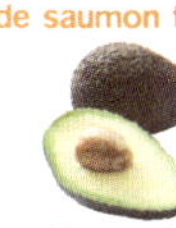

2 avocats

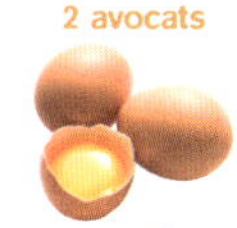

2 œufs

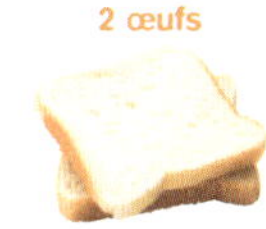

2 tranches de pain de mie aux céréales

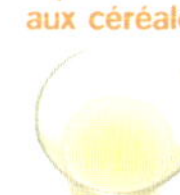

Le jus d'1 citron

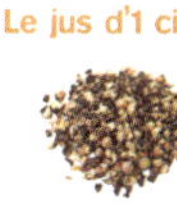

Poivre

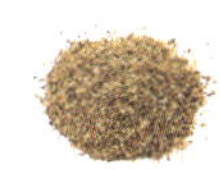

Épices au choix

Dans un bol, écrasez puis mélangez la chair des avocats, le fromage à tartiner, le jus de citron, du poivre et les épices jusqu'à obtenir un mélange homogène.
Garnissez 2 petits bols avec chacun 2 tranches de saumon.
Faites griller les tranches de pain et coupez-les du diamètre des petits bols.
Dans une casserole d'eau frémissante, formez un tourbillon à l'aide d'une cuillère et cassez le premier œuf au milieu de celui-ci.
Laissez cuire 3-4 minutes puis sortez l'œuf à l'aide d'une écumoire et déposez-le sur du papier absorbant. Répétez l'opération avec le deuxième œuf.
Déposez-les ensuite sur les tranches de saumon dans les petits bols.
Recouvrez avec le mélange à l'avocat.
Repliez les tranches de saumon au centre, déposez un rond de pain grillé en appuyant légèrement.
Placez au réfrigérateur pour 30 minutes minimum.
Au moment de servir, retournez les bols sur 2 assiettes et démoulez.

2 Portions | **402** Calories par portion | **13,3 g** Glucides | **28,2 g** Lipides | **20,3 g** Protéines

Pour : 2 personnes
Préparation : 30 min
Cuisson : 15 min

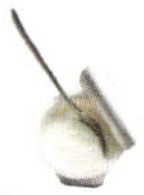
125 g de yaourt

75 g de farine de blé

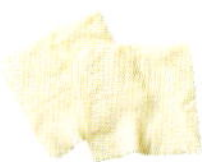
40 g de fromage type Toastinette®

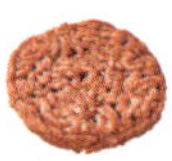
2 steaks hachés à 5 % de MG

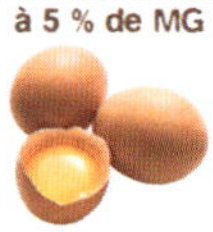
1 œuf

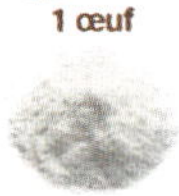
1/4 de cuil. à café de levure chimique

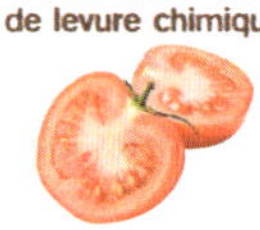
1 tomate

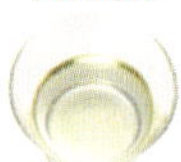
Huile pour la cuisson

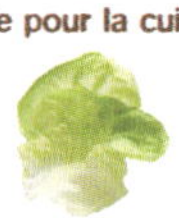
Salade

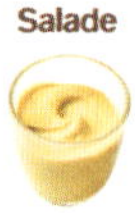
Sauce au choix

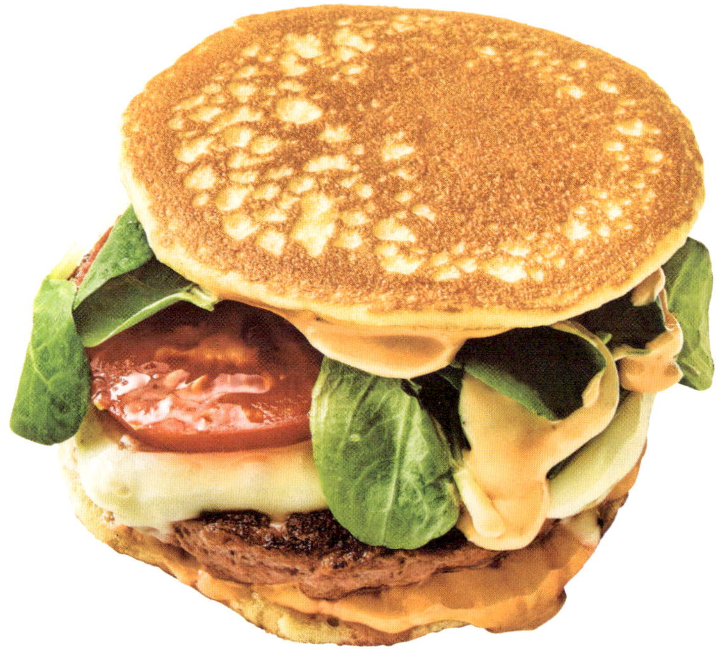

PANCAKE BURGER

Préparez les pancakes dans un saladier
en mélangeant le yaourt, la farine, la levure et l'œuf.
Verser une louche de pâte dans une poêle légèrement graissée
et faites cuire à feu moyen les pancakes.
Retournez-les lorsque des bulles se forment sur le dessus
et poursuivez la cuisson quelques minutes. Réservez au chaud.
Rincez la tomate et coupez-la en rondelles.
Faites cuire les steaks selon votre goût.
Montez les pancakes burgers en déposant sur chaque assiette :
1 pancake, de la sauce, les rondelles de tomate, le steak,
le fromage et recouvrez d'un second pancake.

2 Portions

461 Calories par portion

43,4 g Glucides

11,3 g Lipides

44,3 g Protéines

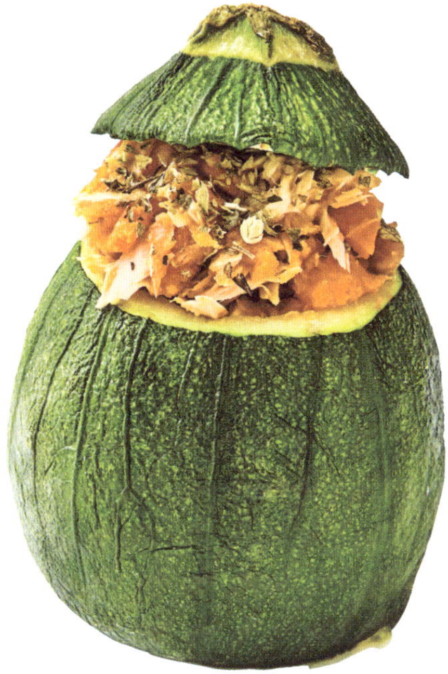

COURGETTE FARCIE

au thon

Pour : 1 personne
Préparation : 25 min
Cuisson : 45 min

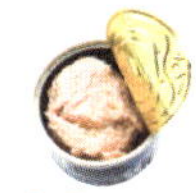

120 g de thon au naturel

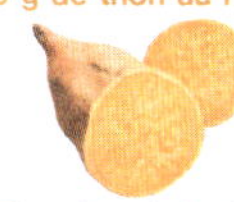

120 g de patate douce

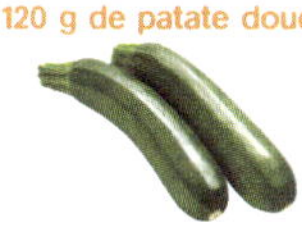

1 courgette ronde

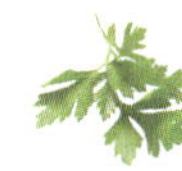

Persil plat

Sel, poivre

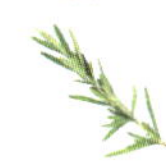

Romarin

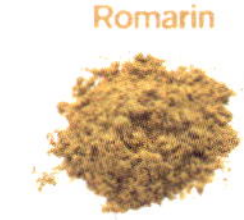

Curry

Préchauffez le four à 200 °C (th. 6-7).
Préparez un plat ou une plaque recouverte de papier cuisson.
Lavez la courgette, coupez la partie supérieure qui fera office de chapeau.
Creusez l'intérieur et récupérez la pulpe avec une cuillère.
Hachez la chair de courgette. Épluchez la patate douce et coupez-la en petits cubes. Faites cuire ces légumes à l'eau jusqu'à ce qu'ils soient bien tendres.
Pendant ce temps faites cuire la courgette évidée au four sur une plaque pendant 10 minutes.
Égouttez les légumes et écrasez-les en purée. Ajoutez un peu de sel, de poivre, du curry, un peu d'herbes, le thon émietté et mélangez bien.
Garnissez la courgette, couvrez-la de son chapeau et remettez-la au four pour 20 à 25 minutes.

1 Portion

239 Calories par portion

29 g Glucides

0,9 g Lipides

28,2 g Protéines

Pour : 4 personnes
Préparation : 40 min
Cuisson : 45 min

100 g de riz basmati

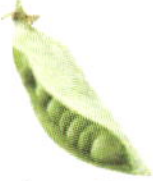

80 g de petits pois surgelés

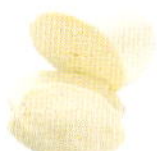

70 g de mozzarella

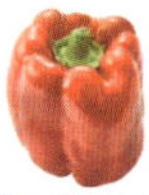

2 poivrons de taille moyenne

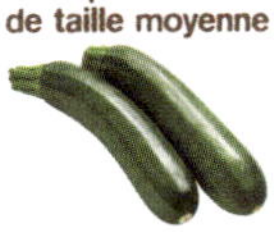

2 courgettes

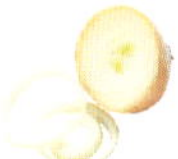

1 oignon

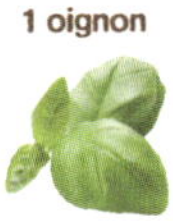

Basilic frais

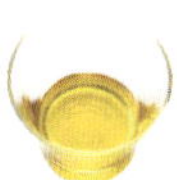

Huile d'olive

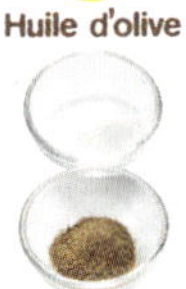

Sel, poivre

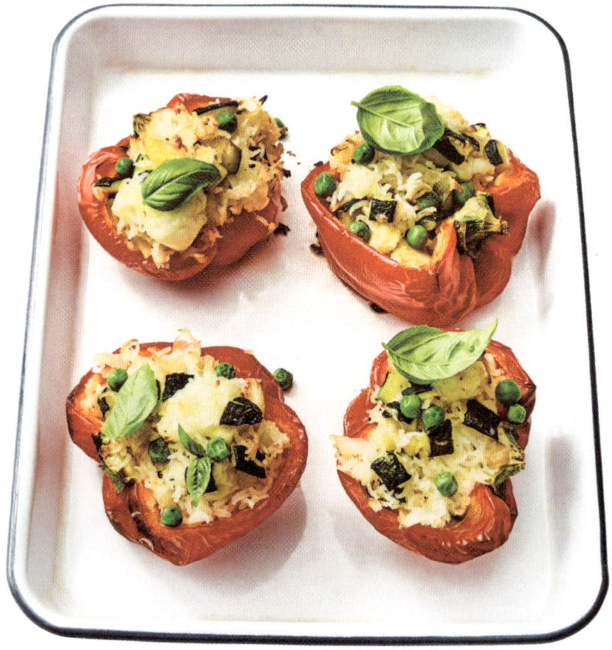

POIVRONS FARCIS

Faites cuire le riz et les petits pois en suivant les indications portées sur les emballages. Épluchez l'oignon et émincez-le finement. Rincez les courgettes, coupez les extrémités et détaillez-les en petits cubes. Faites-les revenir dans une poêle avec l'oignon jusqu'à ce qu'ils soient bien tendres. Coupez la mozzarella en petits cubes. Hachez quelques feuilles de basilic. Préchauffez le four à 180 °C (th. 6).

Égouttez le riz et les petits pois. Versez dans un saladier. Ajoutez les courgettes, la mozzarella, un peu de sel, de poivre, le basilic et mélangez. Rincez les poivrons, coupez-les en deux, retirez les graines et les parties blanches. Déposez-les dans un plat et répartissez la farce. Ajoutez 1 filet d'huile d'olive et faites cuire pendant environ 30 minutes, jusqu'à ce que les poivrons soient bien cuits.

4 Portions

220 Calories par portion

33 g Glucides

5 g Lipides

5 g Protéines

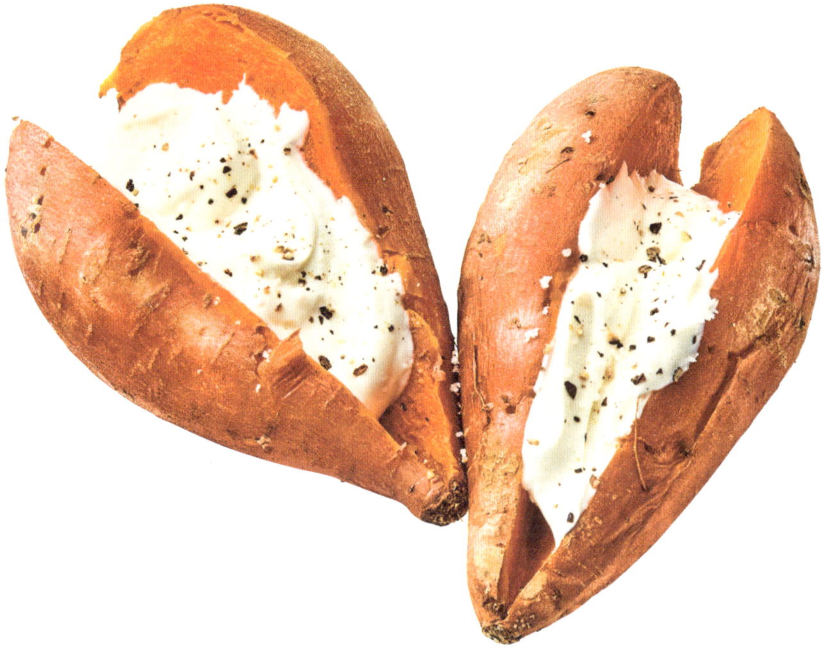

Pour : 2-4 personnes
Préparation : 15 min
Cuisson : 1 h

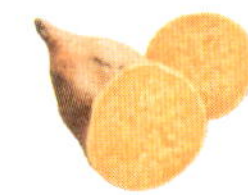

2 patates douces (environ 650 g)

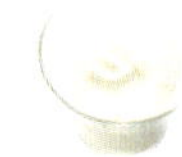

60 g de skyr

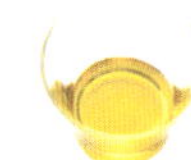

0,5 cl d'huile d'olive

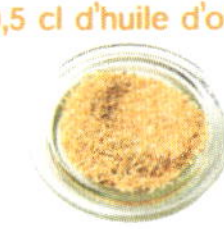

Ail en poudre

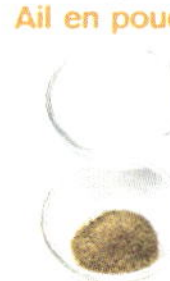

Sel, poivre

PATATES DOUCES

farcies au yaourt

Préchauffez le four à 200 °C (th. 6-7).
Rincez les patates douces et piquez-les avec une fourchette.
Enfermez-les dans une feuille de papier aluminium.
Déposez-les dans un plat ou sur une plaque de cuisson.
Enfournez pour environ 1 heure.
Dans un bol, mélangez le skyr, l'huile, du sel, du poivre
et un peu d'ail en poudre (quantité selon les goûts). Mélangez.
Sortez les patates douces du four, vérifiez la cuisson
avec la pointe d'un couteau, elle doit ressortir propre.
Coupez-les verticalement et dans la longueur sans aller jusqu'aux bouts.
Laissez tiédir, garnissez de fromage blanc et dégustez !

2-4 Portions | 275 Calories par portion | 56,3 g Glucides | 2,8 g Lipides | 8,2 g Protéines

Pour : 4 pièces
Préparation : 1 h
Cuisson : 35 min

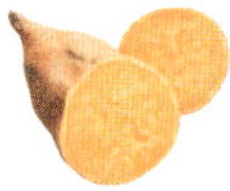

400-450 g
de patate douce

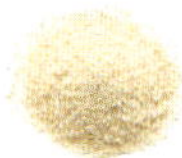

50 g de chapelure

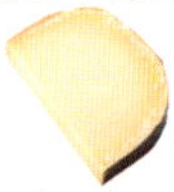

4 tranches de gouda

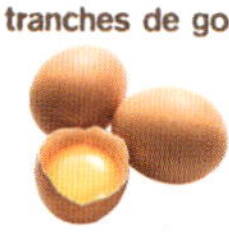

1 œuf

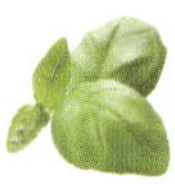

Origan, basilic

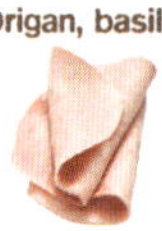

Charcuterie au choix

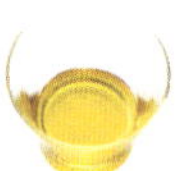

Huile d'olive

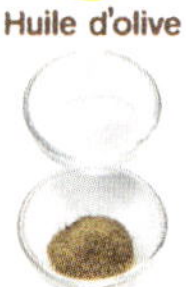

Sel, poivre

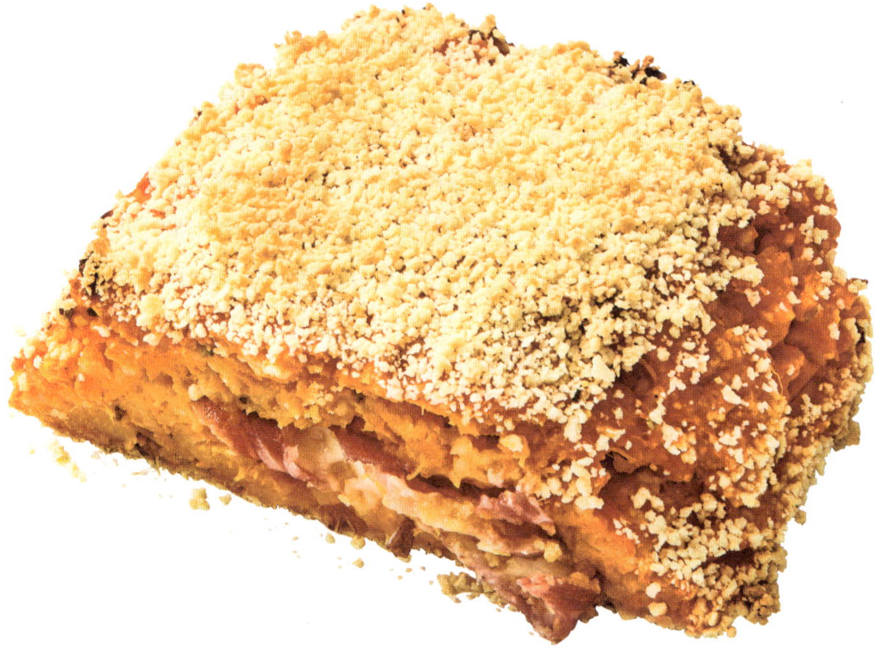

TOASTS
de patate douce

Rincez la patate douce et faites-la cuire 5 minutes à l'eau ou à la vapeur. Coupez les tranches de gouda en 4. Étalez un papier cuisson sur le plan de travail. Répartissez la chapelure dessus. Vérifiez la cuisson de la patate douce qui doit être tendre, pelez-la et réduisez-la en purée dans un saladier. Laissez refroidir. Ajoutez dans le saladier, l'œuf, du sel, du poivre et les herbes. Mélangez. Prenez un peu de ce mélange, écrasez-le dans la paume de vos mains en essayant de former un carré. Posez-le sur la chapelure et finalisez sa forme. Répétez l'opération jusqu'à obtenir 8 carrés. Sur 4 carrés, déposez au centre 1 morceau de fromage, de la charcuterie, 1 morceau de fromage et recouvrez avec 1 carré de patate douce. Soudez bien les bords sans trop les déformer. N'hésitez pas à ajouter de la chapelure si les carrés sont trop humides. Dans une poêle avec de l'huile d'olive, faites cuire les carrés à feu doux 6 à 8 minutes d'un côté, retournez-les et poursuivez la cuisson jusqu'à ce qu'ils soient dorés. Vous pouvez aussi les faire cuire au four à 200 °C (th. 6-7), 15 à 20 minutes en les retournant à mi-cuisson.

4 Portions | **314** Calories par portion | **30,3 g** Glucides | **12,7 g** Lipides | **18,8 g** Protéines

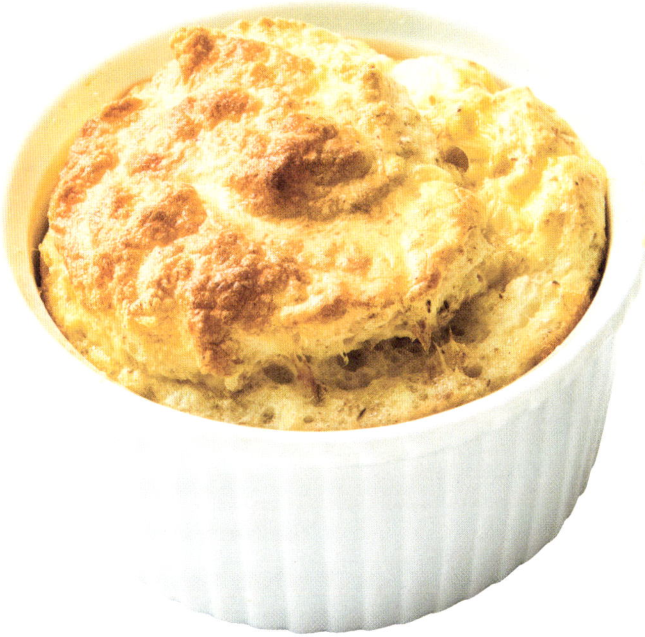

SOUFFLÉ AU FROMAGE
light

Pour : 1 pièce
Préparation : 20 min
Cuisson : 15-20 min

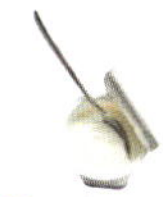
50 g de yaourt

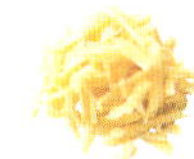
10 g de gouda râpé

10 g de parmesan râpé

10 g de farine de blé

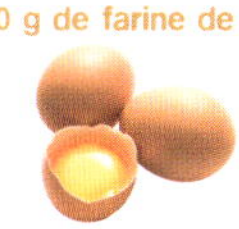
1 œuf

Beurre pour le moule

Sel, poivre

Préchauffez le four à 180 °C (th. 6).
Beurrez des moules à soufflés individuels.
Cassez l'œuf, en séparant le blanc du jaune.
Dans un saladier, mélangez le jaune d'œuf avec le yaourt, les fromages, la farine, un peu de sel et de poivre. Mélangez bien.
Montez le blanc d'œuf en neige ferme avec 1 pincée de sel.
Incorporez le blanc d'œuf dans le mélange au yaourt, très délicatement, avec une spatule en silicone.
Garnissez les moules et enfournez pour 15 à 20 minutes.
N'ouvrez surtout pas le four pendant la cuisson !
Les soufflés doivent avoir une belle couleur brune sur le dessus.
À déguster immédiatement à la sortie du four.

1 Portion

71 Calories par portion

3 g Glucides

3,7 g Lipides

6,2 g Protéines

Pour : 4 pancakes
Préparation : 25 min
Cuisson : 10 min

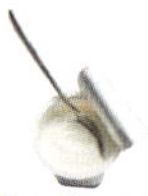

150 g de yaourt

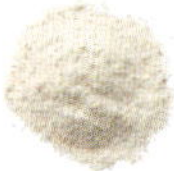

70 g de farine de blé

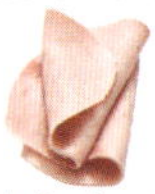

50 g de jambon blanc coupé en dés

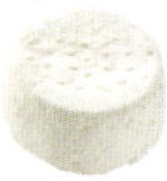

30 g de fromage de chèvre

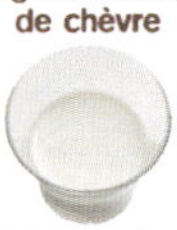

5 cl de lait végétal

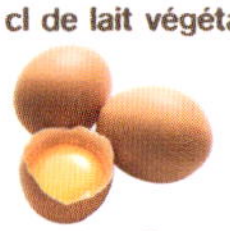

1 œuf

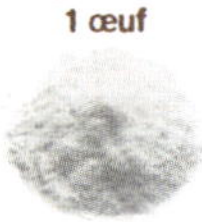

1/2 cuil. à café de levure chimique

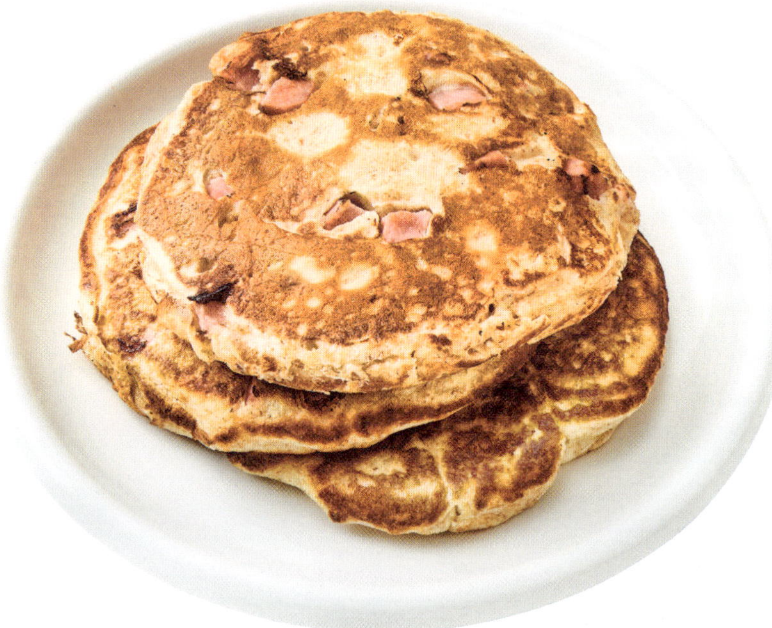

PANCAKES FOURRÉS

jambon et fromage de chèvre

Dans un saladier, mélangez la farine et la levure.
Faites un puits, versez le yaourt, l'œuf, le lait végétal et mélangez énergiquement pour ne pas former de grumeaux.
Coupez le fromage de chèvre en petits cubes et ajoutez-les à la pâte, avec les cubes de jambon. Mélangez bien.
Graissez une poêle et réalisez 4 petits tas de pâte.
Dès que les bulles apparaissent sur le dessus des pancakes, retournez-les et poursuivez la cuisson jusqu'à ce que toutes les faces soient dorées.

4 Portions

135 Calories par portion

11,8 g Glucides

4,8 g Lipides

11,6 g Protéines

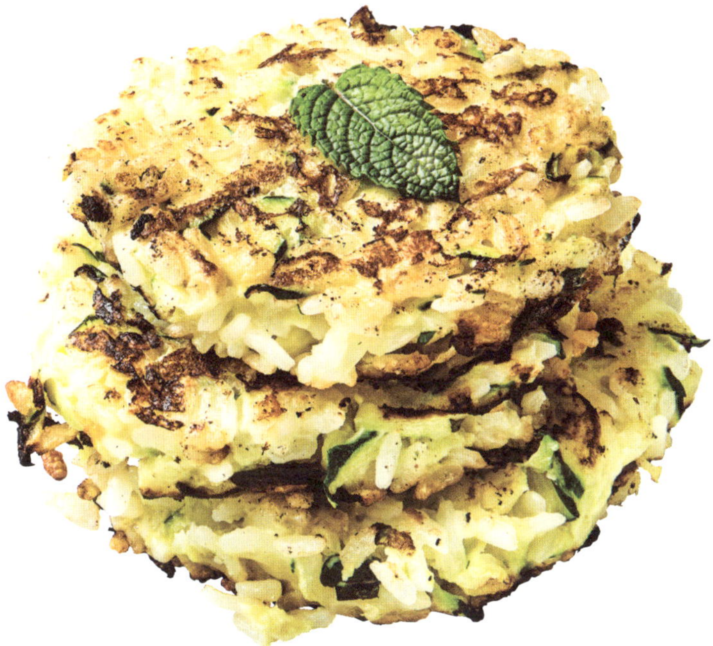

GALETTES DE RIZ

et courgettes

Rincez la courgette, coupez les extrémités et râpez-la.
Dans un saladier, mélangez le riz, l'œuf, le parmesan, un peu de sel, de poivre et la courgette. Mélangez bien.
Rincez, séchez et ciselez la menthe sur la préparation. Mélangez.
Graissez et faites chauffer une poêle.
Déposez 4 tas (l'équivalent de la moitié de la préparation) et écrasez légèrement.
Faites-les dorer 3-4 minutes de chaque côté et répétez l'opération avec le reste du mélange.

Pour : 8 galettes
Préparation : 20 min
Cuisson : 20 min

250 g de riz cuit

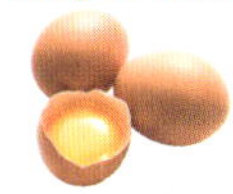
1 œuf

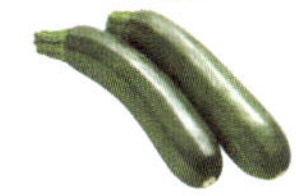
1 courgette (300 g)

1 cuil. à soupe de parmesan râpé (facultatif)

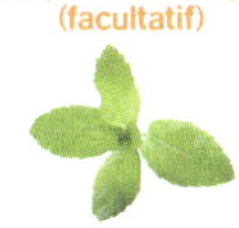
Quelques feuilles de menthe

Sel, poivre

8 Portions

51 Calories par portion

8,4 g Glucides

0,9 g Lipides

2,2 g Protéines

Pour : 12 galettes
Préparation : 20 min
Cuisson : 35 min

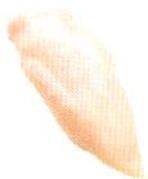

300 g de poulet

60 g de chapelure

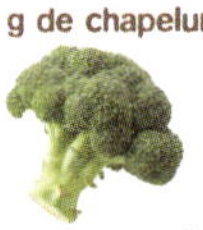

1 petit brocoli

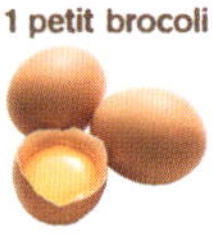

1 œuf

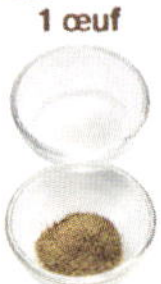

Sel, poivre

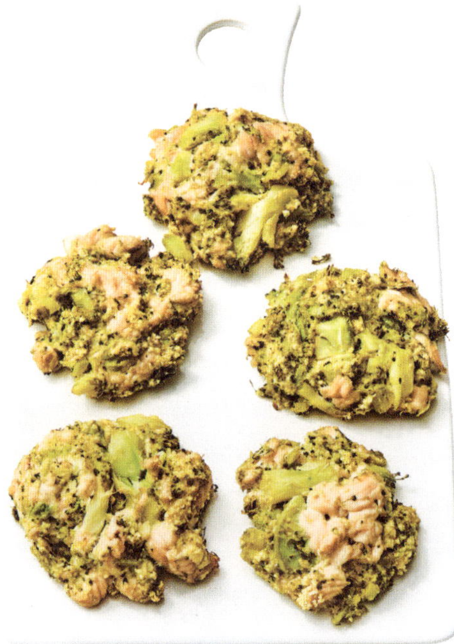

GALETTES

poulet et brocolis

Rincez le brocoli et séparez les fleurettes.
Détaillez le pied en petits cubes et faites cuire à la vapeur 10 minutes (ou à l'eau).
Préchauffez le four à 180 °C (th. 6).
Préparez une plaque recouverte de papier cuisson.
Coupez le poulet en petits dés ou hachez-le. Réservez.
Une fois cuits, versez les brocolis dans un saladier et écrasez-les à la fourchette (grossièrement ou en purée selon les goûts).
Ajoutez le poulet, l'œuf, la chapelure, du sel, du poivre et battez bien le tout.
Déposez 12 petits tas de pâte sur la plaque de cuisson que vous aplatirez pour former de belles galettes bien rondes.
Enfournez pour 20-25 minutes.
Pensez à les retourner à mi-cuisson.

12 Portions

62 Calories par portion

5,8 g Glucides

8,2 g Lipides

2,1 g Protéines

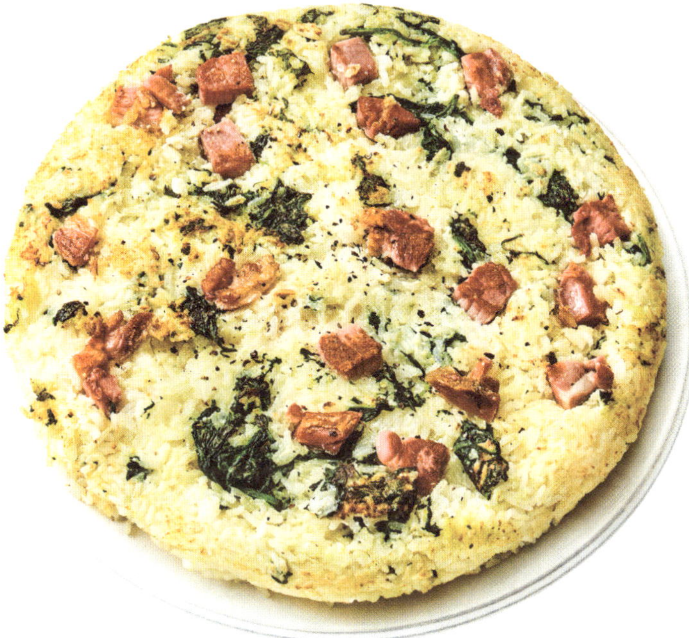

ÉPINARIZ CAKE

Pour : 4-6 personnes
Préparation : 20 min
Cuisson : 40 min

500 g de riz basmati

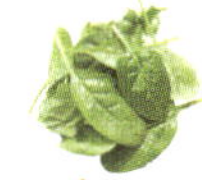

400 g d'épinards frais

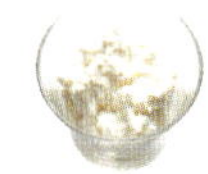

100 g de ricotta

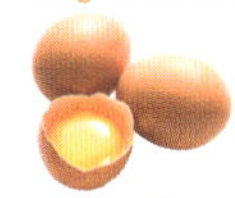

2 œufs

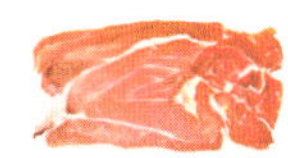

1 tranche épaisse de jambon cru (100 g)

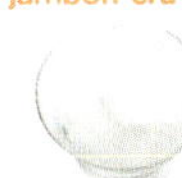

Huile de coco pour la cuisson

Portez une casserole d'eau légèrement salée à ébullition et plongez-y le riz.
Faites cuire le temps indiqué sur l'emballage.
Lavez bien les épinards et faites-les cuire dans une poêle jusqu'à ce que toute l'eau se soit évaporée. Hachez-les et réservez.
Égouttez le riz et versez dans un saladier. Ajoutez les épinards, la ricotta, les œufs et mélangez bien.
Coupez la tranche de jambon en petits dés et ajoutez-les. Mélangez.
Graissez légèrement une poêle et faites-la chauffer.
Versez le contenu du saladier et faites cuire à feu doux 10-15 minutes.
Retournez en vous aidant d'un plat ou d'une assiette et poursuivez la cuisson 10-15 minutes.

Portion 100 g

179 Calories par portion

31,6 g Glucides

2,6 g Lipides

6,5 g Protéines

BURGERS, SANDWICHS ET PAINS

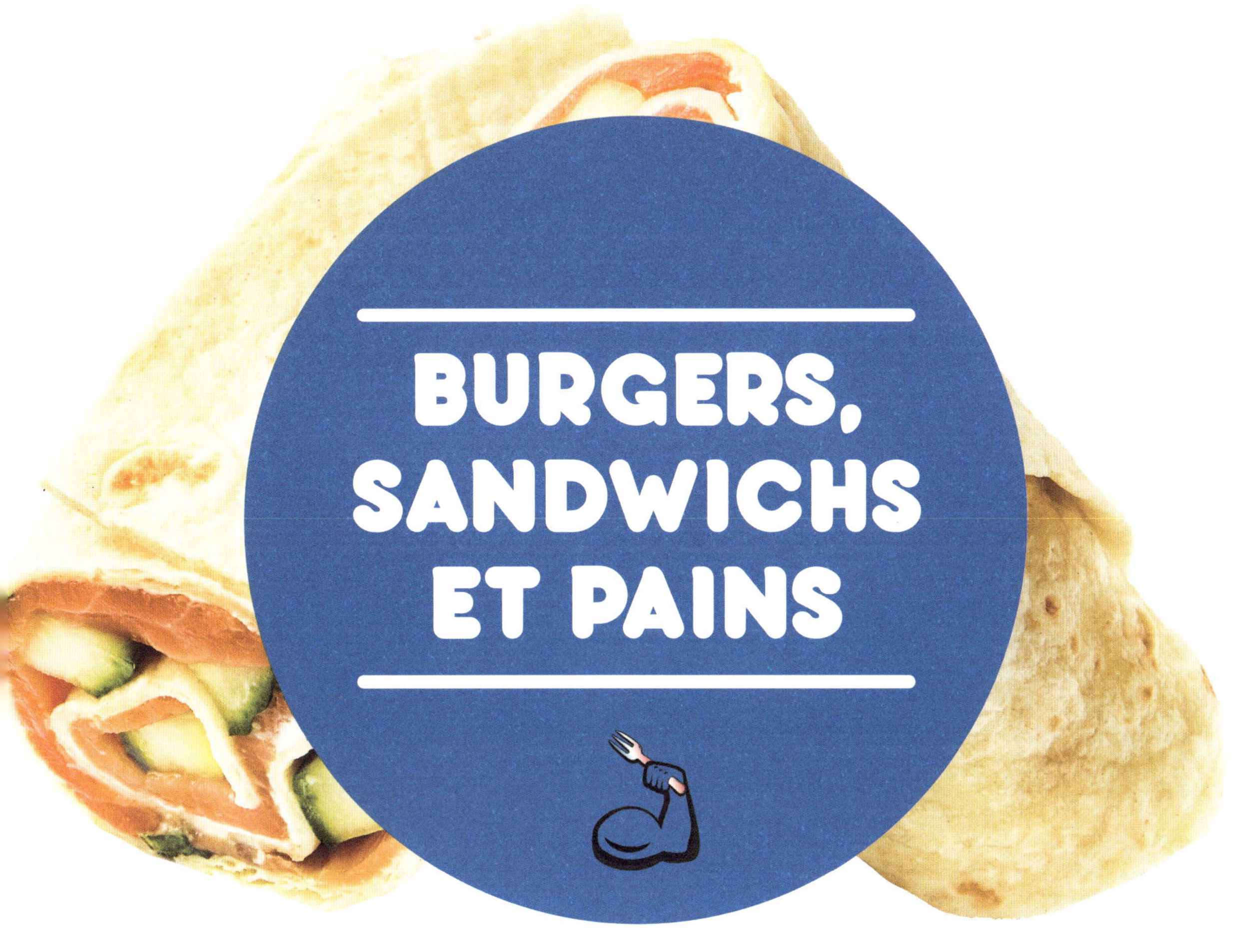

Pour : 1 personne
Préparation : 30 min
Cuisson : 15 min

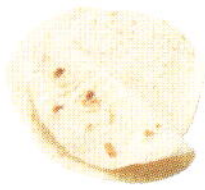

1 galette/wrap au choix

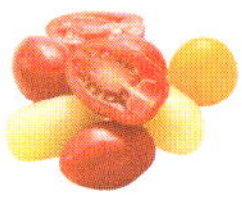

5 tomates cerises

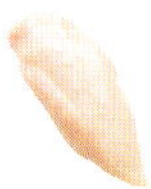

1 blanc de poulet

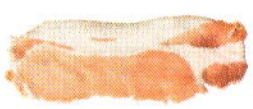

1 grande tranche de bacon

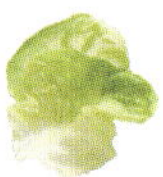

Salade verte

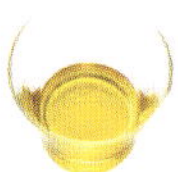

Huile d'olive

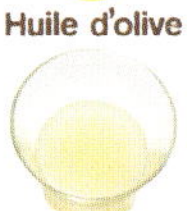

Jus de citron

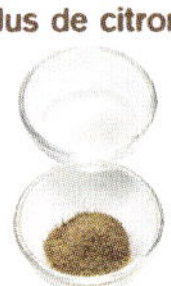

Sel, poivre

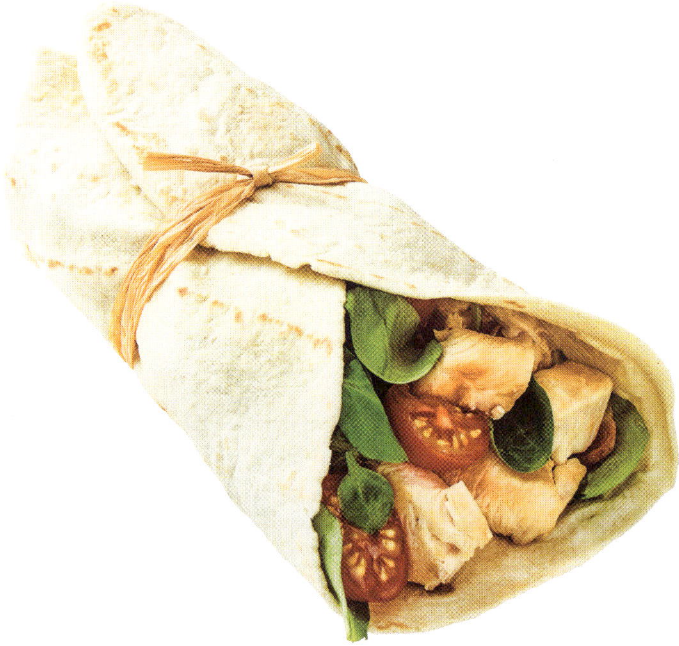

CLUB WRAP

chicken

Préchauffez le four à 200 °C (th. 6-7). Préparez une plaque recouverte de papier cuisson et déposez la tranche de bacon.
Quand votre four est chaud, faites cuire le bacon 12 à 15 minutes.
Coupez le blanc de poulet en cubes et mettez-les dans un bol.
Ajoutez un peu d'huile d'olive, du jus de citron, du sel, du poivre et mélangez bien.
Faites chauffer une poêle et faites revenir le poulet jusqu'à ce qu'il soit cuit mais encore tendre.
Rincez les tomates et coupez-les en dés.
Stoppez la cuisson du poulet et sortez le bacon du four.
Étalez la galette sur votre plan de travail, garnissez avec le poulet, les tomates, le bacon et quelques feuilles de salade.
Ajoutez 1 filet d'huile d'olive et de jus de citron, roulez le wrap et dégustez.

1 Portion | 383 Calories par portion | 33,9 g Glucides | 12,1 g Lipides | 33,9 g Protéines

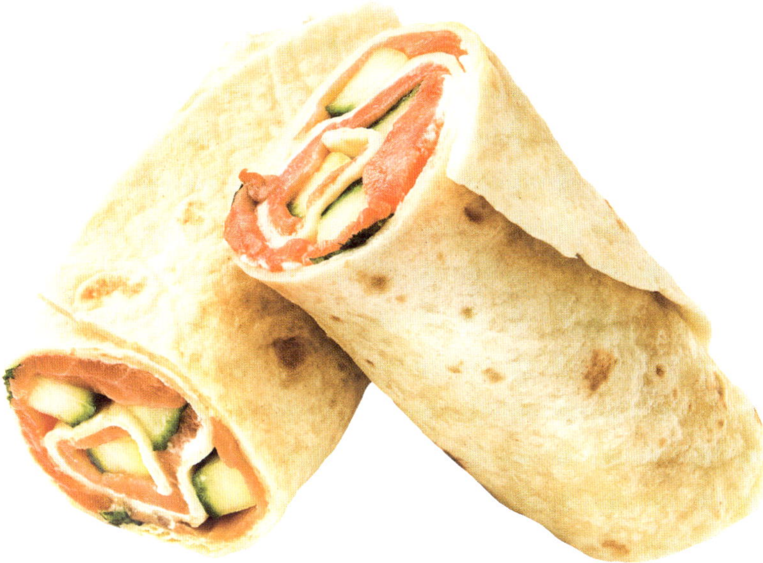

WRAP
saumon fumé et concombre

Posez la galette sur le plan de travail et étalez le fromage à tartiner dessus.
Rincez, séchez et ciselez les feuilles de basilic sur le fromage.
Ajoutez le saumon et les bâtonnets de concombre.
Roulez le wrap bien serré.
Vous pouvez le filmer et le réserver au frais environ
1 heure pour le trancher plus facilement,
sinon dégustez-le immédiatement !

Pour : 1 personne
Préparation : 8 min

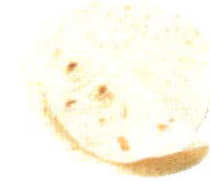

1 galette/wrap au choix

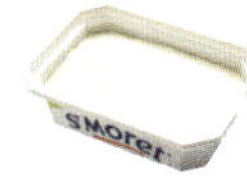

25 g de fromage frais à tartiner

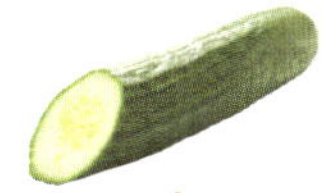

6 mini-bâtonnets de concombre

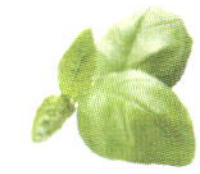

2 feuilles de basilic

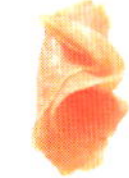

1 tranche de saumon fumé (40 g)

1 Portion

315 Calories par portion

36 g Glucides

10 g Lipides

19 g Protéines

Pour : 1 personne
Préparation : 20 min
Repos : 1 h
Cuisson : 4 min

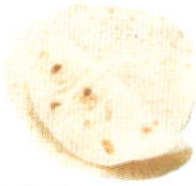
1 galette/wrap au choix

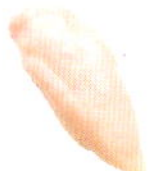
140 g de blanc de poulet

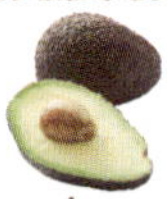
1/3 d'avocat

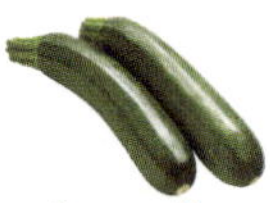
1 courgette

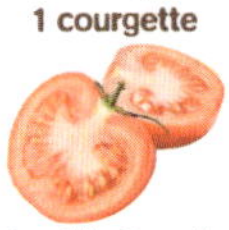
1 petite tomate

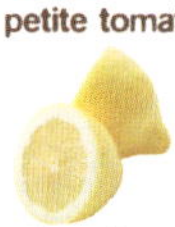
1 citron jaune

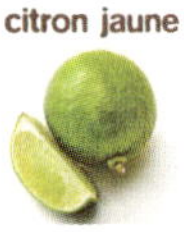
1 citron vert

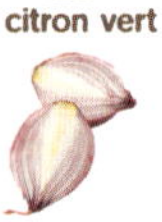
1/4 d'oignon rouge

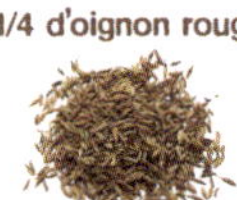
Cumin

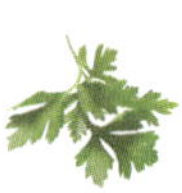
Persil frais haché

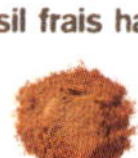
Piment (facultatif)

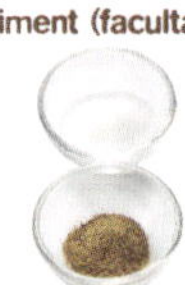
Sel, poivre

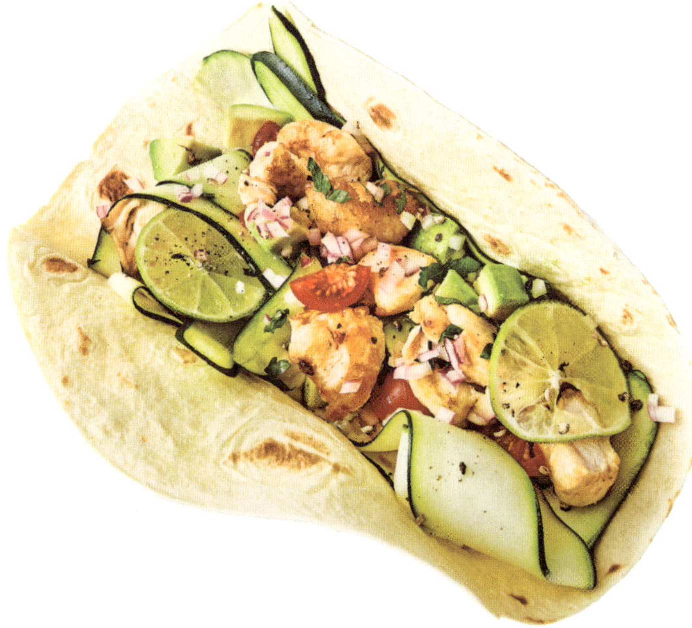

FIT TACOS

Pressez les citrons dans un bol. Ajoutez un peu de persil, 1 pincée de cumin, du sel, du poivre et mélangez. Hachez le piment et ajoutez-le (facultatif). Coupez le poulet en petits dés et déposez-le dans la marinade. Enrobez bien, filmez et laissez reposer au moins 1 heure. Rincez la courgette et la tomate et coupez-les selon votre envie. Épluchez et hachez l'oignon rouge. Coupez l'avocat en petits dés. Égouttez le poulet et faites-le griller 2 minutes dans une poêle à feu vif. Ajoutez la marinade, poursuivez la cuisson 1 ou 2 minutes. Il doit être coloré mais encore moelleux à cœur. Stoppez la cuisson. Faites chauffer quelques secondes le wrap au micro-ondes et garnissez-le avec l'ensemble des ingrédients !

1 Portion | **369** Calories par portion | **27 g** Glucides | **13,8 g** Lipides | **36,7 g** Protéines

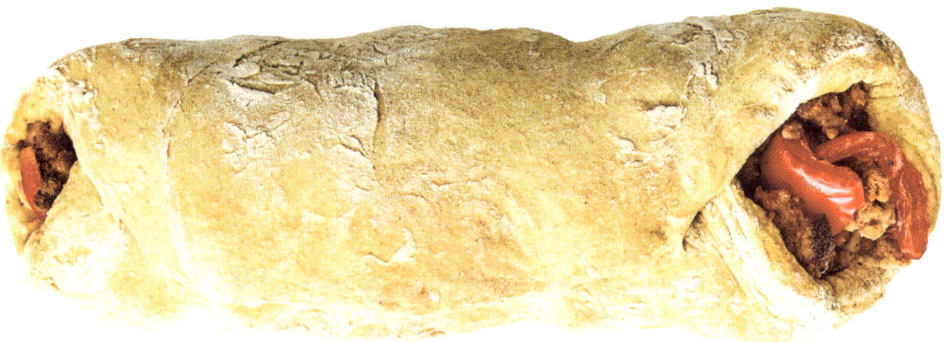

FIT BURRITOS

Rincez le poivron, retirez les graines et les parties blanches.
Coupez-le en petits cubes. Faites-les dorer à sec dans une poêle à feu vif, avec la viande hachée, la purée de tomates, un peu de sel et de piment (selon les goûts).
Laissez mijoter 20 minutes en remuant souvent.
Préparez la pâte en mélangeant tous les ingrédients dans un saladier ou le bol d'un robot. Pétrissez jusqu'à obtenir une belle boule bien homogène.
Divisez la pâte en 2 et étalez-la sur le plan de travail légèrement fariné sur une épaisseur de 5 mm.
Préchauffez le four à 190 °C (th. 6-7).
Préparez une plaque recouverte de papier cuisson.
Garnissez les galettes avec le contenu de la poêle et répartissez le yaourt.
Soudez bien les bords avec un peu d'eau.
Déposez les burritos sur la plaque et enfournez pour environ 18 à 20 minutes. Surveillez la coloration !
Dégustez dès la sortie du four.

2 Portions

427 Calories par portion

52,1 g Glucides

5,7 g Lipides

39,6 g Protéines

Pour : 2 personnes
Préparation : 25 min
Cuisson : 45 min

La pâte

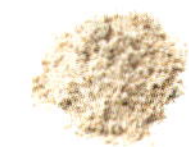

130 g de farine d'épeautre complète + un peu pour le plan de travail

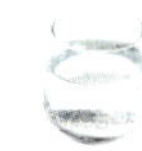

70 g d'eau pétillante

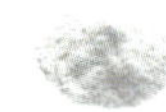

5 g de levure instantanée

Garniture

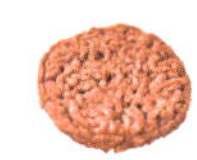

200 g de viande hachée à 5 % de MG

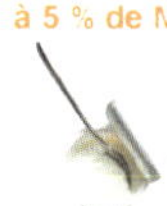

175 g de yaourt

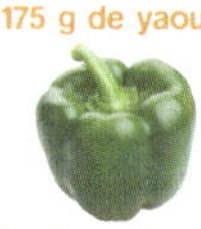

100 g de poivron vert

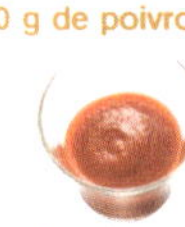

50 g de purée de tomates

Sel

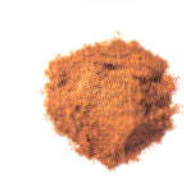

Piment (facultatif)

Pour : 1 personne
Préparation : 25 min
Cuisson : 6 min

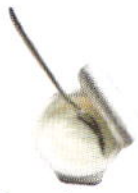

120 g de yaourt

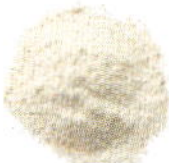

50 g
de farine au choix

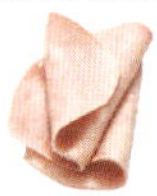

5-10 g de charcuterie
au choix

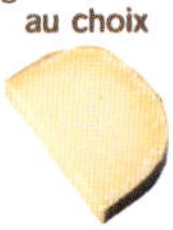

5-10 g
de fromage au choix

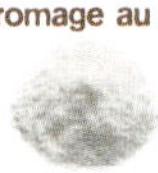

1/2 cuil. à café de levure

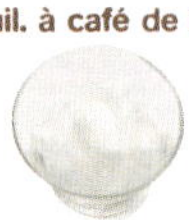

Huile de coco
pour la cuisson

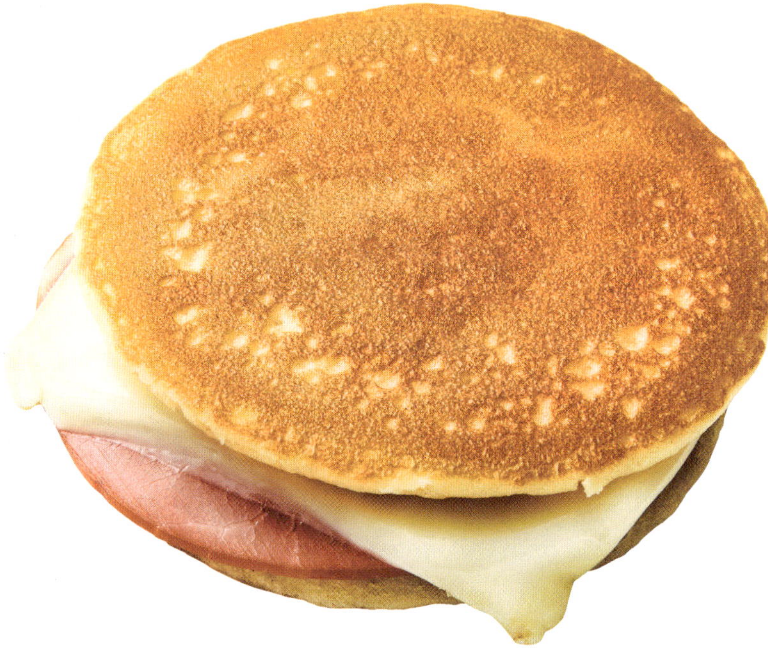

CROQUE PANCAKE

Préparez la pâte en mélangeant dans un saladier, la farine, la levure et le yaourt.
Si le mélange est trop collant, ajoutez un peu de lait ou d'eau.
Huilez une poêle légèrement et faites-la chauffer.
Déposez 2 tas de préparation dans la poêle en veillant
à ce qu'ils ne se touchent pas et aient une belle forme ronde.
Laissez cuire quelques minutes.
Une fois que le dessus est recouvert de bulles, retournez les pancakes
et poursuivez jusqu'à que les deux côtés soient bien dorés.
Déposez 1 pancake dans votre assiette.
Recouvrez de fromage, de charcuterie et terminez avec le 2e pancake.
Terminez la cuisson à la poêle (ou au four ou au micro-ondes)
pour faire fondre le fromage.

Astuces

Vous pouvez remplacer le yaourt par du skyr ou du fromage blanc.
Vous pouvez ajouter les herbes de votre choix dans la pâte à pancake.

1 Portion | 285 Calories par portion | 38,9 g Glucides | 3,4 g Lipides | 23,2 g Protéines

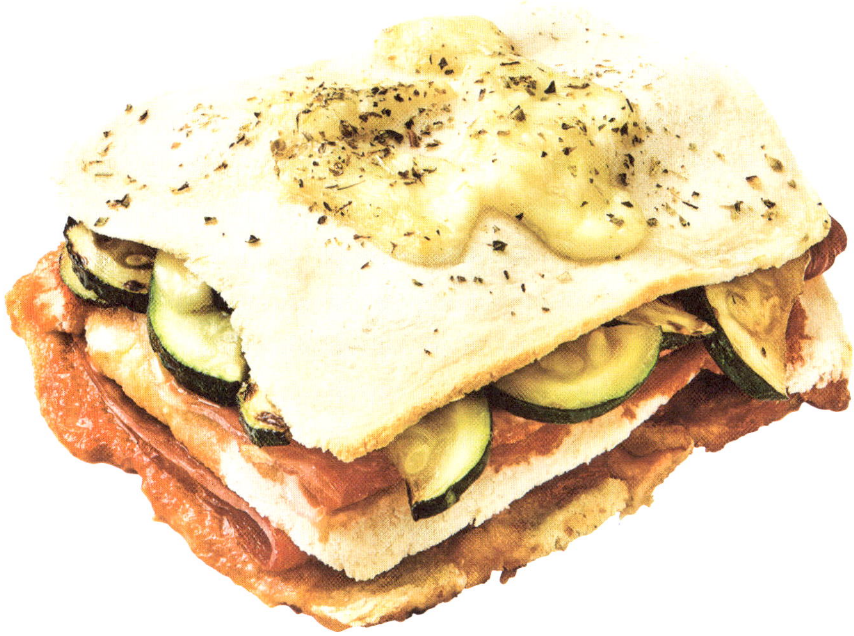

CROQUE LASAGNE

Hachez et égouttez la mozzarella.
Rincez la courgette, coupez les extrémités et détaillez-la en demi-lunes.
Faites-les cuire dans une poêle avec un peu d'huile et du sel, jusqu'à ce qu'elles soient tendres.
Mélangez la pulpe de tomate avec un peu de sel, 1 trait d'huile d'olive et un peu d'origan.
Préchauffez le four à 180 °C (th. 6).
Préparez une plaque recouverte de papier cuisson.
Aplatissez aussi finement que possible les tranches de pain de mie au rouleau à pâtisserie.
Déposez 1 tranche de pain sur la plaque de cuisson.
Étalez 2 cuillerées à soupe de sauce tomate dessus, ajoutez 1 tranche de jambon et 1/3 de mozzarella.
Répétez l'opération jusqu'à épuisement.
Enfournez pour 15 minutes, jusqu'à ce que la mozzarella soit bien fondue et gratinée sur le dessus.

1 Portion | 505 Calories par portion | 53,5 g Glucides | 14,8 g Lipides | 36,1 g Protéines

Pour : 1 personne
Préparation : 25 min
Cuisson : 20 min

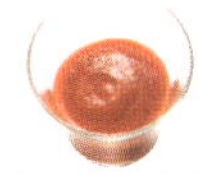
100 g de pulpe de tomate

60 g de mozzarella

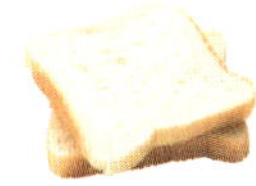
3 tranches de pain de mie

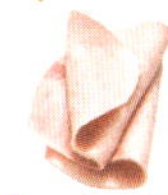
2 tranches fines de jambon blanc

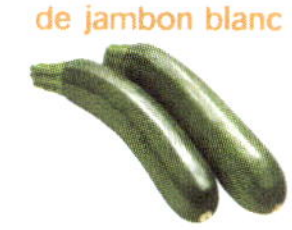
1 courgette

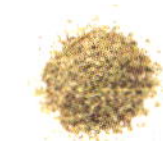
Origan

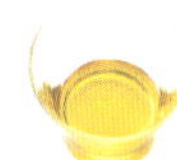
Huile d'olive

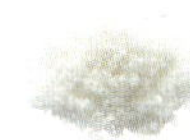
Sel

Pour : 2 personnes
Préparation : 20 min
Cuisson : 10 min

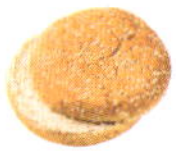
2 pains à burger

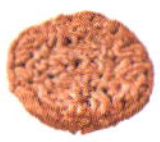
2 steaks hachés à 5 % de MG

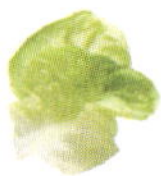
2 feuilles de salade

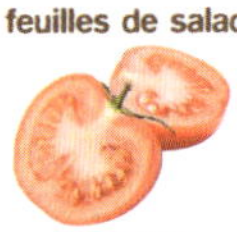
1 tomate

2 tranches de fromage à raclette

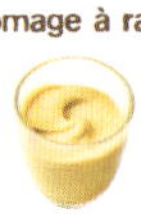
2 cuil. à soupe de moutarde à l'ancienne

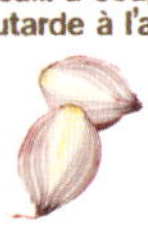
1/2 oignon rouge

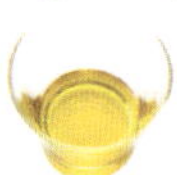
Huile d'olive pour la cuisson

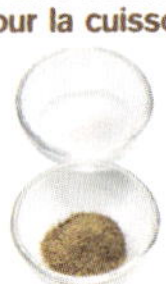
Sel, poivre

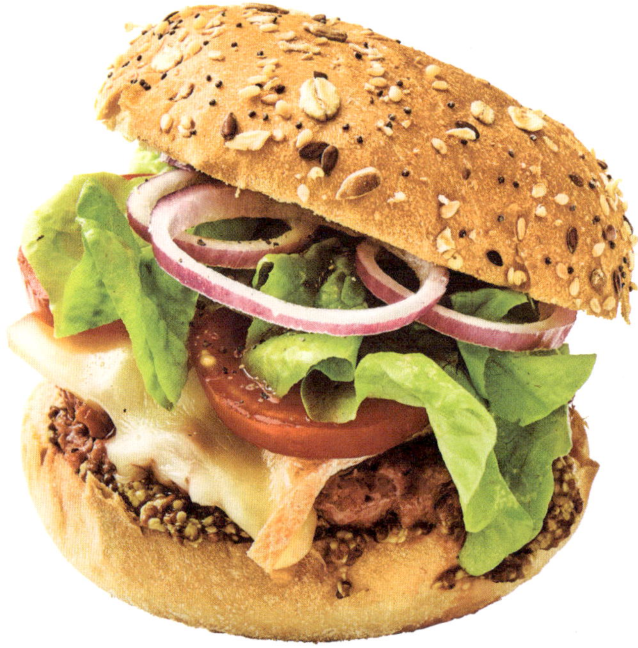

BURGER RACLETTE

Préchauffez le four à 160 °C (th. 5-6).
Préparez une plaque recouverte de papier cuisson.
Ouvrez les pains et posez-les dessus.
Lavez la tomate et coupez-la en rondelles. Réservez.
Pelez et émincez l'oignon rouge et réservez.
Pendant que vous faites cuire vos steaks dans une poêle légèrement huilée,
enfournez les pains pour qu'ils soient tièdes.
Ne faites pas cuire complètement les steaks
et déposez sur chacun 1 tranche de fromage.
Couvrez et laissez fondre 2 minutes.
Sortez les pains du four,
garnissez la base des pains de moutarde,
de légumes et couvrez avec le steak et le couvercle des pains !

2 Portions

458 Calories par portion

43 g Glucides

18 g Lipides

31 g Protéines

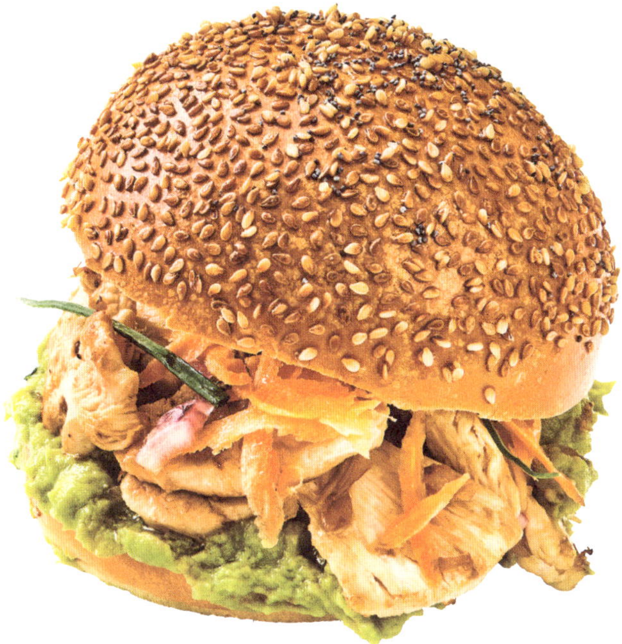

BURGER

guaca-poulet

Émincez finement l'oignon rouge.
Réservez la moitié dans un bol et le reste dans un saladier.
Épluchez la carotte et râpez-la dans un autre bol.
Ajoutez 1 filet d'huile d'olive et 1 trait de vinaigre. Mélangez et réservez.
Émincez le poulet en fines tranches, salez et poivrez.
Faites revenir à feu moyen dans une poêle avec un peu d'huile et les oignons rouges du bol. Le poulet doit être légèrement doré et encore moelleux.
Écrasez la chair de l'avocat dans un bol.
Pressez le citron et ajoutez selon les goûts les épices. Mélangez bien.
Coupez les pains et ouvrez-les (toastez-les suivant vos goûts).
Sur chaque base, déposez généreusement du guacamole,
le poulet à l'oignon, puis les carottes et l'oignon cru.
Ciselez quelques brins de ciboulette et refermez le burger.

2 Portions

464 Calories par portion

50 g Glucides

17 g Lipides

33 g Protéines

Pour : 2 personnes
Préparation : 30 min
Cuisson : 5 min

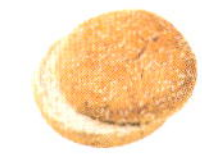
2 pains à burger

2 filets de poulet (200 g)

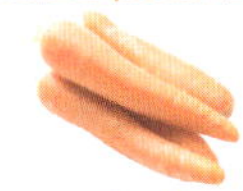
1 carotte (120 g)

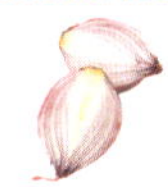
1/2 oignon rouge

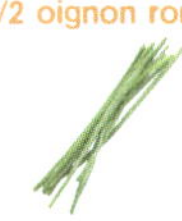
Quelques brins de ciboulette

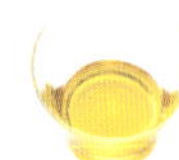
Huile d'olive

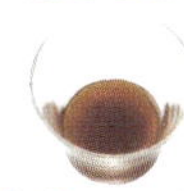
Vinaigre au choix

Sel, poivre

Pour le guacamole

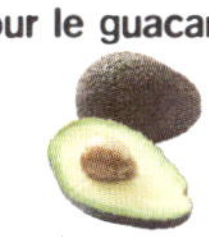
1/2 avocat (90 g)

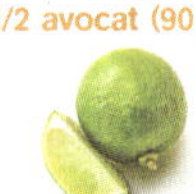
1/2 citron vert

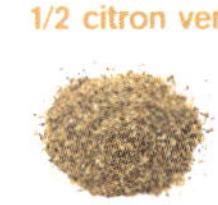
Épices mix mexicain

Pour : 6 pains
Préparation : 20 min
Cuisson : 20 min

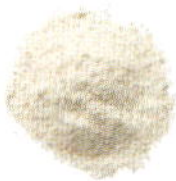

250 g de farine de blé

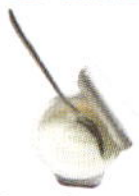

125 g de yaourt

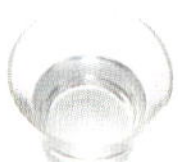

40 ml d'eau

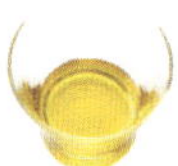

20 ml d'huile d'olive

1/2 sachet
de levure instantanée

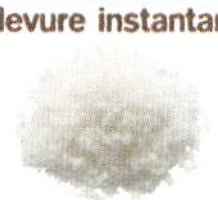

1 pincée de sel

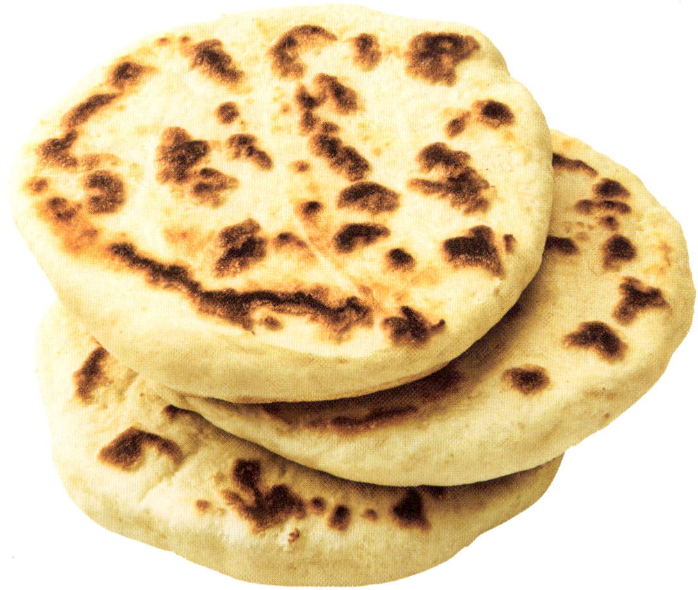

PAINS AU YAOURT

Dans le bol d'un robot ou sur votre plan de travail, mélangez la farine
et la levure. Faites un puits, versez le yaourt et mélangez.
Ajoutez petit à petit l'eau, l'huile d'olive en terminant par le sel.
Pétrissez jusqu'à obtenir une consistance lisse, homogène et non collante.
Cela peut prendre 10 minutes.
Si la pâte est encore trop collante, ajoutez un peu de farine.
Divisez la pâte en 6 portions égales
et étalez-les au fur et à mesure, sur une épaisseur de 0,5 cm.
Faites chauffer une poêle antiadhésive. Quand elle est bien chaude,
déposez une galette, diminuez un peu la chaleur
et retournez-la quand le dessous commence à devenir légèrement brun.
Retournez et poursuivez la cuisson.
Comptez environ 2-3 minutes par pain.

6 Portions | 183 Calories par portion | 29,7 g Glucides | 3,4 g Lipides | 7,2 g Protéines

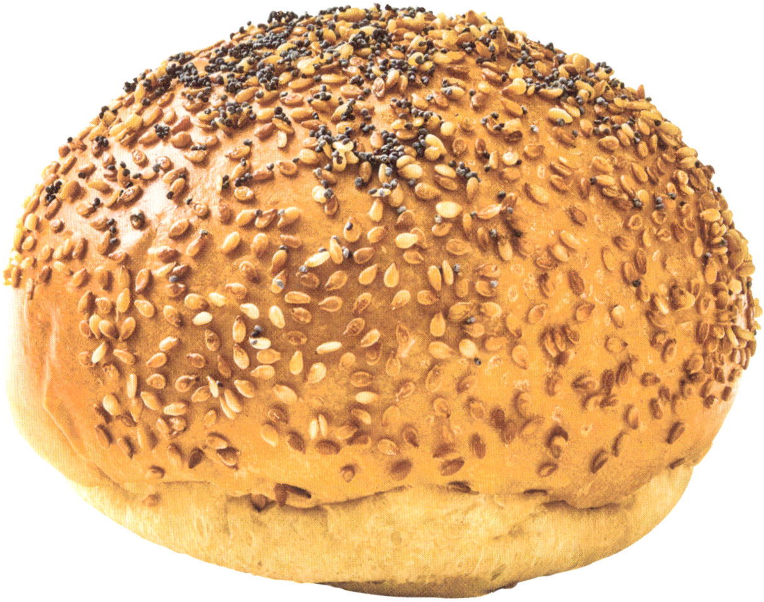

PAINS À BURGER

healthy

Pour : 4 pains
Préparation : 50 min
Repos : 1 h 50 min
Cuisson : 20 min

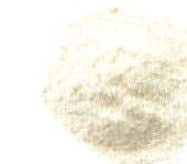
200 g de farine de blé bio semi-complète

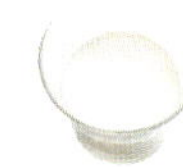
110 ml de lait demi-écrémé

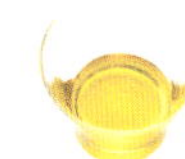
30 ml d'huile d'olive

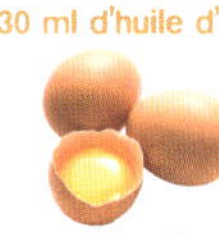
2 œufs

1 pincée de sel

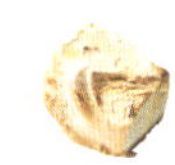
1/4 de cube de levure de boulanger fraîche

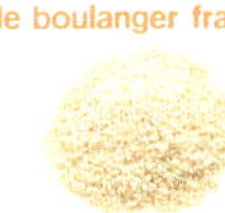
Graines de sésame et de pavot

Faites tiédir le lait et incorporez la levure. Mélangez et versez dans le bol d'un robot (ou d'une machine à pain, ou dans un saladier). Attention, le lait ne doit pas être trop chaud.
Cassez 1 œuf, ajoutez la farine et le sel. Pétrissez pendant 2 minutes puis ajoutez l'huile en filet. Poursuivez pendant 5 minutes à vitesse moyenne.
Formez une belle boule, couvrez d'un torchon propre et laissez lever 1 h 30 dans un endroit chaud et humide, à l'abri des courants d'air.
Préparez une plaque recouverte de papier cuisson. Dégazez la pâte et coupez-la en 4 parts égales. Reformez de belles boules et déposez-les en les espaçant sur la plaque. Couvrez-les avec le torchon et laissez pousser 20 minutes.
Préchauffez le four à 180 °C (th. 6). Cassez l'œuf restant dans un bol et dorez le dessus des pains. Parsemez avec les graines de sésame et de pavot. Enfournez pour 15 minutes. Baissez la température à 150 °C (th. 5) et poursuivez 5 minutes.
Vos pains sont prêts. Sortez-les du four et laissez-les refroidir sur une grille.

4 Portions | 260 Calories par portion | 36 g Glucides | 9,6 g Lipides | 6,7 g Protéines

Pour : 5 crêpes
Préparation : 30-40 min
Cuisson : 10-20 min

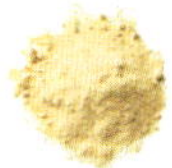
50 g de farine de pois chiches

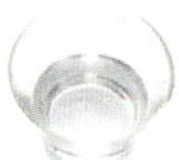
7,5 cl d'eau

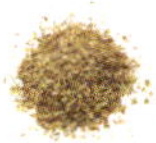
Origan

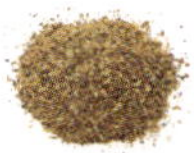
Mélange d'épices

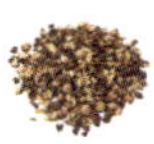
Poivre

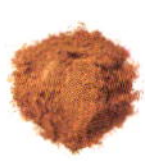
Piment (facultatif)

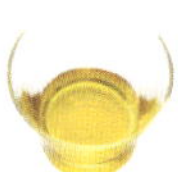
Huile d'olive

Pour la garniture

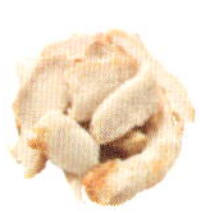
70 g de poitrine de poulet précuite

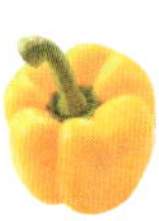
1 poignée de légumes rôtis

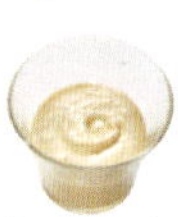
1 cuil. à soupe de tahini

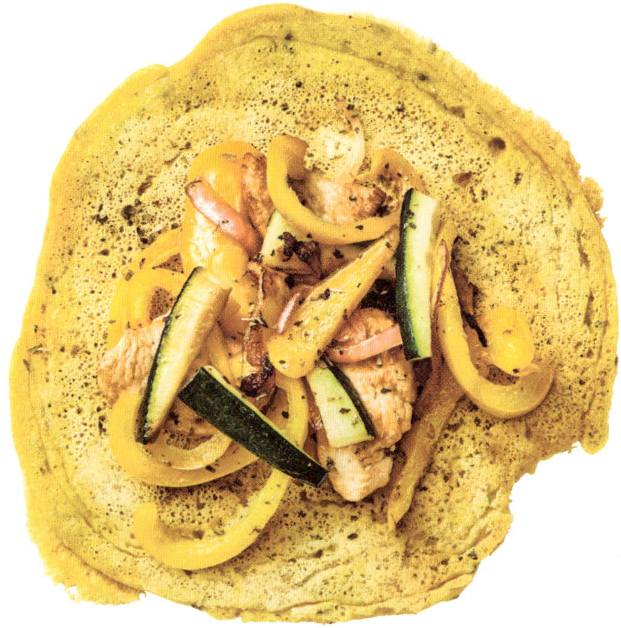

CRÊPES
de pois chiches

Dans un saladier, mélangez la farine, les épices et l'origan (quantité au choix selon les goûts) et l'eau.
Faites chauffer une poêle avec un peu d'huile d'olive.
Versez quelques cuillerées à soupe du mélange en étalant bien pour obtenir comme une crêpe de quelques millimètres d'épaisseur.
Faites cuire quelques minutes, retournez la crêpe délicatement et poursuivez la cuisson.
Répétez l'opération jusqu'à épuisement de la pâte.
Le nombre variera en fonction de la taille de votre poêle.
Garnissez les crêpes et dégustez !

5 Portions | **49** Calories par portion | **5,5 g** Glucides | **1,6 g** Lipides | **2,3 g** Protéines

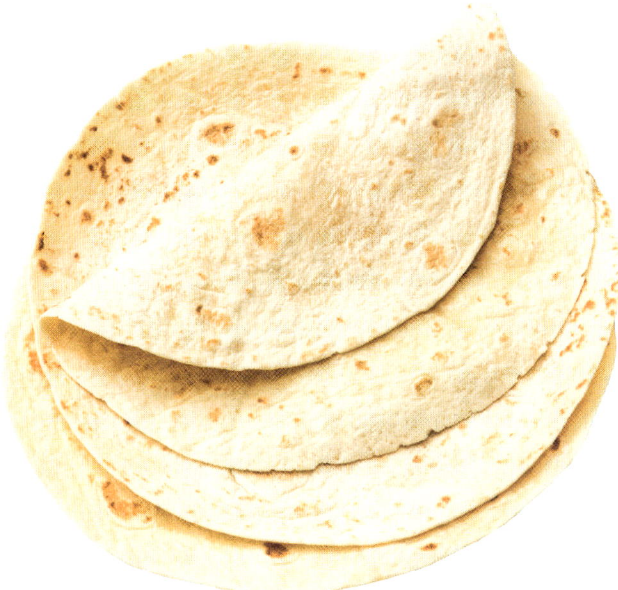

WRAP AU YAOURT

Pour : 1 wrap
Préparation : 40 min
Cuisson : 15-20 min

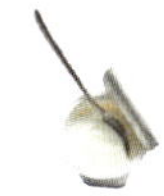

60 g de yaourt grec

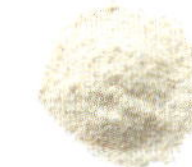

60 g de farine de blé

1 cuil. à café de bicarbonate de soude

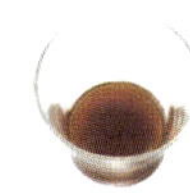

1 cuil. à café de vinaigre

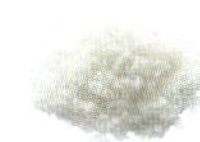

1 pincée de sel

Versez dans un saladier la farine, le sel et le yaourt.
Commencez à pétrir.
Ajoutez le bicarbonate et le vinaigre, laissez reposer 30 secondes.
Recommencez à pétrir jusqu'à obtenir une pâte homogène.
Si la pâte est trop collante, ajoutez petit à petit de la farine en pétrissant entre chaque ajout.
Étalez la pâte au rouleau sur un plan de travail fariné.
Faites chauffer une poêle antiadhésive, puis déposez la galette.
Faites-la cuire à feu moyen/doux jusqu'à ce qu'elle brunisse légèrement.
Retournez-la et poursuivez jusqu'à coloration.
Dégustez avec la garniture de votre choix.

1 Portion

243 Calories par portion

44,1 g Glucides

0,6 g Lipides

13,6 g Protéines

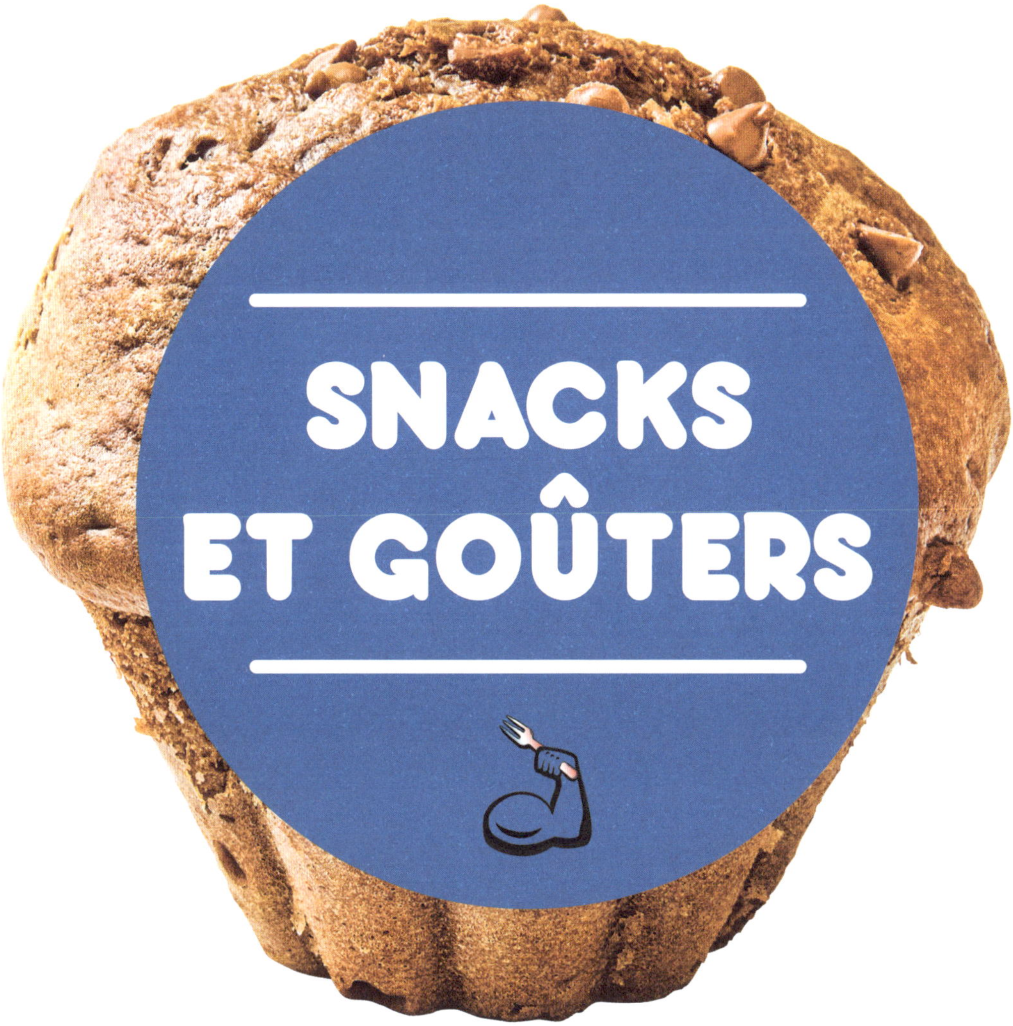

SNACKS ET GOÛTERS

Pour : 12 pièces
Préparation : 15 min

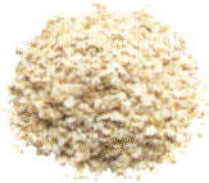

80 g
de flocons d'avoine

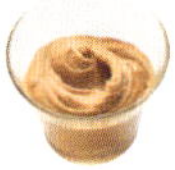

60 g
de beurre de cacahuète

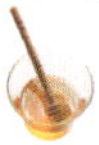

30 g de miel

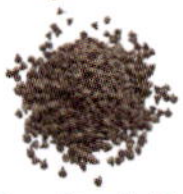

30 g de pépites
de chocolat

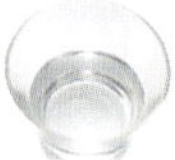

5 cuil. à soupe d'eau

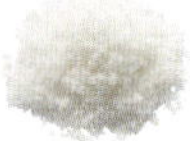

1 pincée de sel

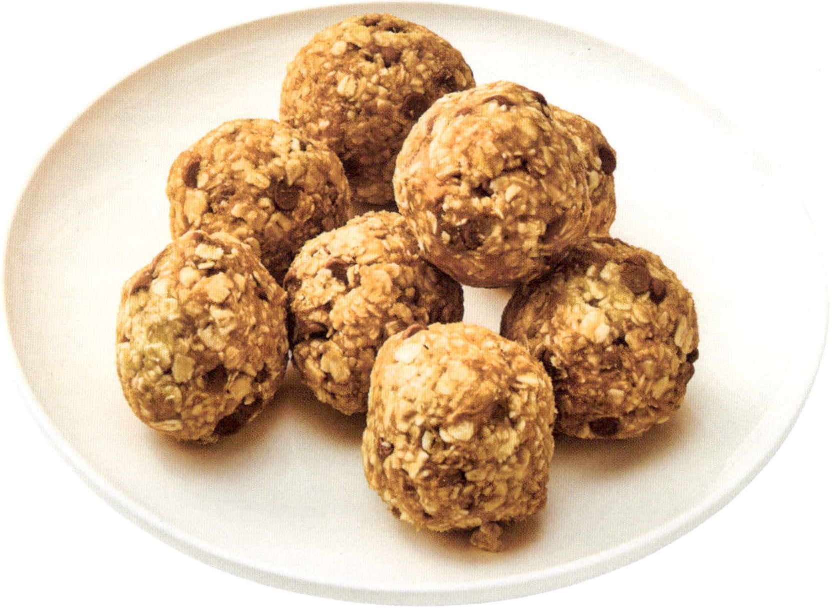

AVOINE BALLS

Versez tous les ingrédients dans un bol et mélangez avec les mains.
Vous devez obtenir un mélange homogène.
Formez des boules dans la paume de vos mains
et déposez-les sur une assiette.
Filmez et conservez-les au réfrigérateur
pendant 4 jours maximum.

12 Portions | 94 Calories par portion | 11,8 g Glucides | 4 g Lipides | 2,6 g Protéines

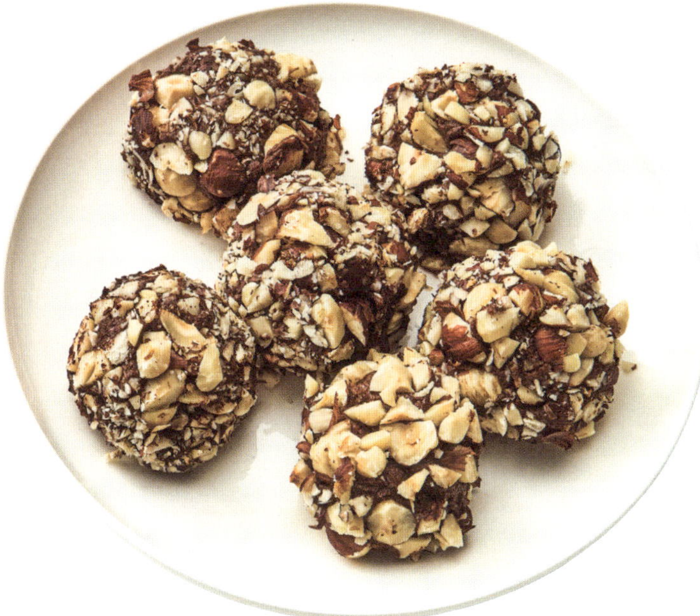

Pour : 6 pièces
Préparation : 25 min
Repos : 4 h

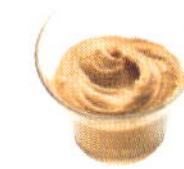

30 g
de beurre de cacahuète

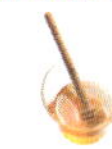

30 g de miel

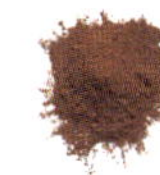

25 g de cacao
en poudre sans sucre

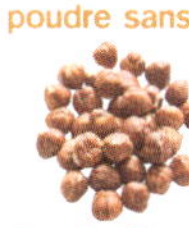

25 g de noisettes hachées

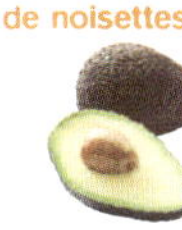

1 avocat

ENERGY BALLS

rochers

Épluchez l'avocat et mettez la chair dans un mixeur.
Ajoutez le beurre de cacahuète, le miel et le cacao. Mixez énergiquement, versez dans un bol et placez au réfrigérateur 2 heures pour que le mélange fige.
Versez les noisettes dans une assiette ou sur une planche.
Une fois le mélange durci, humidifiez vos mains et formez 6 boules de taille équivalente.
Roulez-les dans les noisettes et conservez-les 2 heures au frais jusqu'à la dégustation.

Astuce

Vous pouvez ajouter 1 noisette entière au cœur de la boule.

6 Portions

128 Calories par portion

5,5 g Glucides

9,9 g Lipides

3,3 g Protéines

Pour : 1-2 personnes
Préparation : 30 min

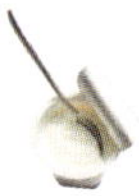
150 g de yaourt grec à 0 % de MG

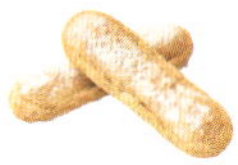
40 g de biscuits à la cuillère

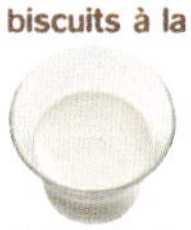
5-6 cl de lait végétal sans sucre

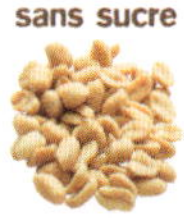
3 cuil. à soupe de cacahuètes non salées

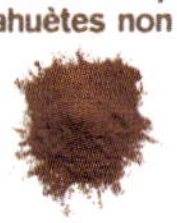
1 cuil. à soupe de cacao amer en poudre

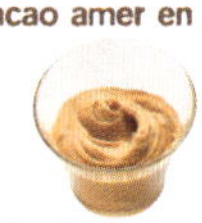
2 cuil. à soupe de beurre de cacahuète

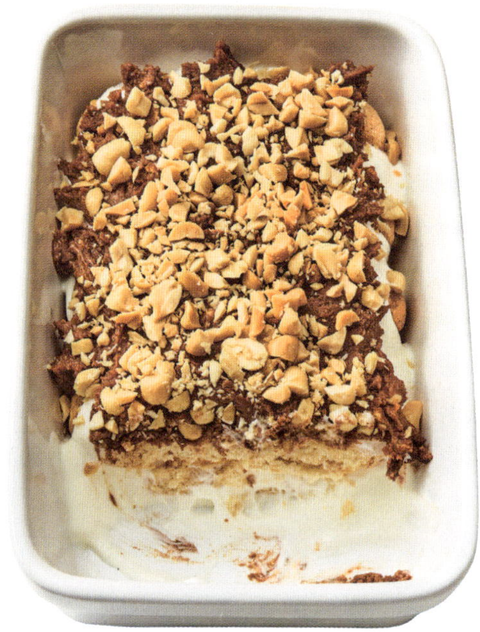

SNICKERS-MISU

Diluez le yaourt grec avec 1 peu d'eau pour qu'il soit lisse et onctueux.
Trempez les biscuits dans le lait végétal
et déposez une couche de biscuits dans le fond de votre plat.
Couvrez avec du yaourt, puis à nouveau avec des biscuits,
puis du yaourt et répétez jusqu'à épuisement des ingrédients.
Mélangez dans un bol le beurre de cacahuète et le cacao amer
et diluez petit à petit avec du lait végétal.
Vous devez obtenir une consistance homogène et onctueuse.
Si la quantité ne suffit pas,
ajoutez petit à petit un peu de chaque ingrédient.
Recouvrez-en le dessus du misu.
Hachez les cacahuètes et répartissez-les dessus.
Placez au réfrigérateur jusqu'au moment de déguster.

1-2 Portions | **350** Calories par portion | **20,1 g** Glucides | **19,6 g** Lipides | **21,6 g** Protéines

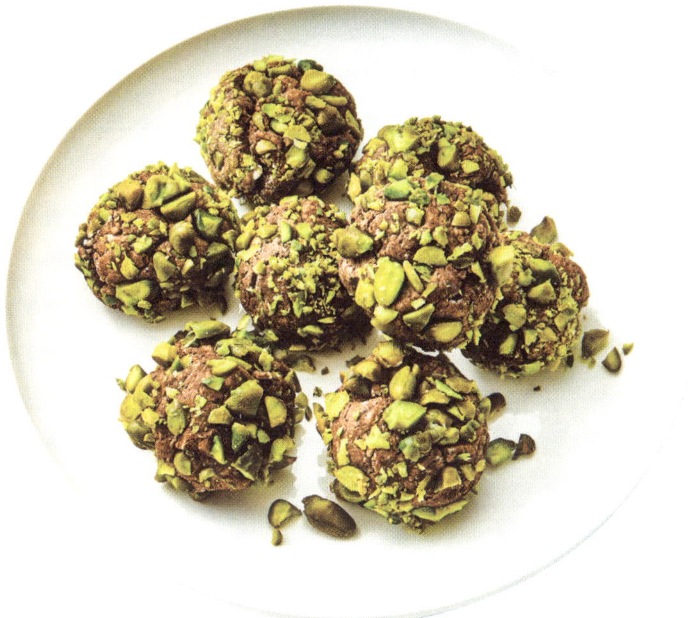

BOUCHÉES
aux pistaches

Dans un bol, mélangez les farines, la levure et le cacao.
Dans un bol, mélangez l'huile de coco et l'œuf et fouettez à la fourchette.
Versez dans le mélange sec et amalgamez le tout.
Filmez et laissez reposer 30 minutes au frais.
Préchauffez le four à 170 °C (th. 6-7).
Préparez une plaque recouverte de papier cuisson.
Prélevez 1 cuillerée à café de pâte
et formez une boule dans la paume de vos mains.
Répétez l'opération jusqu'à épuisement des ingrédients.
Roulez les bouchées dans les pistaches hachées.
Posez au fur et à mesure les bouchées sur la plaque de cuisson.
Enfournez 5 à 7 minutes. Si des fissures apparaissent, c'est normal.
Sortez la plaque du four et laissez-les refroidir sur une grille avant de les manger.

10 Portions | **59** Calories par portion | **4,5 g** Glucides | **3,8 g** Lipides | **1,9 g** Protéines

Pour : 10 pièces
Préparation : 1 h
Repos : 30 min
Cuisson : 7 min

50 g de farine de riz

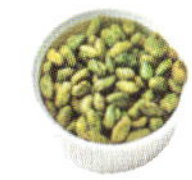
20 g de pistaches hachées

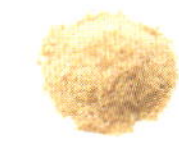
10 g de farine d'amande

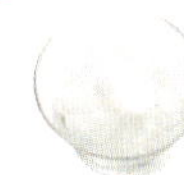
3 g d'huile de coco fondue

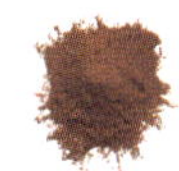
3 g de cacao amer

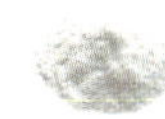
3 g de levure

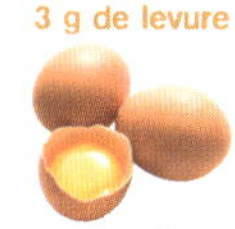
1 œuf

Pour : 11 pièces
Préparation : 20 min
Repos : 1 nuit

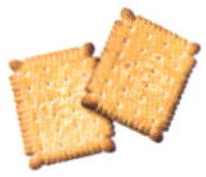

100 g de biscuit type petits-beurre

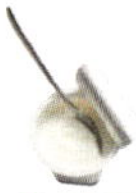

30 g de yaourt grec

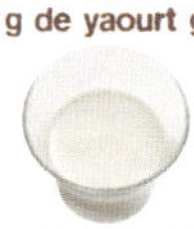

25 g de lait végétal

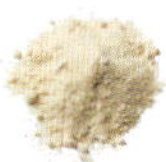

10 g de farine de coco

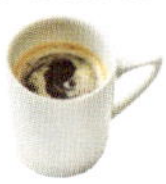

3 cuil. à café d'expresso liquide

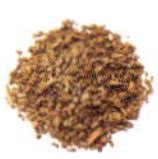

1 cuil. à café de café soluble

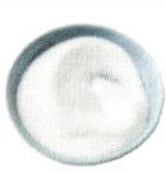

Édulcorant (facultatif)

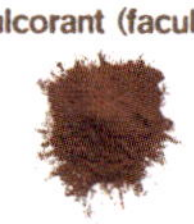

Cacao amer en poudre

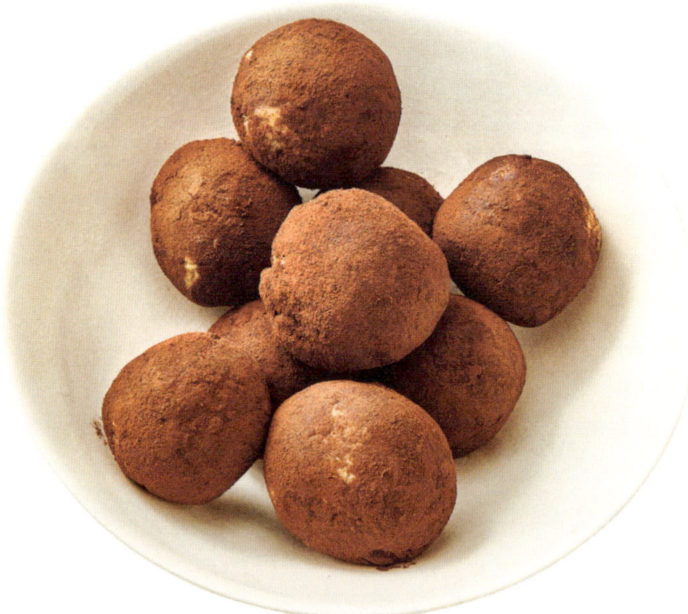

DIGESTIBOUCHÉES

Mixez les biscuits et versez-les dans un bol.
Ajoutez le yaourt grec et le reste des ingrédients à part le cacao jusqu'à obtenir une consistance homogène.
Réalisez environ 11 boules et roulez-les dans le cacao amer.
Laissez reposer 1 nuit au réfrigérateur avant de les déguster.

11 Portions

58 Calories par portion

7,3 g Glucides

2,2 g Lipides

1,5 g Protéines

Pour : 12 pièces
Préparation : 20 min
Cuisson : 15 min

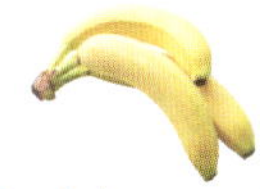

120 g de bananes mûres

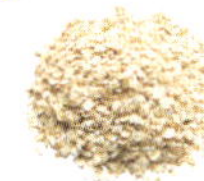

100 g de flocons d'avoine

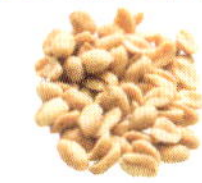

50 g de cacahuètes grillées non salées

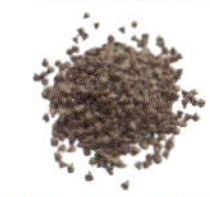

50 g de pépites de chocolat noir

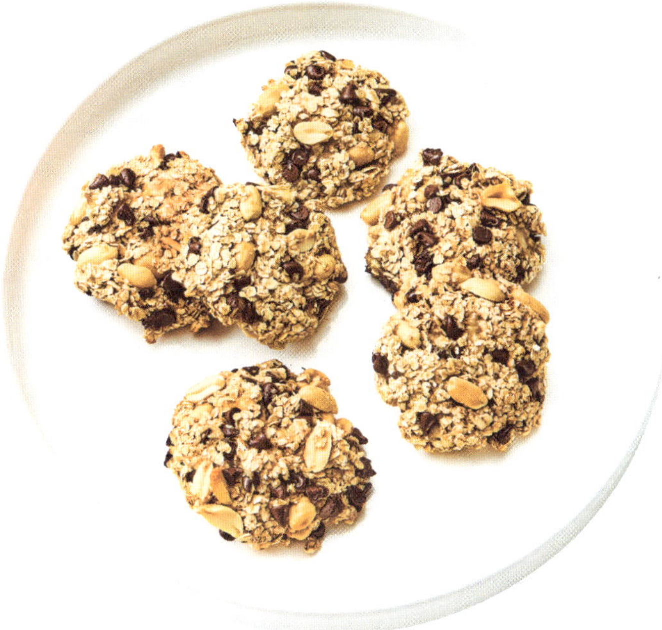

CACOOKIES

Préchauffez le four à 180 °C (th. 6).
Préparez une plaque recouverte de papier cuisson.
Épluchez les bananes et écrasez-les à la fourchette dans un saladier.
Ajoutez le reste des ingrédients et mélangez délicatement en veillant à ce que tout soit bien enrobé.
Déposez 12 petits palets sur la plaque de cuisson.
Vous pouvez vous aider d'un emporte-pièce.
Enfournez pour 13-16 minutes.
Sortez les cacookies du four et laissez-les refroidir sur une grille.

12 Portions

106 Calories par portion

9,2 g Glucides

5,7 g Lipides

3,7 g Protéines

Pour : 15 pièces
Préparation : 20 min
Cuisson : 3 min
Repos : 2 h

80 g de noix de coco râpée

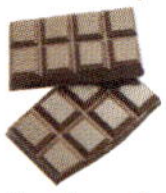

50 g de chocolat noir

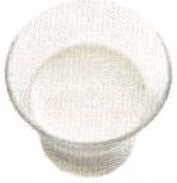

10 ml de lait

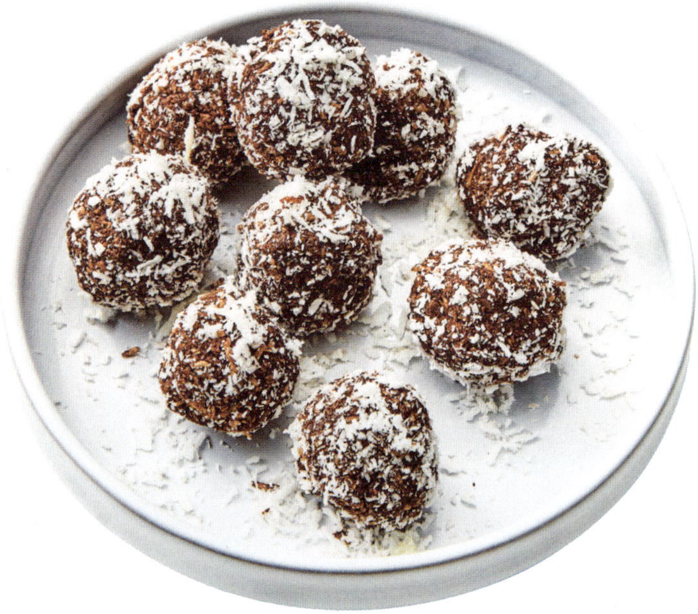

ROCHERS
à la noix de coco

Faites fondre dans une casserole le chocolat avec le lait.
Versez dans un saladier et mélangez avec 60 g de noix de coco râpée et laissez reposer 5-10 minutes.
Façonnez de petites boules entre vos mains et roulez-les dans la noix de coco restante.
Placez les boules sur une assiette, filmez et placez-les au réfrigérateur jusqu'à ce qu'elles soient bien fermes.
Pensez à les sortir quelques minutes avant de servir.

15 Portions | 56 Calories par portion | 1 g Glucides | 5,2 g Lipides | 0,8 g Protéines

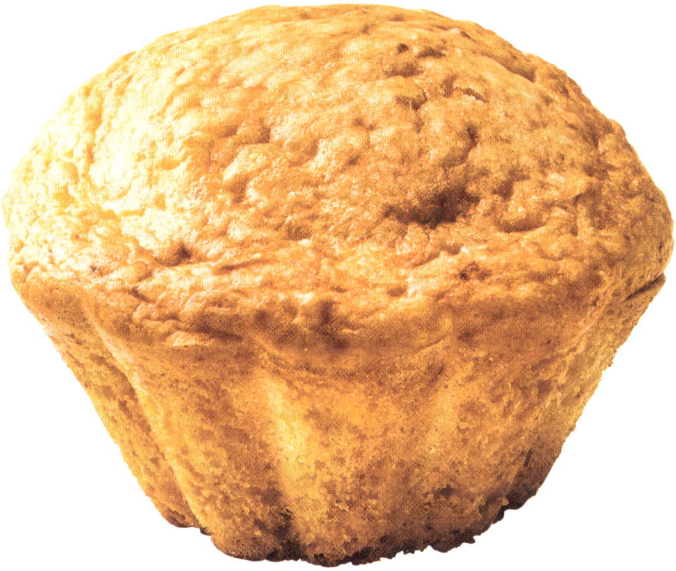

MUFFINS
à la glace 3 ingrédients

Pour : 6 pièces
Préparation : 25 min
Cuisson : 30 min

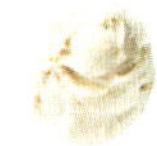

300 g de glace au choix

100 g de farine de votre choix

1 cuil. à café de levure

Sortez la glace du congélateur avant de vous en servir.
Préchauffez le four à 175 °C (th. 5-6).
Dans un saladier, mélangez au fouet les trois ingrédients jusqu'à ce que vous obteniez une crème lisse et homogène.
Versez dans les moules à muffins en silicone et faites cuire les muffins pendant 30 minutes environ.
Surveillez la coloration et la cuisson avec la pointe d'un couteau, celle-ci doit ressortir sèche.

6 Portions | 170 Calories par portion | 20,6 g Glucides | 7,8 g Lipides | 4 g Protéines

Pour : 9 pièces
Préparation : 25 min
Cuisson : 35 min

180 g de farine de blé

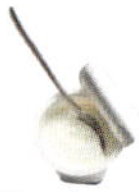

180 g de yaourt

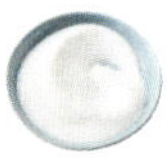

90 g de sucrant au choix (type stévia)

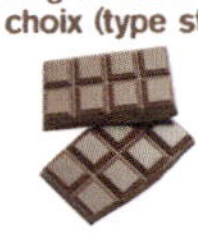

50 g de chocolat noir

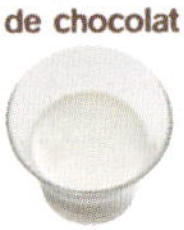

50 ml de lait végétal

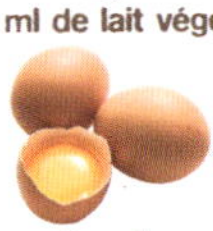

2 œufs

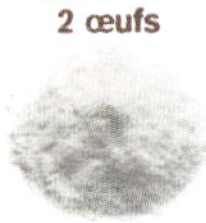

1 sachet de levure chimique

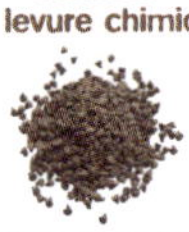

Pépites de chocolat

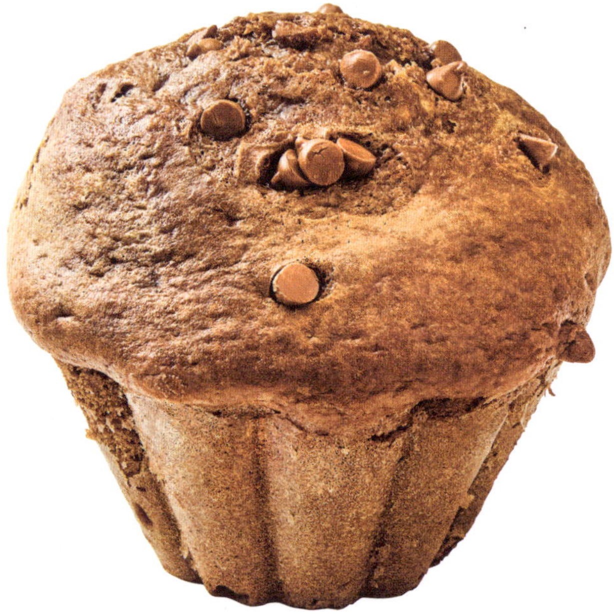

MUFFINS

tout choco

Préchauffez le four à 180 °C (th.6).
Fouettez les œufs et l'édulcorant dans un saladier pendant 5 minutes jusqu'à obtenir un mélange mousseux et blanchi.
Ajoutez le yaourt et continuez de battre.
Versez la farine et la levure et fouettez rapidement.
Faites fondre dans une casserole le chocolat avec le lait végétal.
Ajoutez au mélange précédent et mélangez délicatement.
Une fois le mélange homogène obtenu, versez dans les moules à muffins.
Répartissez les pépites de chocolat sur le dessus.
Enfournez les muffins pour 25-30 minutes.

9 Portions | 132 Calories par portion | 16,9 g Glucides | 4 g Lipides | 5,4 g Protéines

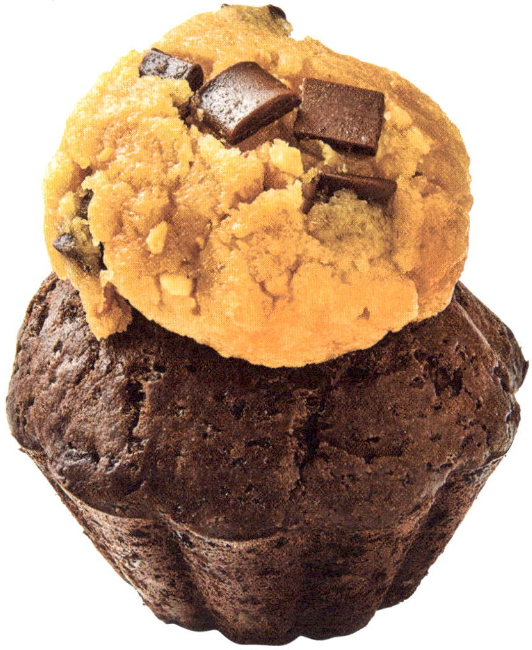

MUFFOCKIES

Préchauffez le four à 160 °C (th. 5-6).
Commencez par préparer la base.
Mélangez dans un saladier les ingrédients secs.
Ajoutez l'eau et l'huile de coco. Mélangez bien.
Versez dans des moules à muffins et faites cuire pendant 40 minutes.
Préparez la pâte à cookies.
Faites torréfier la farine au four sur une plaque ou dans une poêle à feu moyen.
Mélangez dans un saladier le beurre de cacahuète et le sucre. Fouettez 2 minutes.
Versez le lait et un peu d'arôme vanille, tout en continuant de fouetter.
Ajoutez la farine et donnez un dernier coup de fouet
pour homogénéiser la préparation.
Ajoutez les pépites de chocolat, mélangez.
Sortez les muffins du four et laissez-les refroidir.
Réalisez des boules avec la pâte à cookies
et pressez-les sur les muffins. Vos muffockies sont prêts.

6 Portions | 297 Calories par portion | 33,7 g Glucides | 12,6 g Lipides | 9,8 g Protéines

Pour : 6 pièces
Préparation : 40 min
Cuisson : 45 min

Pour la base

150 g de farine de blé

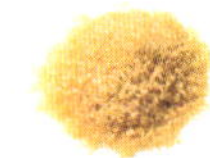
75 g de sucre de canne en poudre

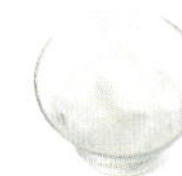
18 g d'huile de coco liquide

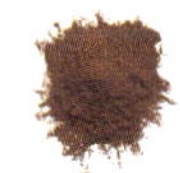
18 g de cacao amer en poudre

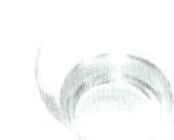
16 cl d'eau

1/2 sachet de levure

Pour les cookies

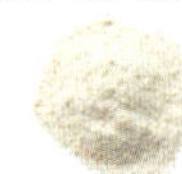
95 g de farine de blé

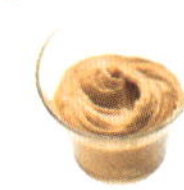
85 g de beurre de cacahuète

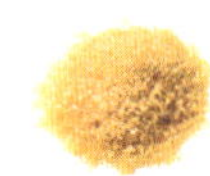
75 g de sucre de canne en poudre

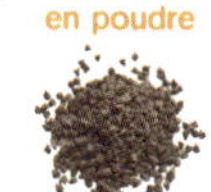
35 g de pépites de chocolat

10 ml de lait végétal

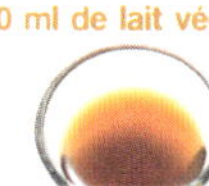
1 cuil . à café d'arôme vanille liquide

Pour : 12 pièces
Préparation : 20 min
Cuisson : 10 min

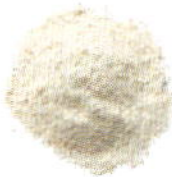

120 g de farine de blé

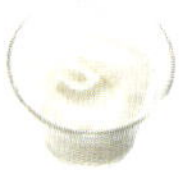

80 g de fromage blanc à 0 % de MG

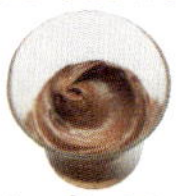

60 g de pâte à tartiner

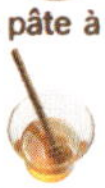

15 g de miel

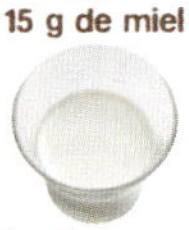

3,5 cuil. à soupe de lait végétal

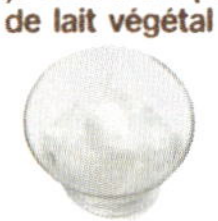

2 cuil. à soupe d'huile de coco liquide

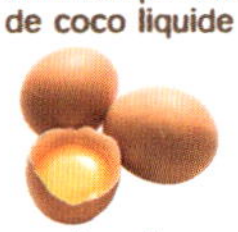

2 œufs

1 cuil. à café de levure chimique

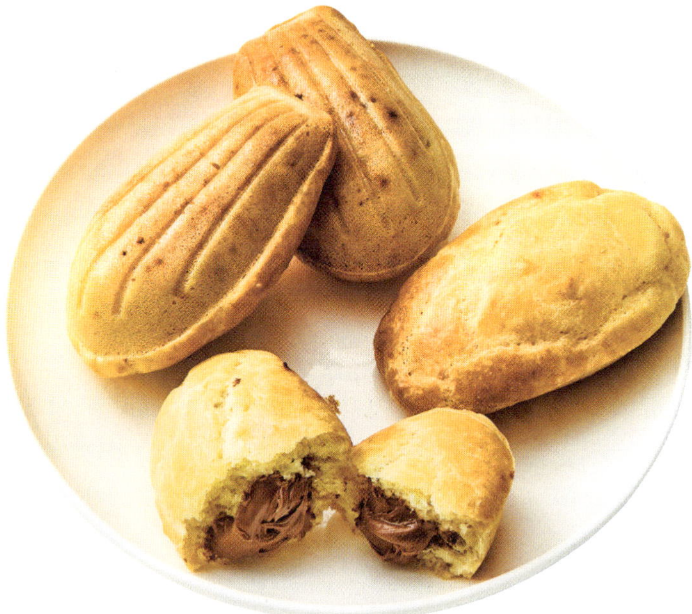

MADELEINES

fourrées

Préchauffez le four à 180 °C (th. 6).
Fouettez dans un saladier les œufs avec le miel.
Ajoutez petit à petit l'huile, le fromage blanc et le lait végétal.
Versez la farine et la levure et mélangez bien.
Remplissez des moules avec les 2/3 de la préparation.
Insérez au cœur de chacun 1/2 cuillerée à café de pâte à tartiner.
Versez le reste de la préparation
et enfournez pour 10-12 minutes environ.

12 Portions

99 Calories par portion

10,9 g Glucides

4,6 g Lipides

3,2 g Protéines

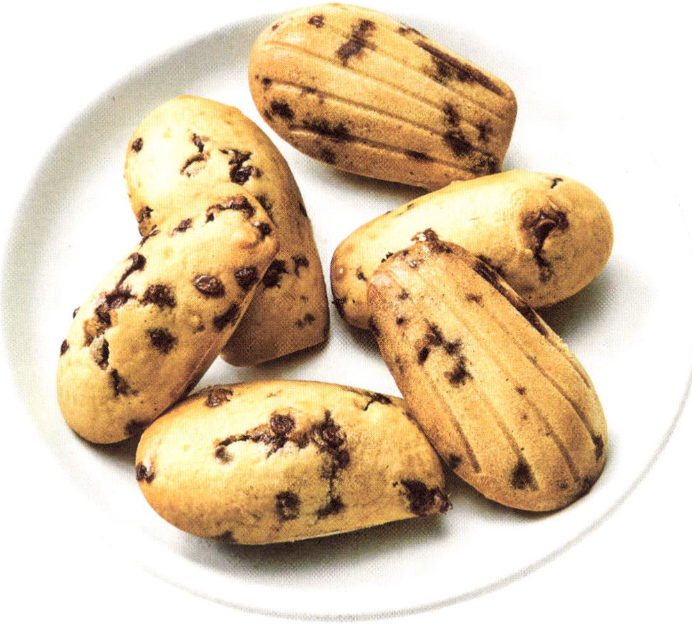

MADELEINES

au beurre de cacahuète et pépites de chocolat

Pour : 8 pièces
Préparation : 15 min
Cuisson : 10 min

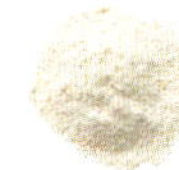
60 g de farine de blé

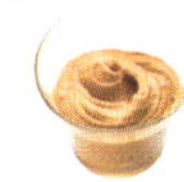
30 g de beurre de cacahuète

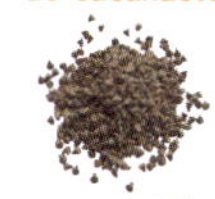
30 g de pépites de chocolat

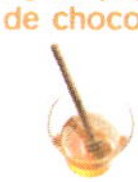
20-25 g de miel

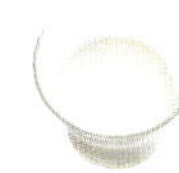
3-5 cl de lait végétal

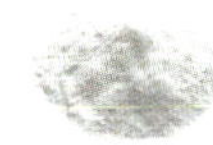
1/2 cuil. à café de levure chimique

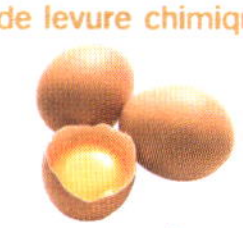
1 œuf

Préchauffez le four à 180 °C (th. 6).
Battez dans un saladier l'œuf avec le miel, le lait végétal et le beurre de cacahuète. Fouettez bien.
Versez la farine, la levure et les pépites de chocolat.
Fouettez à nouveau jusqu'à obtenir un mélange lisse et homogène.
Versez à mi-hauteur dans des moules à madeleines et enfournez pour 10-12 minutes.

8 Portions

92 Calories par portion

8,9 g Glucides

4,7 g Lipides

3,2 g Protéines

Pour : 1 personne
Préparation : 5 min
Cuisson : 3 min

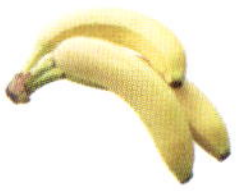

50 g de banane bien mûre

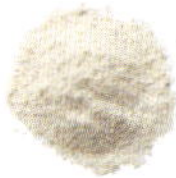

35 g de farine de blé

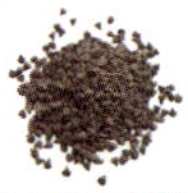

10 g de pépites de chocolat

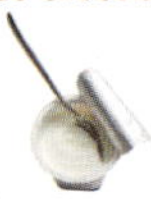

10 g de yaourt

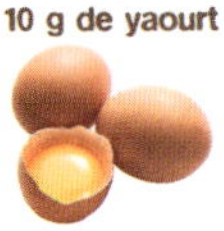

1 œuf

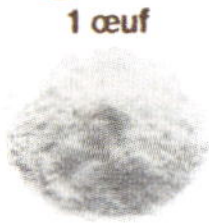

1/2 cuil à café de levure chimique

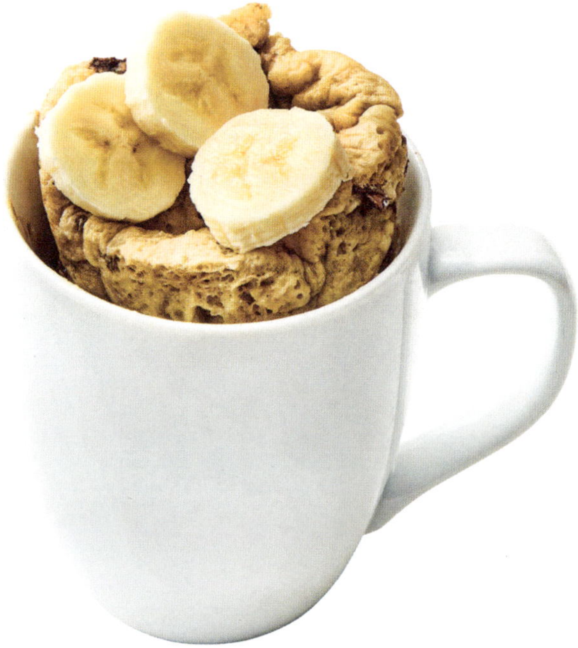

MUG CAKE SUCRÉ

choco-banane

Dans un mug, écrasez la banane à la fourchette en une purée lisse.
Ajoutez le reste des ingrédients et mélangez bien jusqu'à obtenir une consistance homogène.
Faites cuire 2 minutes 20 secondes au micro-ondes à une puissance de 600 watts.
Ajustez la cuisson en fonction de la puissance de votre four.

1 Portion

301 Calories par portion

33,2 g Glucides

12,7 g Lipides

14,1 g Protéines

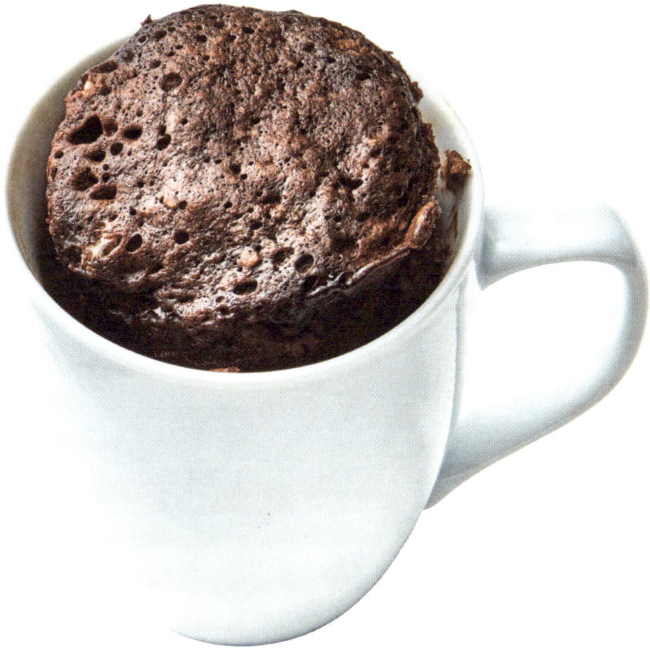

MUG CAKE

au chocolat

Faites fondre le chocolat avec le lait végétal
dans un mug pendant 30 secondes au micro-ondes.
Ajoutez le reste des ingrédients, mélangez et faites cuire
à nouveau 45 secondes à une puissance de 700 watts.
Vous devez obtenir un résultat fondant.
Pour un résultat moelleux, vous pouvez aller jusqu'à 1 minute 30 secondes.

Pour : 1 personne
Préparation : 10 min
Cuisson : 2 min

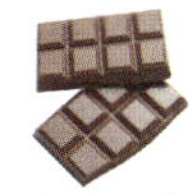

20 g de chocolat noir

20 g de farine de blé

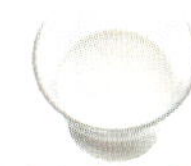

2 cl de lait végétal

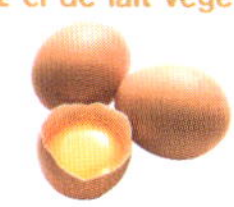

1 œuf

1/4 de cuil. à café
de levure chimique

1 Portion

267 Calories par portion

17,6 g Glucides

16,6 g Lipides

10,9 g Protéines

Pour : 14 pièces
Préparation : 35 min
Cuisson : 35 min

Pour la partie cookies

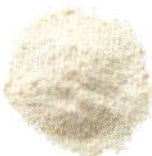
280 g de farine d'avoine (ou autre)

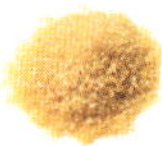
80 g de sucre de canne en poudre

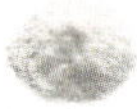
2 cuil. à café de levure

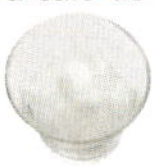
8 cl d'huile de coco

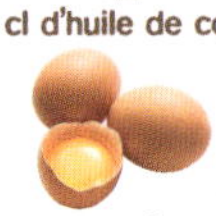
2 œufs

Pour la partie brownies

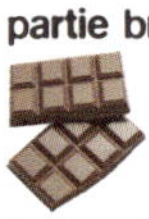
120 g de chocolat noir

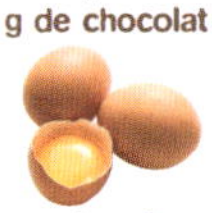
1 œuf

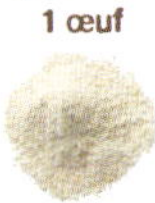
80 g de farine d'avoine (ou autre farine)

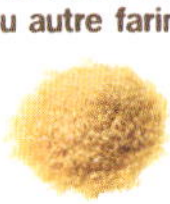
60 g de sucre de canne en poudre

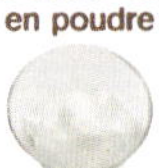
5 cl d'huile de coco

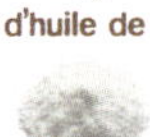
1 cuil. à café de levure

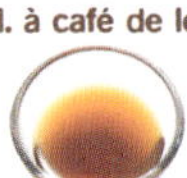
1 cuil. à café d'arôme vanille

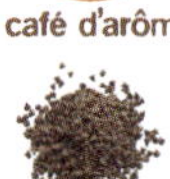
Quelques pépites de chocolat pour le décor

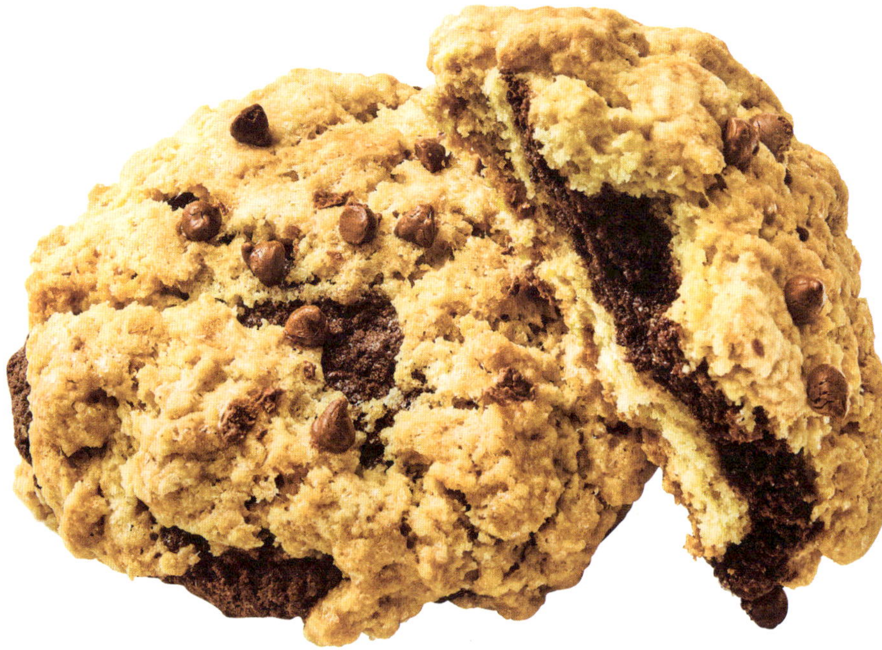

COOWNIES

Préparez la pâte à cookies. Mélangez dans un saladier tous les ingrédients secs. Ajoutez les ingrédients liquides jusqu'à obtenir une consistance homogène. Formez une boule et réservez.
Préparez la pâte à brownies. Faites fondre le chocolat au bain-marie. Versez-le dans un saladier. Ajoutez l'œuf puis le reste des ingrédients et mélangez bien.
Préchauffez le four à 180 °C (th. 6).
Préparez une plaque recouverte de papier cuisson.
Préparez les biscuits. Prenez un peu de pâte à cookies dans la paume de votre main. Déposez une petite boule de pâte à brownies au cœur et recouvrez d'un peu de pâte à cookies.
Posez les boules au fur et à mesure sur la plaque de cuisson. Écrasez-les légèrement avec votre paume et répartissez les pépites de chocolat dessus.
Enfournez pour 25-30 minutes.

14 Portions | 204 Calories par portion | 24,7 g Glucides | 9,5 g Lipides | 4,4 g Protéines

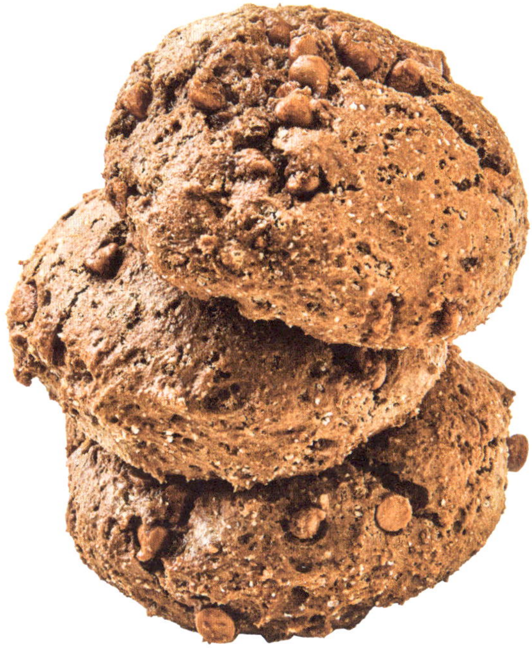

MOOKIES

Pour : 12 pièces
Préparation : 25 min
Cuisson : 15 min

140 g de farine de blé

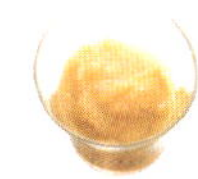
80 g de compote de pommes

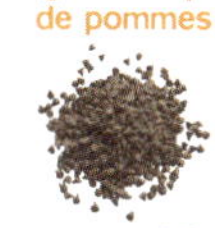
60 g de pépites de chocolat

50 g de sucre en poudre

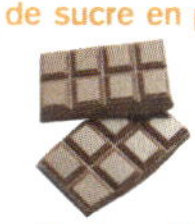
40 g de chocolat noir

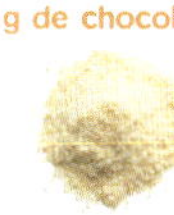
30 g de poudre d'amandes

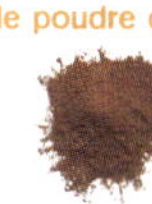
10 g de cacao en poudre sans sucre

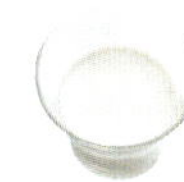
3 cl de lait végétal

1/2 sachet de levure chimique

Préchauffez le four à 180 °C (th. 6).
Préparez une plaque recouverte de papier cuisson.
Commencez par faire fondre le chocolat dans une casserole.
Dans un saladier, mélangez la compote, le sucre, le chocolat fondu et le lait végétal.
Fouettez énergiquement jusqu'à ce que le mélange soit bien lisse.
Ajoutez la farine, la levure, la poudre d'amandes et le cacao.
Mélangez à nouveau énergiquement.
Versez les pépites de chocolat, mélangez et formez 12 boules.
Déposez-les au fur et à mesure sur la plaque de cuisson
en les aplatissant légèrement avec la paume de la main.
Enfournez pour 12 minutes environ.
Sortez les mookies et laissez-les refroidir sur une grille.

12 Portions — **133** Calories par portion — **13,2 g** Glucides — **7 g** Lipides — **3,5 g** Protéines

GÂTEAUX À PARTAGER

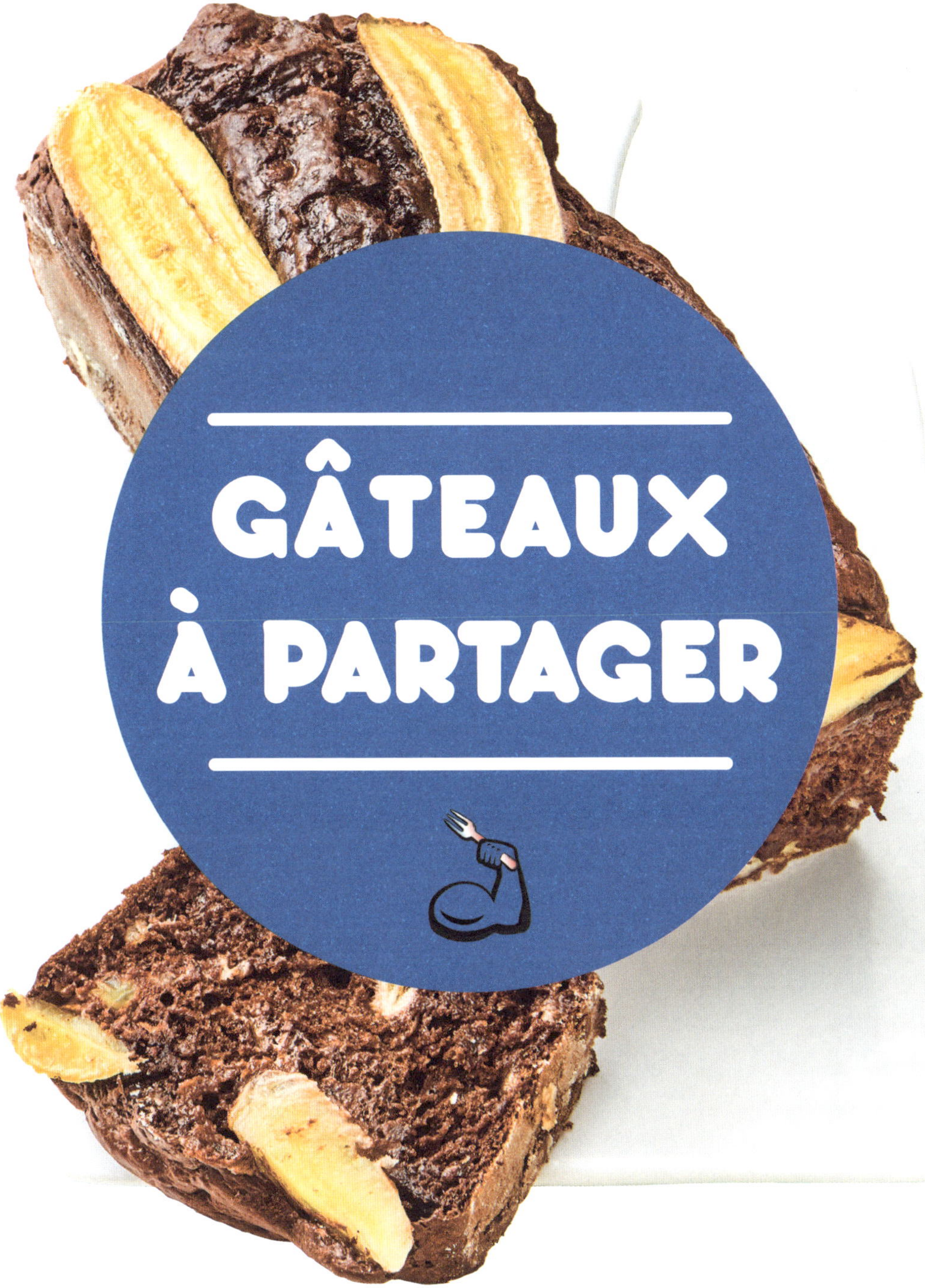

Pour : 1 cake
Préparation : 15 min
Cuisson : 30-40 min

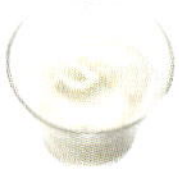

150 g de fromage blanc

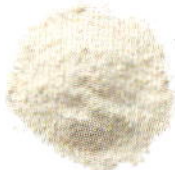

140 g de farine de blé

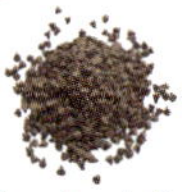

60 g de pépites de chocolat

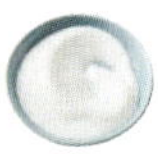

50-80 g de sucrant (au choix)

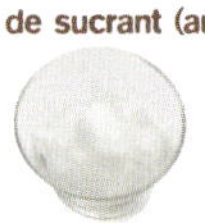

30 g d'huile de coco fondue

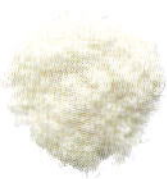

25 g de noix de coco râpée

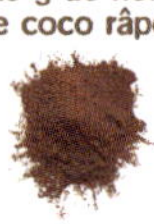

20 g de cacao en poudre non sucré

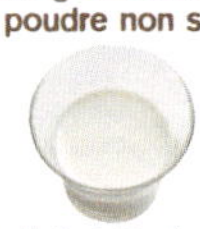

10 cl de lait végétal

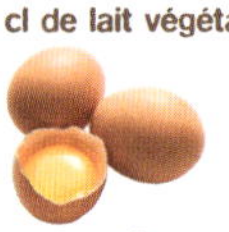

2 œufs

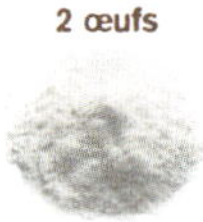

1 sachet de levure chimique

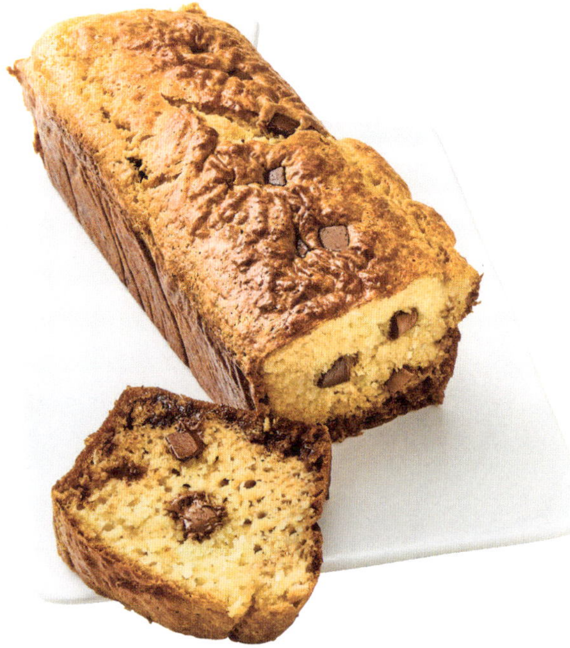

CAKE

choco-coco

Préchauffez le four à 180 °C (th. 6).
Dans un saladier, versez les ingrédients liquides :
le lait, les œufs, le fromage blanc et l'huile de coco.
Fouettez au batteur, tout en ajoutant petit à petit les ingrédients secs :
la farine, le sucrant, la noix de coco râpée, le cacao et la levure.
Une fois le mélange bien homogène,
versez la moitié des pépites de chocolat et mélangez de nouveau.
Versez dans un moule en silicone ou dans un moule beurré et fariné.
Recouvrez avec le reste de pépites de chocolat
et enfournez pour 30-40 minutes environ.
Surveillez bien la cuisson avec la pointe d'un couteau :
elle doit ressortir sèche.
Sortez le cake du four et du moule et laissez refroidir sur une grille.

Portion 100 g | 200 Calories par portion | 20,5 g Glucides | 9,3 g Lipides | 7,6 g Protéines

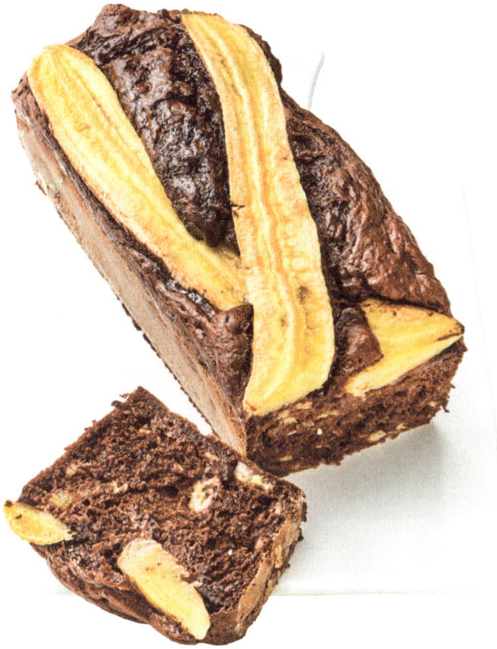

CAKE
choco-banane

Pour : 1 cake
Préparation : 20 min
Cuisson : 35 min

125 g de farine de blé

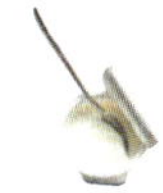
100 g de yaourt

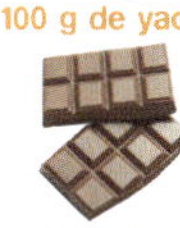
80 g de chocolat noir

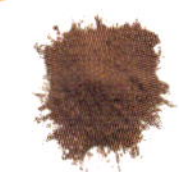
20 g de cacao amer en poudre

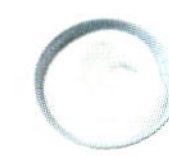
20 g de sucrant (au choix)

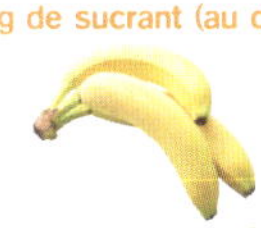
3 bananes bien mûres

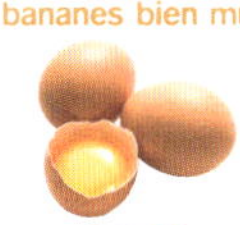
2 œufs

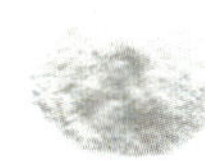
1 sachet de levure chimique

Préchauffez le four à 180 °C (th. 6).
Pelez 2 bananes et écrasez-les à la fourchette dans un saladier.
Ajoutez le yaourt, les œufs et mélangez bien.
Faites fondre dans une casserole le chocolat noir, versez-le dans le saladier avec le cacao et mélangez. Versez la farine et la levure puis mélangez.
Une fois le mélange lisse et homogène, versez dans un moule à cake en silicone ou dans un moule beurré et fariné. Épluchez la dernière banane, coupez-la en 2 dans la longueur et disposez-la sur le dessus.
Enfournez pour 30-35 minutes environ.
Surveillez bien la cuisson avec la pointe d'un couteau : elle doit ressortir sèche.
Sortez du four et laissez refroidir avant de démouler.

Portion 100 g | 207 Calories par portion | 26,1 g Glucides | 7,7 g Lipides | 8 g Protéines

Pour : 1 cake
Préparation : 20 min
Cuisson : 40 min

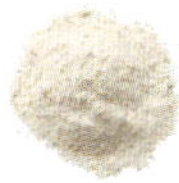

160 g de farine de blé

100 g de sucre en poudre

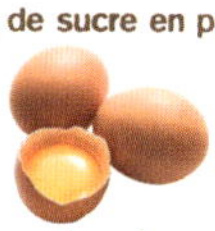

4 œufs

1 sachet de levure chimique

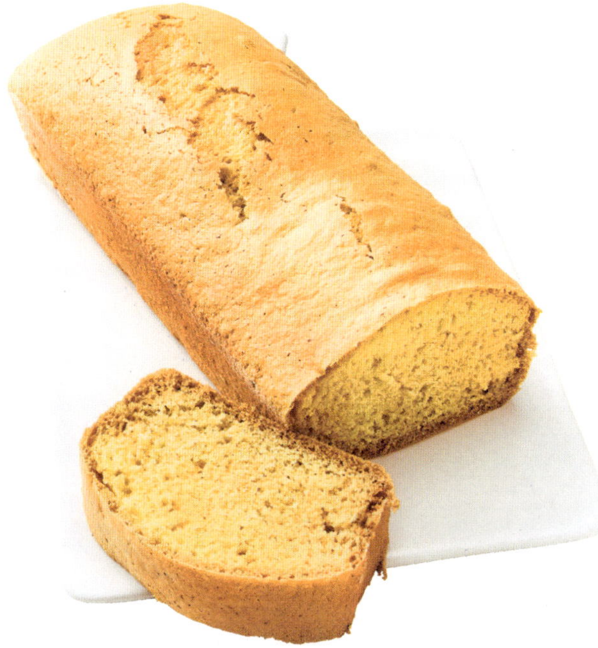

CAKE TROIS TIERS

Préchauffez le four à 180 °C (th. 6).
Cassez les œufs dans un saladier, ajoutez le sucre et fouettez au batteur pendant 10-15 minutes, jusqu'à ce que le mélange gonfle, devienne mousseux et blanc.
Ajoutez cuillerée par cuillerée la levure et la farine.
Versez dans un moule en silicone ou dans un moule beurré et fariné.
Enfournez pour 40 minutes environ.
Surveillez bien la cuisson avec la pointe d'un couteau : elle doit ressortir sèche.
Sortez le cake du four et laissez refroidir sur une grille.

Portion 100 g

192 Calories par portion

29,3 g Glucides

5,1 g Lipides

6,8 g Protéines

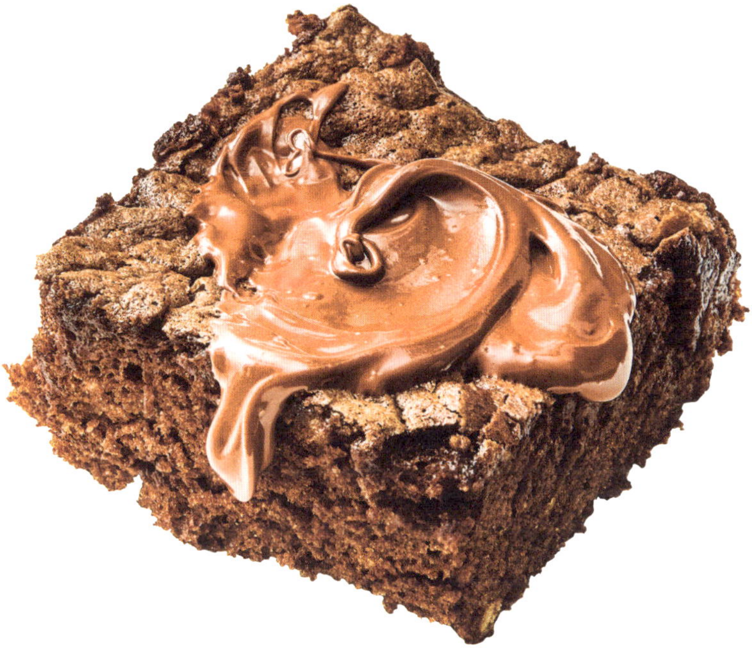

CHOCO QUAD

Hachez le chocolat et faites-le fondre au bain-marie ou au micro-ondes. Versez-le dans un saladier, ajoutez le yaourt et mélangez. Laissez refroidir. Fouettez dans un saladier les œufs avec le sucre, jusqu'à obtenir un mélange dense et crémeux. Réunissez les deux préparations. Ajoutez l'huile de coco, la levure et tamisez la farine. Mélangez bien. Préchauffez le four à 150 °C (th. 5). Montez les blancs d'œufs en neige bien fermes avec 1 pincée de sel. Réunissez les deux préparations en intégrant les blancs en neige délicatement avec une spatule en silicone. Versez dans le moule à cake en silicone ou dans un moule beurré et fariné (recouvert d'une feuille de papier cuisson) et enfournez pour 45 minutes environ. Vérifiez la cuisson avec la pointe d'un couteau : elle doit ressortir sèche. Sortez du four et laissez refroidir avant de découper en carrés et de déguster. On peut napper les quads de chocolat fondu.

Portion 100 g

295 Calories par portion

21,3 g Glucides

18,1 g Lipides

9,9 g Protéines

Pour : 1 moule carré de 20 cm de côté
Préparation : 25 min
Cuisson : 50 min

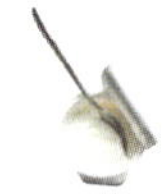

250 g de yaourt grec à 0% de MG

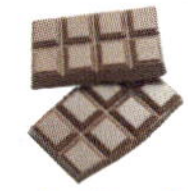

200 g de chocolat noir

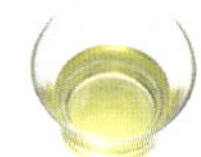

100 g de blancs d'œufs

90 g de farine de blé

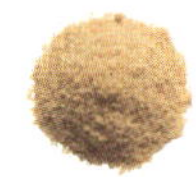

80 g de sucre de coco complet en poudre

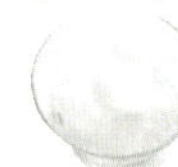

50 g d'huile de coco

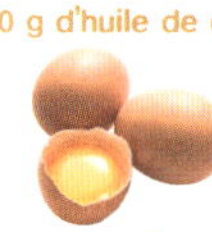

2 œufs

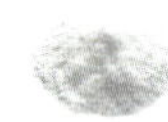

1/2 sachet de levure

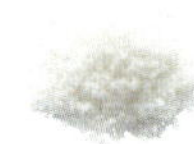

Sel

Pour : 1 moule carré de 20 cm de côté
Préparation : 20 min
Cuisson : 5 min
Repos : 1 h 20

Base

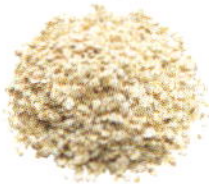

60 g de flocons d'avoine

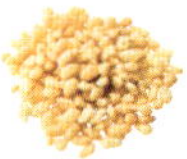

40 g de riz soufflé

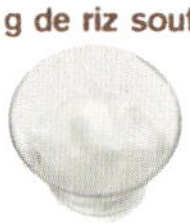

20 g d'huile de coco

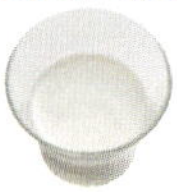

20 ml de lait

Couche centrale

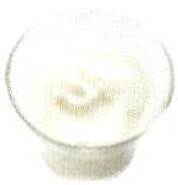

500 g de yaourt grec

100 g de noix de coco râpée

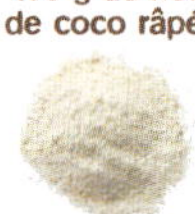

70 g de farine de coco

Couche supérieure

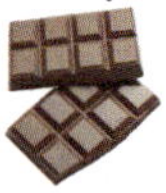

100 g de chocolat noir

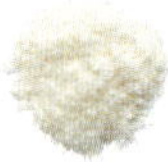

Noix de coco râpée

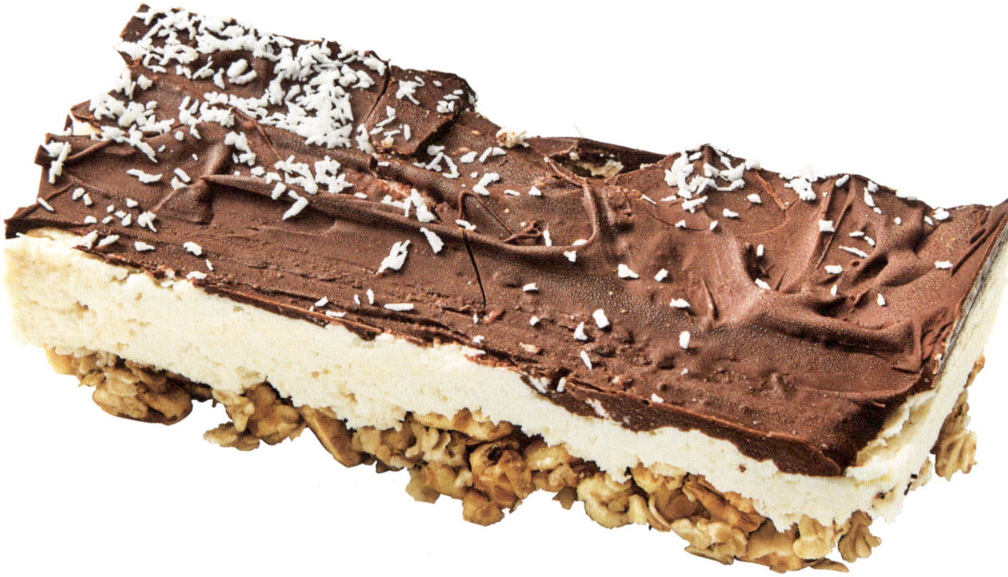

QUAD BAR

au chocolat

Faites fondre l'huile de coco. Mélangez les céréales dans un bol avec l'huile et ajoutez petit à petit le lait. Vous devez obtenir une consistance permettant de presser les éléments dans le fond de votre moule.
Si le mélange n'est pas assez humide, ajoutez un petit peu de lait.
Tassez bien dans le fond de votre moule et placez au réfrigérateur.
Mélangez dans un bol le yaourt, la farine de coco et la noix de coco.
Répartissez sur la base du gâteau en une couche homogène et remettez au réfrigérateur.
Faites fondre le chocolat au bain-marie et versez sur le dessus du gâteau.
Parsemez de noix de coco râpée, laissez refroidir encore 1 heure minimum.
Sortez le gâteau du réfrigérateur et coupez-le en carrés ou en barres.

Portion 100 g

225 Calories par portion

14,4 g Glucides

11,8 g Lipides

10,9 g Protéines

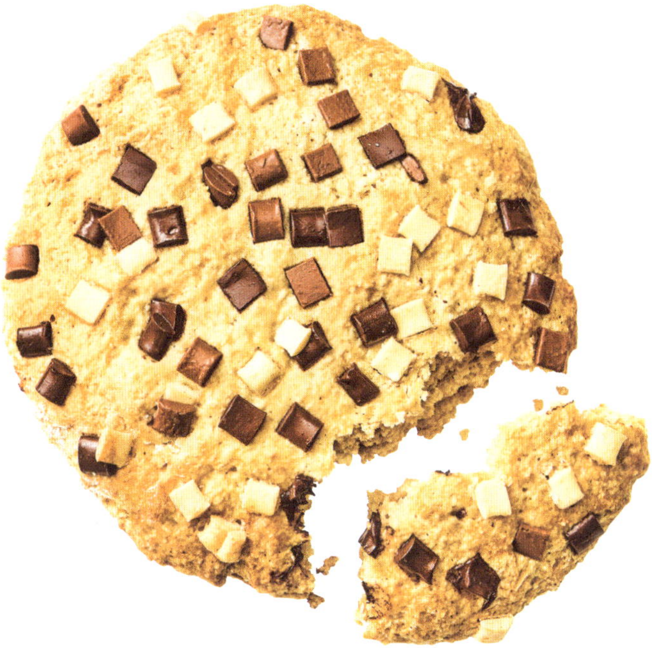

MAXI COOKIE

Pour : 4 personnes
Préparation : 20 min
Repos : 30 min
Cuisson : 15 min

170 g de farine de blé

50 g de sucre en poudre

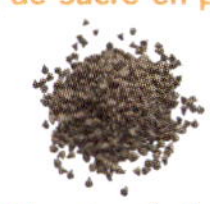
50 g de pépites de chocolat + 10 g

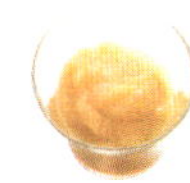
40 g de compote de pommes

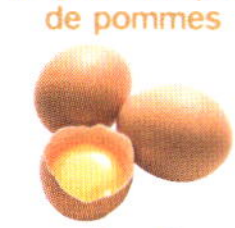
1 œuf

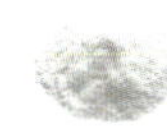
1/2 sachet de levure

Dans un saladier, mélangez la compote avec l'œuf et le sucre.
Ajoutez la farine et la levure. Mélangez.
Versez les 50 g de pépites de chocolat et malaxez en formant une boule.
Filmez et laissez reposer 30 minutes au réfrigérateur.
Préchauffez le four à 180 °C (th. 6).
Préparez une plaque recouverte de papier cuisson.
Étalez la boule sur la plaque, sur une épaisseur de 2 cm environ.
Répartissez dessus les 10 g de pépites de chocolat.
Enfournez pour 12-15 minutes (ou plus en fonction des goûts).
Sortez le cookie géant du four et laissez-le tiédir avant de le couper.

Portion 100 g

207 Calories par portion

28,3 g Glucides

7,5 g Lipides

5,1 g Protéines

Pour : 8 portions – ou
un moule 17 x 20 cm de côté
Préparation : 10 min
Cuisson : 25-30 min

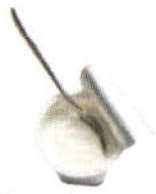

100 g de yaourt

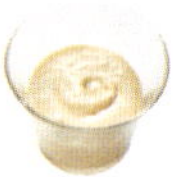

70 g de beurre d'amande

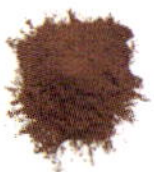

50 g de cacao en poudre

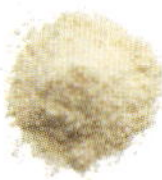

50 g de poudre d'amandes

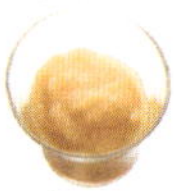

40 g de compote de pommes

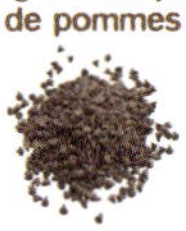

30 g de pépites de chocolat

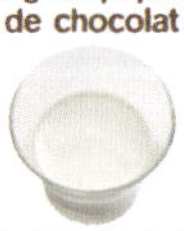

9 cl de lait végétal

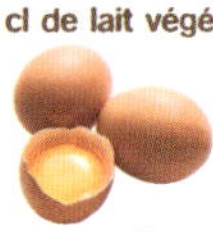

2 œufs

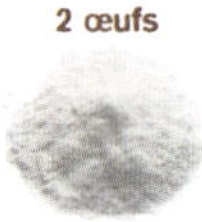

1/2 cuil. à café de levure chimique

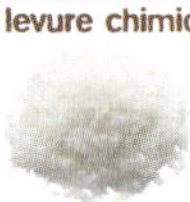

1/2 cuil. à café de sel

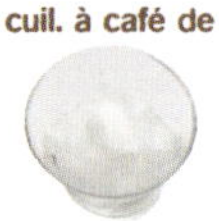

Huile de coco pour le moule

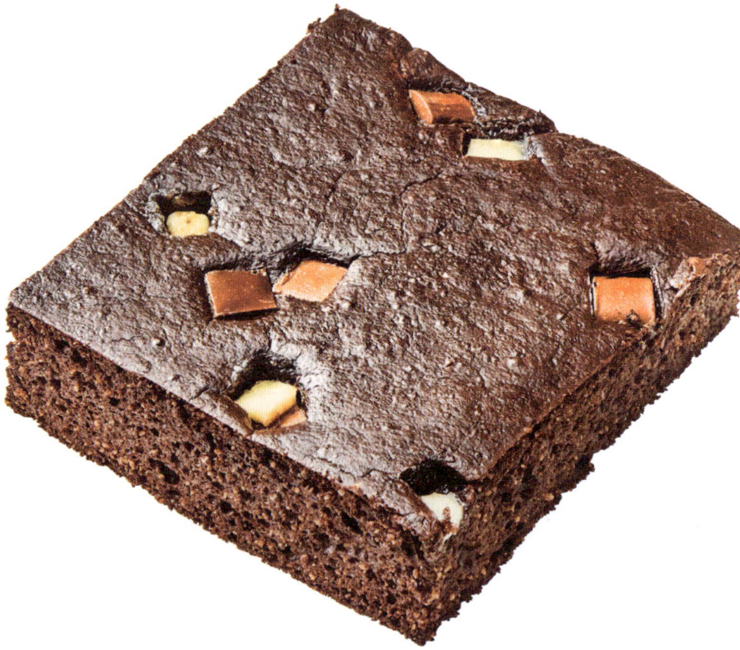

BROWNIE

choco-amandes

Préchauffez le four à 180 °C (th. 6).
Dans le bol du robot versez le yaourt et les œufs. Fouettez vivement.
Ajoutez la compote, le beurre d'amande et le lait végétal. Mélangez.
Versez le reste des ingrédients secs et mélangez de nouveau.
Une fois la consistance lisse obtenue, versez dans un moule graissé.
Lissez le dessus du gâteau avec une spatule ou le dos d'une cuillère.
Enfournez pour 25-30 minutes environ.

Portion 100 g | 180 Calories par portion | 5,8 g Glucides | 12,8 g Lipides | 8,7 g Protéines

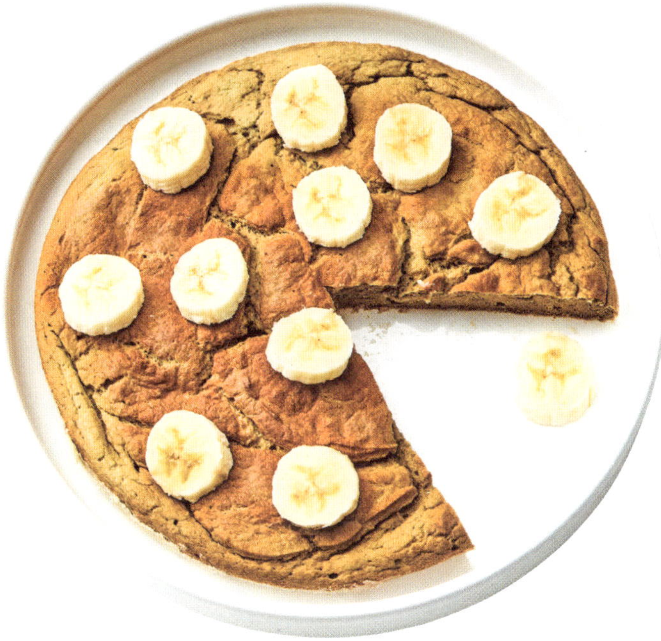

BLONDIES

de pois chiches

Pour : 9-12 portions
Préparation : 10 min
Cuisson : 25 min

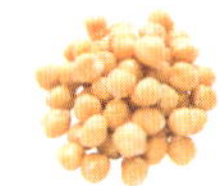

240 g environ de pois chiches précuits

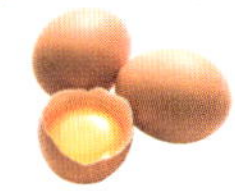

1 œuf

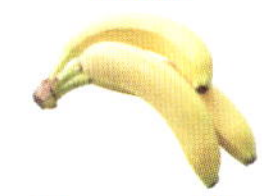

1 banane mûre

1/2 sachet de levure chimique

Préchauffez le four à 180 °C (th. 6).
Dans un mixeur, hachez les pois chiches en plusieurs fois.
Pelez la banane et ajoutez-la en rondelles dans le mixeur.
Pulsez plusieurs fois. Ajoutez l'œuf et la levure.
Mixez à nouveau jusqu'à obtenir une pâte lisse et compacte.
Versez la pâte dans un moule de 20 cm de diamètre (environ).
Enfournez pour 25 minutes.
Vérifiez la cuisson avec la pointe d'un couteau : elle doit ressortir propre.
Sortez le moule du four, laissez refroidir,
démoulez sur une assiette et découpez en carrés.

Portion 100 g

131 Calories par portion

21,7 g Glucides

3,1 g Lipides

6,7 g Protéines

Pour : 1 moule rond de 18 cm de diamètre
Préparation : 20 min
Cuisson : 35 min

Pour la partie brownie

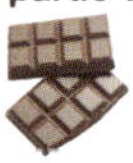
120 g de chocolat noir

80 g de farine d'avoine

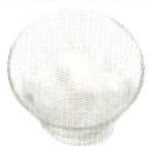
50 g d'huile de coco (ou autre)

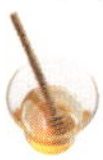
40 g de miel (ou 60 g de sucre de canne en poudre)

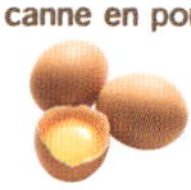
1 œuf

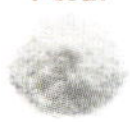
1 cuil. à café de levure

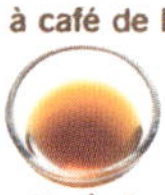
1 cuil. à café d'arôme vanille

Pour la partie cookie

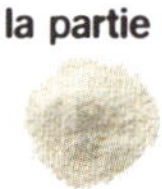
140 g de farine d'avoine

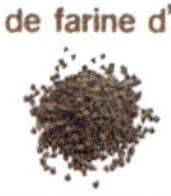
80 g de pépites de chocolat noir

40 g d'huile de coco (ou autre)

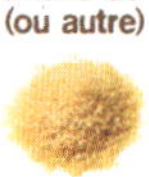
40 g de sucre de canne en poudre

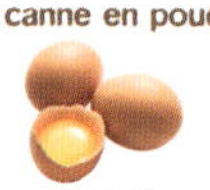
1 œuf

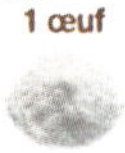
1 cuil. à café de levure

Topping

Pépites de chocolat

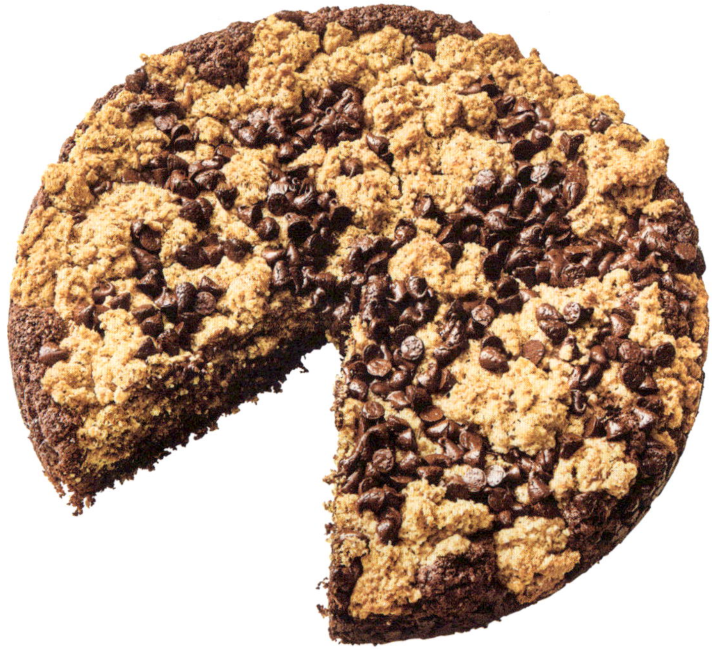

BROOKIES

Préchauffez le four à 180 °C (th. 6).
Préparez un moule avec du papier cuisson.
Préparez la base de brownie. Faites fondre le chocolat au bain-marie.
Une fois fondu, ajoutez le reste des ingrédients
et versez la préparation dans le moule.
Préparez la couche cookie. Mélangez dans un saladier
tous les ingrédients jusqu'à former une boule.
Émiettez-la grossièrement sur le brownie
et parsemez avec des pépites de chocolat.
Enfournez pour 30 minutes environ.
Sortez du four et laissez refroidir avant de déguster !

Portion 100 g | 363 Calories par portion | 26,4 g Glucides | 24,3 g Lipides | 8,6 g Protéines

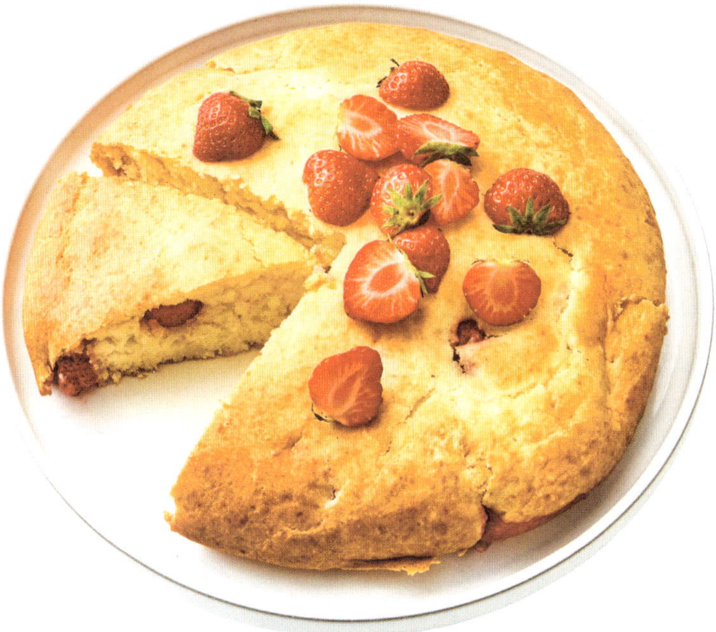

STRAWBERRY CAKE

Pour : 8 portions
Préparation : 15 min
Cuisson : 45 min

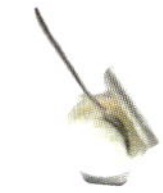

250 g de yaourt

200 g de farine de blé T80

80 g de sucre en poudre

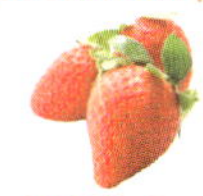

10-12 fraises

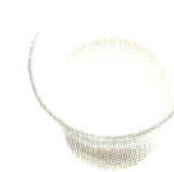

5 cl de lait au choix

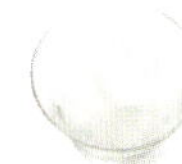

4 cl d'huile de coco (ou autre)

1 sachet de levure chimique

Préchauffez le four à 170 °C (th. 5-6).
Faites fondre l'huile de coco et mélangez-la dans un saladier avec le lait.
Ajoutez le yaourt, la farine, le sucre et la levure. Mélangez bien.
Rincez les fraises, coupez les queues et coupez-les en 4 ou en cubes suivant la taille. Ajoutez-les dans le mélange précédent.
Gardez-en quelques-unes de côté.
Versez dans un moule en silicone (ou dans un moule beurré et fariné ou dans un moule avec du papier cuisson) et décorez des quelques morceaux de fraise que vous avez mis de côté.
Enfournez pour 45 minutes.

Portion 100 g

200 Calories par portion

30,2 g Glucides

5,4 g Lipides

7,8 g Protéines

Pour : 2 personnes
Préparation : 10 min
Cuisson : 55 min

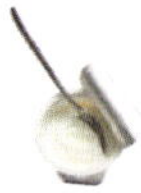
150 g de yaourt grec

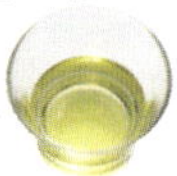
50 g de blancs d'œufs

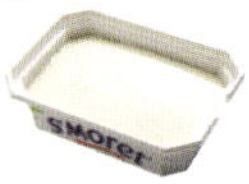
50 g de fromage à tartiner allégé

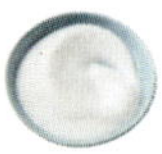
20 g de sucrant (au choix)

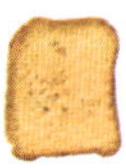
8 biscottes

2 g d'agar agar

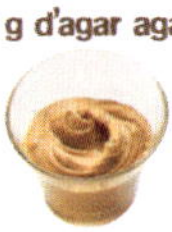
1 cuil. à café de beurre de cacahuète

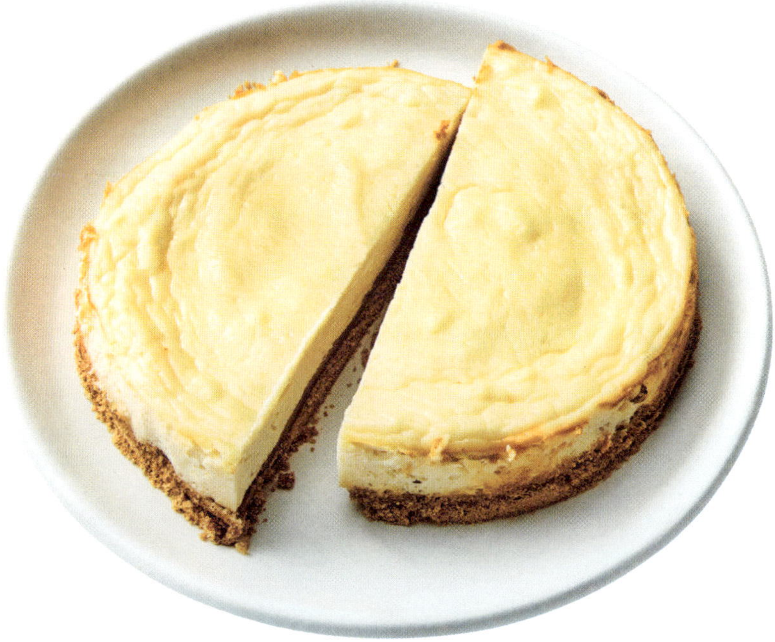

NEW YORK
cheesecake

Préchauffez le four à 160 °C (th. 5-6).
Dans un mixeur, hachez les biscottes. Ajoutez le beurre de cacahuète et mélangez.
Garnissez le fond d'un moule (idéalement à charnière)
de 12 cm de diamètre avec la pâte obtenue.
Lissez avec le dos d'une cuillère en faisant remonter la pâte sur les côtés.
Placez au réfrigérateur.
Dans un bol, mélangez le reste des ingrédients
et versez sur la base que vous avez placée au réfrigérateur.
Enfournez pour 40 minutes.
Au bout des 40 minutes, stoppez le four, ouvrez la porte
et laissez le cheesecake encore 15 minutes à l'intérieur.
Sortez du four et laissez complètement refroidir avant de le sortir du moule.

Portion 100 g | 173 Calories par portion | 21,7 g Glucides | 4,5 g Lipides | 10,2 g Protéines

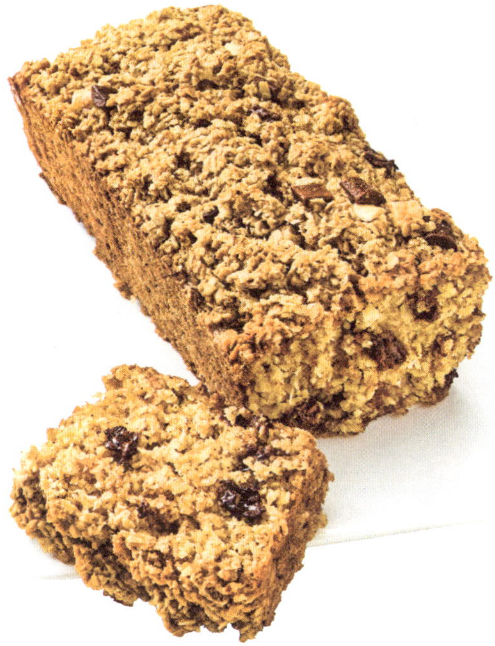

PORRIDGE CAKE

au four

Préchauffez le four à 180 °C (th. 6).
Dans un saladier, mélangez les flocons d'avoine, le sucrant, la levure, le sel, les épices (en fonction de vos goûts).
Ajoutez les œufs, le lait d'amande, l'huile de coco et la compote.
Mélangez bien. Veillez à ce que les éléments soient bien enrobés.
Ajoutez les pépites de chocolat, mélangez à nouveau et versez dans un plat (graissé ou avec du papier cuisson).
Enfournez pour 30 à 40 minutes.
Le dessus du porridge cake doit être bien doré.
Sortez-le du four et laissez refroidir avant de le couper en carrés ou en barres.

Portion 100 g

251 Calories par portion

24,5 g Glucides

12,5 g Lipides

6 g Protéines

Pour : 4-6 personnes
Préparation : 15 min
Cuisson : 30-40 min

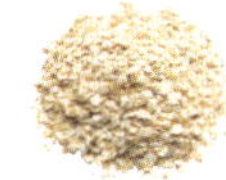
250 g de flocons d'avoine

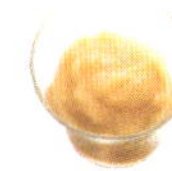
100 g de compote de pommes

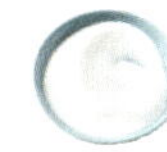
50 g de sucrant (au choix)

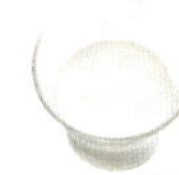
25 cl de lait d'amande

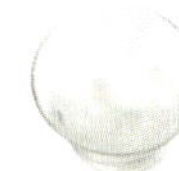
5 cl d'huile de coco fondue

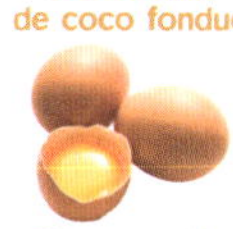
2 gros œufs

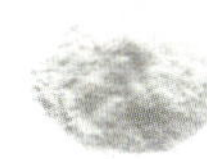
2 cuil. à café de levure chimique

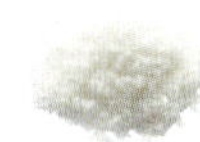
1 pincée de sel

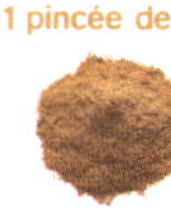
Cannelle, muscade, vanille… (au choix)

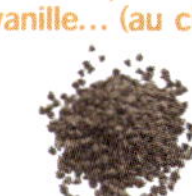
60 g de pépites de chocolat

Pour : 1 cake
Préparation : 15 min
Cuisson : 35-40 min

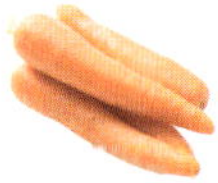

200 g de carottes

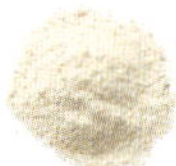

130 g de farine de blé

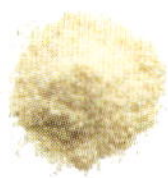

60 g de poudre d'amandes

60 g de sucre en poudre

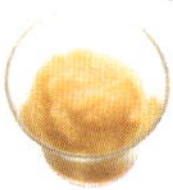

50 g de compote de pommes

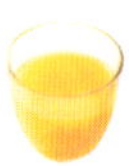

6 cl de jus d'orange

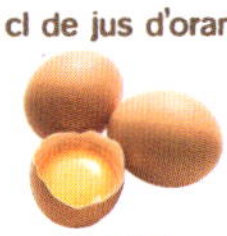

2 œufs

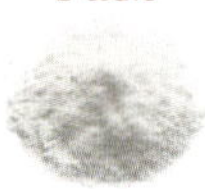

1 sachet de levure chimique

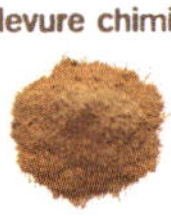

Cannelle (facultatif)

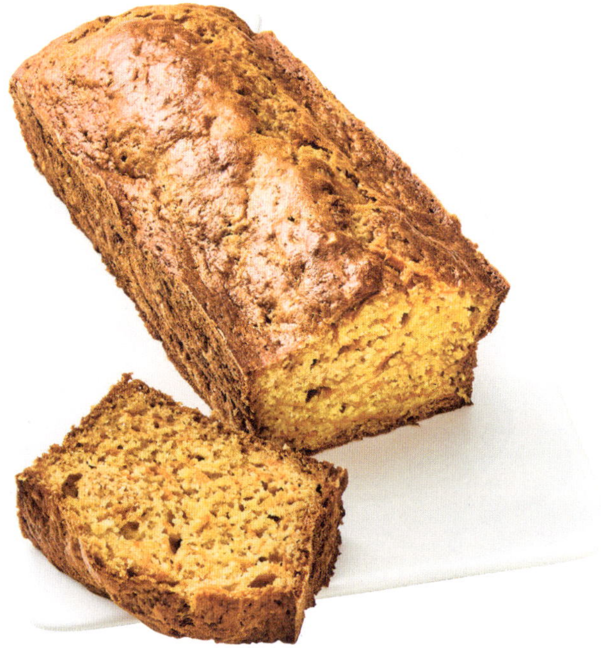

CARROT CAKE

Préchauffez le four à 180 °C (th. 6).
Dans un saladier fouettez la compote, les œufs et le sucre.
Épluchez les carottes, râpez-les et versez dans le saladier.
Ajoutez le reste des ingrédients avec la quantité de cannelle que vous souhaitez (en fonction des goûts).
Mélangez bien et versez dans un moule à cake en silicone ou beurré et fariné.
Enfournez pour 35-40 minutes minimum, cela variera en fonction du four et de la taille du moule.
Vérifiez la cuisson de la pointe d'un couteau : elle doit ressortir propre.
Sortez le cake du four et laissez refroidir sur une grille.

Portion 100 g

163 Calories par portion

22,8 g Glucides

5,5 g Lipides

5,7 g Protéines

INDEX

INDEX DES RECETTES

INDEX DES INGRÉDIENTS

G

H

J

K

L

M

N

O

P

Q

R

S

T

V

W

Y

Crédits photographiques

Photographie et stylisme : Valéry et Elisabeth Guedes.
Les photographies des ingrédients bruts reprises du tome 1 ont été prises par Amandine Honegger et Sylvie Rost (Atelier Chez Elles).

Photographies Adobe Stock : **p. 4** Tatiana Morozova/Adobe Stock**,** **p. 10** Semeka/Adobe Stock, **p. 11** (calculette) Abhishek/Adobe Stock, (cuisinier) Kate 3155/Adobe Stock, (part de pizza) Taras Livyy/Adobe Stock, (musculation) lioputra/Adobe Stock, (repas entre amis) Tartila/Adobe Stock, (sommeil) topvectors/Adobe Stock, (homme buvant de l'eau) Orapun/Adobe Stock, (calendrier) Wanicon/Adobe Stock, **p. 14** P.S/Adobe Stock, **p. 15** (pommes de terre) Natika/Adobe Stock, (lentilles vertes) Picture Partners/Adobe Stock, (dinde) angel011/Adobe Stock, (merlu) womue/Adobe Stock, (bar) ExQuisine/Adobe Stock, **p. 16** Kimberly Reinick/Adobe Stock, **p. 17** (cuillères à café et à soupe) Gresei/Adobe Stock, (tasse à café) Александр Беспалый/Adobe Stock, (pot de yaourt) Sergey Yarochkin/Adobe Stock, (verre) Freedom Life/Adobe Stock, (bol) sommai/Adobe Stock, **p. 18** (confiture) xamtiw/Adobe Stock, **p. 19** (citron vert) Pineapple studio/Adobe Stock, (noix de coco) dimakp/Adobe Stock, (canneberges) kolesnikovserg/Adobe Stock, (bigarade) Alexey Kopytko/Adobe Stock, (noix de macadamia) Popova Olga/Adobe Stock, (papaye des montagnes) grey/Adobe Stock, (papaye) Xavier/Adobe Stock, (goyave) boonchuay1970/Adobe Stock, (pomelo) Leonid Nyshko/Adobe Stock, (figue) Anna Sedneva/Adobe Stock, (nèfle) Popova Olga/Adobe Stock, (carambole) Coprid/Adobe Stock, (prune) grey/Adobe Stock, (pistaches) Gresei/Adobe Stock, (mûre) gertrudda/Adobe Stock, (pêche) yvdavid/Adobe Stock, (orange) Svetlana/Adobe Stock, (grenade) Viktar Malyshchyts/Adobe Stock, (abricot) Dionisvera/Adobe Stock, (melon) M.studio/Adobe Stock, (fruit de la passion) kate/Adobe Stock, (raisin) Greatstockimages/Adobe Stock, **p. 20** Denys Rudyi/Adobe Stock, **p. 21** (potimarron) PIXbank/Adobe Stock, **p. 22** (graines de chia) Ovsianka/Adobe Stock, **p. 23** (pot de crème) Fotofermer/Adobe Stock, **p. 24** (sucre blanc) sommai/Adobe Stock, (érythritol) Atlas/Adobe Stock, (stévia) Vera Kuttelvaserova/Adobe Stock, (sirop de riz) Wolfgang/Adobe Stock, (sirop de datte) Viktor/Adobe Stock, (sucre de canne) NIKCOA/Adobe Stock, **p. 25** (céleri-carottes) starush/Adobe Stock, (conserve) akf/Adobe Stock, (bac à glaçons) PL.TH/Adobe Stock, (peau de banane) maykal/Adobe Stock, (banane macérée) svehlik/Adobe Stock, (herbes aromatiques) Pixel Shot/Adobe Stock, (glaçons aux herbes) Maruba/Adobe Stock, **p. 26** Mara Zemgaliete/Adobe Stock, **p. 27** (sandwichs triangle) philip kinsey/Adobe Stock, (lunchbox) Tatiana Atamaniuk/Adobe Stock, (mix apéro) Brad Pict/Adobe Stock, (chocolat blanc) baibaz/Adobe Stock, (pâte a tartiner) Gresei/Adobe Stock, (yaourt bleu) Mara Zemgaliete/Adobe Stock, (yaourt et fruits) baibaz/Adobe Stock, (bol de céréales) vitals/Adobe Stock, (crème au chocolat) M.studio/Adobe Stock, (yaourt et chocolat) chandlervid85/Adobe Stock, (chips) volff/Adobe Stock, (pop corn) homydesign/Adobe Stock, (energy drinks) nevodka.com/Adobe Stock, (espresso) dimakp/Adobe Stock, **p. 28** (viennoiseries) Olivier DIRSON/Adobe Stock, (houmous) tatabrada/Adobe Stock, (farine) ozmen/Adobe Stock, (purée instantanée) Bill/Adobe Stock, (pommes de terre écrasées) New Africa/Adobe Stock, (sodas) nevodka.com, (verre d'eau) Andrey Kuzmin, (fruits deshydratés) Lsantilli/Adobe Stock, (fruits frais) baibaz/Adobe Stock, (avocat écrasé) Peter Hermes Furian/Adobe Stock, **p. 29** (nuggets industriels) Nikolay/Adobe Stock, (régime draconien) vitals/Adobe Stock, (rééquilibrage alimentaire) New Africa/Adobe Stock, (se détester) matsu/Adobe Stock, (s'accepter) big_and_serious/Adobe Stock, (canapé) Roi_and_Roi/Adobe Stock, (sport) Nataliya/Adobe Stock, (jugement) Sergey/Adobe Stock, (s'en ficher) Vahagn/Adobe Stock, (privation) fovito/Adobe Stock, (flexibilité) Sea Wave/Adobe Stock, (personnes négatives) yugoro/Adobe Stock, (personnes positives) yugoro/Adobe Stock, (distractions) blanckstock/Adobe Stock, (sommeil) topvectors/Adobe Stock, **p. 30** emuck/Adobe Stock, **p. 31** (pâte à tarte) rdnzl/Adobe Stock, **p. 34** (asperges) Markus Mainka/Adobe Stock, (champignons) gitusik/Adobe Stock, **p. 42** (abricot) Dionisvera/Adobe Stock, (pêche) yvdavid/Adobe Stock, **p. 44** (aneth) yvdavid/Adobe Stock, **p. 112** (fromage de chèvre) Brad Pict/Adobe Stock

DIRECTEUR ÉDITORIAL : **DIDIER FÉRAT**
ÉDITION : **MARJORIE GOUSSU, JULIETTE STEPHENS**
RÉDACTION : **SOIZIC CHOMEL**
CONCEPTION GRAPHIQUE : **ÉLODIE CHAILLOUS**
ADAPTATION GRAPHIQUE ET MISE EN PAGE : **NORD COMPO**
FABRICATION : **LAURENCE DUBOSCQ**
PHOTOGRAVURE : **NORD COMPO**

92 avenue de France, 75013 Paris

ISBN : 978-2-263-17691-3
Code éditeur : L17691
Dépôt légal : octobre 2021
Imprimé en Espagne par Macrolibros

MIXTE
Papier issu de sources responsables
FSC® C003309
FSC
www.fsc.org